U0200566

神经内科疑难病例解析

主　编　张卓伯　徐严明

科学出版社

北京

内 容 简 介

本书共整理了 49 例神经系统少见病及疑难病病例，详细介绍其诊断和治疗过程，各病例均设"病情分析"以着重描述疾病诊疗思维，并结合文献和编者的临床经验，对相关疾病的病因、发病机制、临床表现、诊断标准及最新治疗现状展开讨论，旨在帮助读者启发临床思维，提高相关从业人员对疾病的诊断和处理能力。

本书可供神经科临床医师、全科医师及相关专业的学生参考阅读。

图书在版编目（CIP）数据

神经内科疑难病例解析 / 张卓伯，徐严明主编. —北京：科学出版社，2022.8

ISBN 978-7-03-072521-9

Ⅰ.①神… Ⅱ.①张… ②徐… Ⅲ.①神经系统疾病–疑难病–病案 Ⅳ.①R741

中国版本图书馆 CIP 数据核字（2022）第 100203 号

责任编辑：马晓伟 董 婕 / 责任校对：张小霞
责任印制：肖 兴 / 封面设计：龙 岩

科 学 出 版 社 出版
北京东黄城根北街 16 号
邮政编码：100717
http://www.sciencep.com
北京科信印刷有限公司 印刷
科学出版社发行 各地新华书店经销
*
2022 年 8 月第 一 版 开本：787×1092 1/16
2022 年 8 月第一次印刷 印张：15 1/4 彩插：1
字数：353 000
定价：128.00 元
（如有印装质量问题，我社负责调换）

《神经内科疑难病例解析》
编写人员

主　编　张卓伯　徐严明

副主编　刘　战　马　驰

编　者　刘丽娜　徐文鑫　朱春雨　刘庆安　张钟绪

前　　言

　　神经病学是一门古老的临床学科，几乎伴随医学的产生而产生。但由于神经系统疾病的特殊性和复杂性，以及其对科技发展的依赖性，使得神经系统疾病无论在诊断、治疗，还是预防方面，发展均相对缓慢。

　　随着 21 世纪的到来，神经病学进入了蓬勃发展的时期，神经科学研究成为最为活跃的领域之一。神经病理、神经免疫、神经病毒、基因及蛋白质组学领域取得的研究进展，使人们从多种层面认识了神经系统疾病的病因和病理基础。神经影像学及介入技术的发展为许多疾病提供了新的诊治手段；基因及蛋白质分子水平的研究促进了神经药理学的发展，药物研发取得了很大进步；干细胞技术也为神经系统疾病治疗带来了新的希望。

　　尽管如此，无论在诊断还是治疗领域，神经系统疾病诊疗技术仍存在一定的局限性，神经系统疾病的诊断及治疗不能完全依赖于科技的进步。在神经系统疾病的临床诊断及治疗中，仍要坚持科学的临床思维，从定性诊断和定位诊断两方面入手，辅以现代科技手段，才能更好地服务于广大患者。

　　基于以上认识，本书收集并整理了近年来我们曾诊断及治疗的一些神经系统少见病及疑难病病例，详细介绍了其诊断、治疗过程，着重描述了临床思维（从最终诊断、鉴别诊断到治疗），以期能为同仁带来有益的启发。在本书编写过程中，四川大学华西医院神经科徐严明教授及其团队、大庆油田总医院神经科朱春雨教授为我们提供了相关病例，在此表示衷心的感谢，也感谢所有编写人员为本书出版付出的辛苦劳动。

　　好病例不可独享，期望本书能为读者带来启发。因时间仓促、水平有限，书中疏漏之处在所难免，望各位读者谅解并指正，以求共同进步。

张卓伯

2021 年 10 月

目　　录

彩插

右侧肢体无力伴语笨 1 日

患者，女，71 岁，因"右侧肢体无力伴语笨 1 日"由门诊收入神经内科。

【现病史】

入院前 1 日无明显诱因出现右侧肢体无力，上臂可抬举但手不能抓握，下肢不能行走，并伴有言语笨拙，有时不能听懂别人说话，症状呈持续性，伴有咳嗽，痰液黏稠无法排出，偶有烦躁，不伴有头晕，无意识障碍及尿便失禁，不伴有耳鸣及听力减退，在当地医院就诊，诊断为"脑梗死、贫血"，给予银杏叶提取物（舒血宁）、依达拉奉等药物静脉滴注，症状未见好转，为求进一步诊治来笔者医院就诊。患者近 1 周有鼻塞、流涕等感冒症状，进食水略差。

【既往史】

患者有 2 型糖尿病病史半年，口服二甲双胍治疗，偶有心前区不适，未系统诊治。否认高血压及冠心病病史，否认黑便、便血史，否认药物、食物过敏史，否认手术史，否认家族遗传病史。

【体格检查】

生命体征：体温 36.8℃，心率 118 次/分，卧位血压 141/100mmHg，呼吸 20 次/分。一般情况：贫血貌。头、眼、耳、鼻、喉未见异常。双肺呼吸音粗，略有喘鸣音及少许啰音。心律齐，未闻及杂音。腹部平软，未触及包块。肠鸣音正常。

【神经系统专科检查】

（1）精神智能状态：神志清楚，不完全性混合性失语，查体欠合作。
（2）脑神经
第Ⅰ对：未测。
第Ⅱ对：双眼视力、视野粗测正常，眼底视盘边界清楚。
第Ⅲ、Ⅳ、Ⅵ对：上眼睑无下垂，眼球无外凸及内陷。双侧瞳孔等大同圆，直径 3mm，直接、间接对光反射灵敏，未引出眼震。

第 V 对：轻触觉和针刺觉正常，咀嚼肌有力。

第 VII 对：右侧鼻唇沟浅。

第 VIII 对：不配合。

第 IX、X 对：软腭抬举对称，咽反射对称存在。

第 XI 对：转颈、耸肩对称有力。

第 XII 对：伸舌右偏，无舌肌萎缩和纤颤。

（3）运动系统：右侧肢体肌力 3 级，左侧肢体肌力 5 级，肌张力正常。

（4）反射：四肢跟腱反射减弱，双下肢巴宾斯基征（＋）、查多克征（＋）。

（5）感觉系统：检查时患者不配合。

（6）脑膜刺激征：颈强直（－）、克尼格征（－）。

【辅助检查】

（1）血常规示白细胞 9.98×10^9/L，红细胞 2.54×10^{12}/L，血红蛋白 67g/L，血细胞比容 21.60%，红细胞平均体积 85fl。生化检查示肌酐 45.1μmol/L，乳酸脱氢酶 1025U/L，血糖 10.84mmol/L，肌钙蛋白 0.321ng/ml，N 末端-前 B 型钠尿肽 2770pg/ml。凝血功能示纤维蛋白原 5.60g/L，D-二聚体 10.56mg/L。风湿、类风湿系列指标正常。甲状腺功能正常。

（2）头颅计算机断层扫描（CT）：腔隙性脑梗死（图 1-1）。

（3）胸部 CT：双肺间质性改变，右肺上叶结节影，纵隔淋巴结增大（图 1-2）。

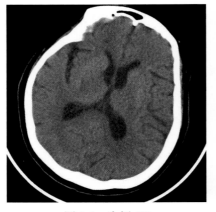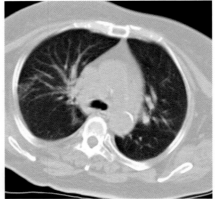

图 1-1　头颅 CT　　　　　　　　　图 1-2　胸部 CT

（4）头颅弥散加权成像（DWI）：双侧额叶、右侧颞叶、右侧小脑半球及中脑新发梗死灶（图 1-3）。

（5）头颅磁共振血管成像（MRA）：双侧 A_1 段、右侧 P_1 段、左侧 P_2 段局限性狭窄。

（6）肿瘤系列：癌胚抗原 96.98ng/ml，铁蛋白 1585ng/ml，糖类抗原（CA）72-4 11.95U/ml，CA12-5 II 733.40U/ml。

（7）全腹部 CT：盆腔占位，与子宫分界不清；双侧肾上腺结节，考虑腺瘤可能（图 1-4）。

（8）肺部计算机体层血管成像（CTA）：左肺肺栓塞（图 1-5）。

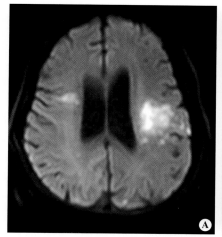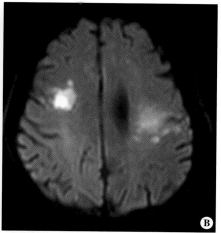

图 1-3　头颅 DWI

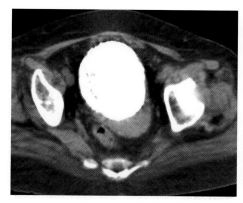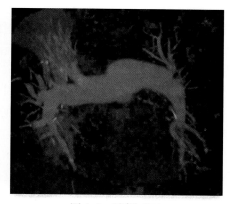

图 1-4　全腹部 CT　　　　　　　　　图 1-5　肺部 CTA

【病情分析】

　　患者入院后磁共振检查可见新发梗死灶，"脑梗死"诊断明确。患者高龄、贫血貌，近期只是进食略差，无贫血病史，入院后血红蛋白 67g/L，根据病情需排除肿瘤及其他疾病可能，进行全腹部 CT 及肿瘤系列检查。此外，患者入院前曾有感冒症状，伴有痰多不易咳出，并略有喘鸣音，D-二聚体 10.56mg/L。既往无吸烟史，患者胸部 CT 呈间质性改变，肺部症状及影像学表现与既往身体状态不符，经家属同意给予肺部 CTA 检查。

【诊断】

　　Trousseau 综合征，脑梗死，盆腔占位（恶性可能性大），肺栓塞。

【讨论】

1865 年 Armond Trousseau 首先报道了恶性肿瘤患者由于体内容易出现自发性凝血从而易导致静脉血栓形成，人们将癌症并发游走性的静脉炎称为 Trousseau 综合征。Trousseau 综合征是一种副肿瘤综合征，通常见于肺癌、食管癌、肝癌、胃癌、结肠癌和乳腺癌。虽然近年来肿瘤治疗药物的不断发展使得癌症患者生存期延长，但血栓栓塞发病率却较前明显升高，成为癌症患者第二大常见死亡原因。

Trousseau 综合征发病机制较为复杂且尚不完全明确，可能是恶性肿瘤使凝血系统与纤溶系统之间失衡所致的高凝状态，主要有以下几种机制：①组织因子（TF）：在 Trousseau 综合征病例中可见 TF 明显升高。激活的致癌基因（*K-ras*、*EGER*、*PML-RARA* 和 *MET*）或失活的肿瘤抑制因子[p53 或同源性磷酸酶-张力蛋白（PTEN）]会诱导 TF 水平和活性升高，其不仅能促进高凝状态，还能增加肿瘤的侵袭性和促进血管生成。TF 可以与凝血因子 Ⅶ 一起形成凝血酶原复合物，进而使凝血因子 X 激活生成凝血因子 Xa，从而启动外源性凝血。②肿瘤相关半胱氨酸蛋白酶：可以在缺乏凝血因子 Ⅶ 的情况下直接激活凝血因子 X，促进血小板与内皮下胶原纤维黏附，并且促进血小板释放 ADP，促使血小板聚集。③肿瘤黏蛋白：黏蛋白参与了肿瘤的血行转移。黏液的混合物也会被肿瘤所释放，并可在癌症患者的血液中发现。

Trousseau 综合征的诱因或危险因素：①一般状态，包括高龄、长期卧床、心脏相关疾病、急性感染和肥胖等。②抗癌药物，常用化疗药物诱发静脉血栓和动脉栓塞的机制各不相同。门冬酰胺酶可激活凝血系统、抑制纤溶酶原激活剂和升高纤溶酶原激活物抑制物水平；氟尿嘧啶可降低血浆蛋白 C 水平，升高纤维蛋白肽 A 水平；激素类药物（如地塞米松、甲泼尼龙）可促进血小板生成，增加凝血因子浓度，抑制肝素释放和纤维蛋白的溶解。其他药物如止血药物和贝伐珠单抗、促红细胞生成素也可以诱发血栓。③放射治疗，可以激活炎症级联反应，促进凝血而诱发血栓。④其他，手术切除治疗可对肿瘤组织形成挤压、牵拉导致血管内血栓脱落。脱水药的过度使用可能导致血容量不足，诱发血管内血栓形成。肿瘤患者贫血时输注红细胞悬液和血小板也是静脉血栓和动脉栓塞形成的独立危险因素。

Trousseau 综合征的主要临床表现除了自发、反复发作的静脉血栓外，也可以出现脑卒中、心肌梗死、周围血管闭塞、深静脉血栓、血栓性血小板减少性紫癜、溶血性尿毒症、多器官功能障碍综合征及弥散性血管内凝血（DIC）。实体肿瘤以深静脉血栓最常见，转移瘤和血液系统肿瘤以 DIC 常见。患者症状的严重程度根据血管阻塞严重程度、数量、阻塞范围、阻塞部位、患者年龄及原有基础疾病不同而不同。其中，部分缺血性脑卒中的发生可在患者肿瘤诊断前数月或数年，其发生的部位主要累及双侧前循环和后循环，此处也是脑梗死疾病的好发部位。

由 Sutherland 等进行的一项尸检研究表明，大约 50% 的恶性肿瘤患者体内有血栓形成。Cestari 等报道 14% 的恶性肿瘤患者可同时发生脑梗死，脑梗死发病率为 1.6%。Takeru 等曾报道 9 例 Trousseau 综合征导致脑梗死患者中有 8 例为双侧病变，并证实脑动脉容易发生血管内凝血因子激活导致的疾病。

诊断 Trousseau 综合征时需完善以下辅助检查。①血液检查：通常 D-二聚体和纤维蛋白（原）降解产物（FDP）水平明显升高。②肿瘤标志物：通常明显明高，其中与肿瘤黏蛋白相关 CA19-9、CA12-5、CA15-3 标志物升高明显。③影像学检查：脑梗死常可累及多个动脉支配区域，如累及 3 个以上血管需警惕 Trousseau 综合征可能；而动脉粥样硬化导致的脑梗死通常只累及一个动脉区域。缺血性脑卒中 DWI 呈高信号，病灶直径多小于 1cm，单纯大面积脑梗死少见，而肺栓塞和静脉血栓 CTA 和彩超可见血管阻塞。

对于 Trousseau 综合征，除了积极治疗原发性肿瘤，内科治疗也尤为重要。临床内科治疗首选抗凝药物治疗，因为其可以明显降低血栓形成发生率，延长患者生存时间。抗血小板治疗通常无效，低分子量肝素（LMWH）和维生素 K 拮抗剂（华法林）被推荐用于由癌症引起的静脉血栓栓塞。目前对于肿瘤患者，不推荐使用直接口服抗凝剂（达比加群），因为可能会增加出血风险。

Trousseau 综合征是肿瘤患者临床预后不良的一个指标。以脑梗死为首发表现的 Trousseau 综合征在发现肿瘤之前就已出现，由于没有肿瘤相关的症状和体征，常被神经科医生误认为是一种常见的脑血管疾病，可能导致脑梗死复发并延误肿瘤的早期治疗。目前，大部分研究主要集中在下肢深静脉血栓形成方面。脑血栓栓塞病例报道比较少见，以脑梗死为最初临床表现的病例更为少见，临床常容易造成漏诊和误诊。

就本例而言，患者入院时以语笨和肢体无力等症状为主要临床表现，头颅磁共振可明确新发梗死灶。患者既往无呕血、黑便、便血等情况，无法解释其贫血病因，考虑患者高龄，需排除肿瘤性疾病可能。经肿瘤系列和全腹部 CT 检查，诊断为盆腔占位，请妇科会诊，考虑恶性可能性大。患者入院前有感冒症状，既往无吸烟史，胸部 CT 示局部肺血管纹理明显变细、稀少，同时 D-二聚体、CA12-5 明显增高，行肺部 CTA 检查明确肺栓塞诊断。结合以上辅助检查，符合 Trousseau 综合征的诊断。由于患者存在明显的贫血，入院后给予输注红细胞，同时给予低分子量肝素抗凝治疗，患者出院时临床症状减轻。家属考虑患者年龄较大，拒绝进行妇科手术治疗，故未明确盆腔占位的性质。

（张卓伯）

参 考 文 献

程雪娇，伊然，董齐，等，2019. Trousseau 综合征的研究进展. 中国临床神经科学，27（1）：90-97，112.

汪斌超，李龙芸，2003. Trousseau 综合征. 中华内科杂志，42（1）：62-64.

Maharaj S，Omar M，Seegobin K，et al，2020. Trousseau syndrome. Cleve Clin J Med，87（4）：199-200.

Matsumoto N，Fukuda H，Handa A，et al，2016. Histological examination of Trousseau syndrome-related thrombus retrieved through acute endovascular thrombectomy：report of 2 cases. J Stroke Cerebrovasc Dis，25（12）：e227-e230.

Varki A，2007. Trousseau's syndrome：multiple definitions and multiple mechanisms. Blood，110（6）：1723-1729.

头痛 4 日，发热 2 日，意识不清 1 日

患者，女，74 岁，因"头痛 4 日，发热 2 日，意识不清 1 日"由外院转入笔者医院神经重症监护病房。

【现病史】

入院前 4 日无明显诱因出现头痛，位于头顶部，呈持续性。2 日前患者自诉头痛症状加重，伴有发热、恶心、呕吐症状，自测体温 38℃，自行进行前胸及头部艾灸治疗，艾灸处出现水疱伤。1 日前家属诉患者出现意识不清，表现为睡眠增多，不认识家人及不能正常交流，四肢乏力，不能独自行走。患者曾在当地医院就诊，头部 MRI 示丘脑梗死，给予改善脑循环、脑保护药物治疗，症状未见明显好转，病程中不伴有耳鸣、听力障碍，无视物双影。为求进一步诊治经"120"送至笔者医院。

【既往史】

否认高血压、糖尿病、冠心病病史。否认发热、黑便、便血史。否认药物、食物过敏史。否认手术史。否认家族遗传病史。

【体格检查】

生命体征：体温 37.0℃，心率 88 次/分，血压 148/70mmHg，脉搏血氧饱和度 96%，呼吸 18 次/分。一般情况：头、眼、耳、鼻、喉未见异常。双肺呼吸音清，心律齐，未闻及杂音，腹部平软，未触及包块。肠鸣音正常。前额及胸腹部可见艾灸后水疱。

【神经系统专科检查】

（1）精神智能状态：意识模糊，压眶反射可见睁眼，言语不能，查体不合作。

（2）脑神经

第 I 对：未测。

第 II 对：双眼视力、视野粗测不配合。

第 III、IV、VI 对：上眼睑无下垂，眼球无外凸及内陷。双侧瞳孔等大同圆，直径 3mm，直接、间接对光反射灵敏，未引出眼震。

第Ⅴ对：不配合。

第Ⅶ对：面部对称。

第Ⅷ对：听力检查不配合。

第Ⅸ、Ⅹ对：软腭抬举对称，咽反射对称存在。

第Ⅺ对：不配合。

第Ⅻ对：伸舌不配合，无舌肌萎缩和纤颤。

（3）运动系统：肌容积正常，四肢刺激可动，肌张力正常。

（4）反射：四肢腱反射对称，双下肢巴宾斯基征（＋），查多克征（＋）。

（5）感觉系统：检查时患者不配合。

（6）脑膜刺激征：颈强直（±），克尼格征（±）。

【辅助检查】

（1）血液检查：血常规示白细胞 $12.60×10^9/L$，中性粒细胞绝对值 $8.7×10^9/L$。凝血常规示 D-二聚体 2.07mg/L。生化检查示肌酸激酶 310U/L。

（2）腰椎穿刺检查：结果见表 2-1。

表 2-1　腰椎穿刺检查结果

项目	入院第 3 日	入院第 10 日
压力	$100mmH_2O$	$100mmH_2O$
颜色	淡黄色	无色透明
细胞数	$876×10^6/L$	$35×10^6/L$
细胞分类	多个核细胞 80%	—
	单个核细胞 20%	—
蛋白	3.45g/L	1.9g/L
脑脊液糖	2.3mmol/L	3.3mmol/L
脑脊液氯	122.3mmol/L	123mmol/L

注："—"为未检测出。

患者入院第 1 次腰椎穿刺脑脊液 IgA 0.051g/L、IgG 0.430g/L、IgM 0.009g/L。入院两次行脑脊液 TORCH 病原体抗体检查、特殊染色、墨汁染色（－）。

（3）脑电图：异常，可见弥漫性慢波。

（4）头颅 CT

1）自带：未见明显异常。

2）入院第 1 日：①小脑幕及第三脑室内高密度影，考虑脑出血；②右侧丘脑及右侧基底核区低密度影，考虑脑梗死（图 2-1）。

（5）头颅 MRI+DWI（未携带）：右侧脑室体旁新发梗死灶。

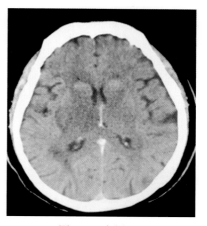

图 2-1　头颅 CT

（6）头颅 CTA（入院第 2 日）：①左侧 $M_1 \sim M_2$ 段、左侧 P_2 段、右侧 $P_1 \sim P_2$ 段局限性狭窄。②右侧 $C_4 \sim C_6$ 段钙化斑块及非钙化斑块，管腔轻度狭窄。

（7）头颅 CTA（入院第 2 日）：考虑下矢状窦、右侧横窦血栓形成（图 2-2）。

（8）头颅 CTA（入院第 11 日）：颅内静脉未见异常（图 2-2）。

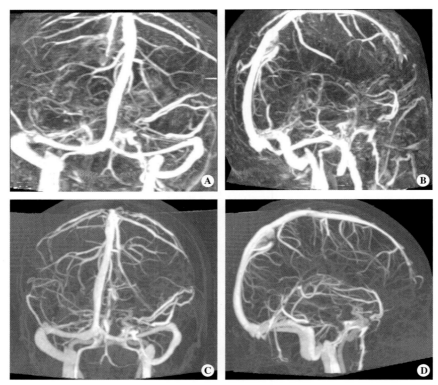

图 2-2　头颅 CTA

A、B. 入院第 2 日头颅 CTA 检查，可见右侧横窦、下矢状窦血栓形成；C、D. 入院第 11 日（治疗 10 日后）头颅 CTA 检查可见右侧横窦、下矢状窦血流通畅

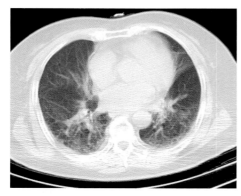

图 2-3　胸部 CT

（9）胸部 CT：双肺间质性改变（图 2-3）。

（10）中耳 CT：未见异常。

（11）头颅 MRI+液体抑制反转恢复（FLAIR）+DWI+表观弥散系数（ADC）（入院第 8 日）：右侧大脑半球、左侧脑室体旁异常信号，建议增强扫描；腔隙性脑梗死（图 2-4）。

【病情分析】

患者入院前出现全头部疼痛，头痛症状逐渐加重，并出现恶心、呕吐、意识不清等症状。当地医院给予改善脑循环、脑保护药物治疗，症状逐渐加重，遂转入笔者医院。入院后根据患者头痛、发热、意识不清、颈强直症状，考虑静脉窦血栓形成。头颅 CT 示小脑幕及第三脑室内高密度影，考虑静脉窦血栓导致影像学改变，根据病情给予头颅 CTA 检查，并进行腰椎穿刺。第 1 次腰椎穿刺示脑脊液呈淡黄色、细胞数增高，诊断为"颅内静脉化脓性血栓形成，脑梗死"。

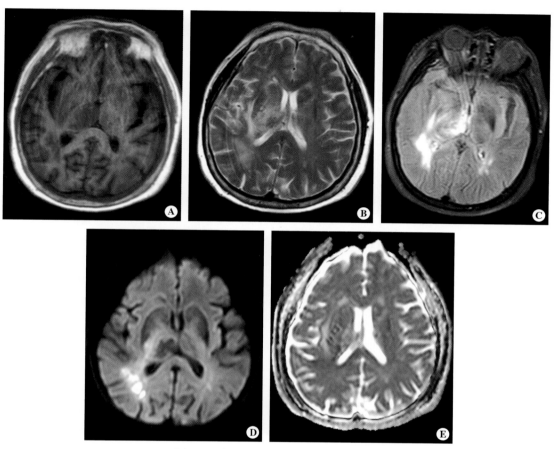

图 2-4　头颅 MRI+FLAIR+DWI+ADC
A. MRI T_1 加权像；B. MRI T_2 加权像；C. FLAIR 像；D. DWI；E. ADC

【诊断】

颅内静脉化脓性血栓形成，脑梗死。

【讨论】

颅内静脉窦及脑静脉血栓形成是一组由多种病因导致的脑静脉系统血管病，统称脑静脉系统血栓形成（cerebral venous thrombosis，CVT）。与脑动脉系统血栓形成相比，CVT 的发病率相对较低，为每年（1.5～2.5）/100 万，占所有脑卒中的 1%。与脑动脉系统血栓形成不同，CVT 起病隐匿，任何年龄均可发病，多见于老年人、孕妇、服用避孕药的女性。

CVT 常见的病因包括遗传性高凝状态、获得性高凝状态、感染、炎症反应、自身免疫性疾病、脱水、肿瘤、血液病、药物（最常见的是口服避孕药）、外伤和其他因素等。CVT 常见病因大部分与凝血异常相关，其中高凝状态是目前我国 CVT 发病的主要原因之一。另外有20%的患者病因不明，而颅内感染导致的CVT更为少见，目前国内鲜有报道。

根据CVT发生的部位、范围、发病速度、发病年龄、病因不同，其临床表现多种多样。常见症状包括颅内压增高症状（头痛、呕吐、视盘水肿）、局灶性神经功能障碍及意识改变等症状。头痛是颅内压增高症状最常见的临床表现，通常头痛严重而持续，呕吐多为喷射性，并可见视盘水肿及视力下降。临床常见4种类型。①上矢状窦血栓形成：多见于婴幼儿、产褥期妇女和年老体弱患者，常为急性或亚急性起病，早期即可出现颅内压增高症状，以及不同程度的意识障碍、局限性或全身性癫痫、偏瘫、偏身感觉障碍、双下肢瘫痪伴膀胱功能障碍、失语等。②大脑大静脉血栓形成：可出现意识障碍、高热、颅内高压、癫痫发作等，部分患者可出现精神异常、幻觉等症状，重者可出现深昏迷、去大脑强直，甚至死亡。③横窦、乙状窦血栓形成：常继发于化脓性中耳炎、乳突炎，除了颅内压增高症状和体征外，也可伴有精神异常，病变如累及岩窦可出现三叉神经和展神经麻痹；累及颈静脉可出现颈静脉孔综合征。④海绵窦血栓形成：常继发于鼻窦炎、面部皮肤的化脓性感染，眶内静脉回流受阻可导致眶内软组织、眼睑、眼结膜、前额皮肤水肿，眼球突出，单侧或双侧动眼神经、滑车神经、展神经及部分三叉神经可受累。

CVT头颅CT直接征象包括绳索征、三角征、静脉窦高密度征（横带征）；间接征象包括静脉性梗死、出血性梗死、大脑镰致密及小脑幕增强。头颅MRV直接征象包括受累脑静脉窦完全闭塞、不规则狭窄或发育正常静脉窦高血流信号消失或再通后形成边缘模糊且不规则的较低信号；间接征象包括梗阻发生处有静脉侧支循环形成、引流静脉异常扩张。腰椎穿刺压力常增高，压力>300mmH$_2$O的患者临床症状较重，预后差。

CVT患者在无禁忌证的情况下给予以下治疗。①抗凝治疗：目的在于防止血栓进展，促进血栓溶解，预防肺栓塞和深静脉血栓形成，缺点是不能溶解已经形成的血栓。急性期时通常给予低分子量肝素，皮下注射2周；急性期后可口服华法林，控制国际标准化比值（INR）在2～3。②溶栓治疗：对于昏迷、静脉性梗死和（或）出血、癫痫患者，可给予尿激酶、重组组织型纤溶酶原激活物（rt-PA）静脉溶栓，有条件的医院可以行血栓动脉溶栓或碎栓治疗。③系统治疗>6个月，对于慢性血栓、局限性狭窄或症状无好转，远、近端压力差>10mmH$_2$O患者，可行支架治疗。CVT患者经过积极治疗大多数预后较好。

本例患者头颅CT显示小脑幕及第三脑室高密度影，考虑为脑出血，磁共振又可见新发梗死，很容易导致误诊。入院后根据患者头痛、发热、意识不清、颈强直等症状与影像学表现不符，头颅CT可见第三脑室高密度影，因此考虑不排除静脉窦血栓形成的可能。因患者躁动，将头颅MRI检查改为头颅CTA、CTV检查，通过影像学检查证实患者脑下矢状窦及右侧横窦血栓形成，由此推断患者CT所示高密度影是由于下矢状窦静脉淤滞导致。患者进一步行腰椎穿刺检查示脑脊液呈淡黄色、细胞数增高，由此考虑为化脓性炎症导致颅内静脉化脓性血栓。

颅内静脉化脓性血栓临床罕见，多见于中耳炎、乳突炎后继发，而本例患者中耳CT未见异常，其感染原因不排除艾灸和（或）肺部继发，进而导致颅内静脉化脓性血栓形成。值得注意的是，该患者腰椎穿刺时颅内压并未明显升高，考虑是由于使用了甘露醇及甘油果糖。根据患者病情给予美罗培南、尿激酶等药物治疗，患者意识不清等症状逐渐好转。入院第10日复查头颅CTV示静脉窦右侧横窦、下矢状窦血栓消失。腰椎穿刺复查示脑脊液细胞数减少。出院时患者神志清楚，可以交流及在搀扶下行走。3 个月后随访患者可独自行走，仅反应略迟钝。

附：静脉窦血栓导致脑出血

笔者科室曾收治一位"左上肢无力伴语笨 5 小时"的患者。该患者既往近 1 年曾多次在双侧颧骨及下颌填充透明质酸（最近一次在就诊 20 日前）。头颅 CT 示右侧基底核及丘脑脑出血。由于患者 35 岁，属于年轻女性，脑出血位置较分散，不符合脑血管分布特点，血常规、生化、风湿系列、类风湿系列、抗核抗体谱、抗磷脂抗体谱等检查未见明显异常，无脑血管相关危险因素，给予头颅 MRV 检查，考虑上矢状窦、直窦血栓可能（图 2-5）。入院后给予低分子量肝素抗凝治疗，患者预后较好。分析脑出血原因可能是局部填充透明质酸通过面部静脉回流阻塞血管引起静脉窦血栓。此病例提示在临床工作中，对于无明显危险因素、不符合脑血管分布特点的脑卒中患者头颅 MRV 静脉检查的必要性。

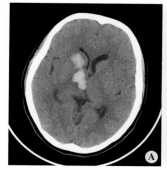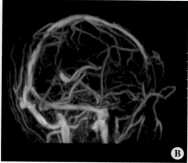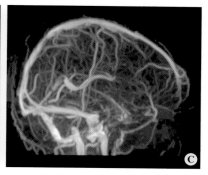

图 2-5　头颅 CT+MRV（治疗前后）

A. 头颅 CT 示右侧基底核及丘脑脑出血；B. 治疗前头颅 MRV；C. 治疗后头颅 MRV；图 C 与图 B 比较可见上矢状窦、直窦较前明显好转

（刘　战　朱春雨）

参 考 文 献

范一木，2016. 中国脑静脉系血栓形成指导规范. 北京：人民卫生出版社.

中华医学会神经病学分会，中华医学会神经病学分会脑血管病学组，2020. 中国颅内静脉血栓形成诊断和治疗指南 2019. 中华神经科杂志，53（9）：648-663.

周丹丹，吴涛，沈雷，等，2016. 影响脑静脉血栓形成早期诊断的相关因素分析. 第二军医大学学报，37（10）：1306-1309.

朱祥，傅俊，黄娟，等，2018. 肺部感染并化脓性脑膜炎致颅内静脉窦血栓形成伴脑出血一例. 中国呼吸与危重监护杂志，17（3）：305-308.

Schaeffer E，Libert N，Lahutte M，et al，2016. Cerebral venous sinus thrombosis and intracranial hemorrhage：a rare but classic complication of otorhinolaryngology infections. Intensive Care Med，42（11）：1811，1812.

Sánchez van Kammen M，Lindgren E，Silvis SM，et al，2020. Late seizures in cerebral venous thrombosis. Neurology，95（12）：e1716-e1723.

进行性四肢运动笨拙 10 年，认知功能障碍 8 年

患者，男，46 岁，因"进行性四肢运动笨拙 10 年，认知功能障碍 8 年"由门诊收入神经内科。

【现病史】

患者于 2008 年 5 月无明显诱因出现右手持矿泉水瓶费力，不伴肢体麻木、步态不稳、视物不清症状，持续数日后症状逐渐消失。其曾在笔者医院就诊行头颅 MRI 检查示双侧顶枕叶、左侧小脑半球长 T_1 长 T_2 信号，诊断为腔隙性脑梗死。此后患者定期复查头颅 MRI，病灶范围逐渐扩大。2010 年患者自觉双手指尖麻木，不伴力弱，并出现反应迟钝，难以完成复杂任务，至 2014 年夏天已经不能正常工作，动作迟缓。2014 年 8 月患者出现视物不清、视力下降症状，配镜可部分矫正，伴头晕，偶有复视。复查头颅 MRI 示双侧额顶枕叶、左侧颞叶、双侧小脑半球软化灶，脑萎缩。2014 年 12 月到外院完善脑血管数字减影血管造影（DSA）检查未见明显异常，2015 年经外院疑难病中心会诊后给予 B 族维生素、抗血小板聚集药物治疗。2015 年患者出现左足踇趾破溃、发黑、肿胀。2017 年和 2018 年因言语笨拙、记忆力下降、走路不稳等症状在笔者医院住院治疗。

【既往史】

痛风病史 10 年。否认高血压、糖尿病病史。2010 年因甲状腺肿大行甲状腺手术治疗，病理未见明显异常。父亲、舅舅有脑梗死病史，母亲有心肌梗死病史。

【体格检查】

生命体征：体温 36.0℃，心率 76 次/分，血压 132/78mmHg，呼吸 18 次/分。一般情况：全身可见网状青斑，背部及四肢明显。头、眼、耳、鼻、喉未见异常。双肺呼吸音清，心律齐，未闻及杂音，腹部平软，未触及包块。肠鸣音正常。

【神经系统专科检查】

（1）精神智能状态：神志清楚，构音障碍。时间、地点、人物和环境定向力不佳。简易精神状态检查（MMSE）评分 14 分，蒙特利尔认知评估量表（MoCA）评分 11 分。

（2）脑神经

第 I 对：未测。

第 II 对：双眼视力粗测下降，视野正常，眼底视盘边界清楚。

第 III、IV、VI 对：上眼睑无下垂，眼球无外凸及内陷。双侧瞳孔等大同圆，直径 3mm，直接、间接对光反射灵敏，眼动充分，未引出眼震。

第 V 对：左侧面部轻触觉及针刺觉减退。咀嚼肌有力。

第 VII 对：双侧额纹对称，鼻唇沟对称。

第 VIII 对：Weber 试验居中，Rinne 试验显示双耳气导大于骨导。

第 IX、X 对：软腭抬举对称，咽反射对称存在。

第 XI 对：转颈、耸肩对称有力。

第 XII 对：伸舌居中，无舌肌萎缩和纤颤。

（3）运动系统：行动迟缓，四肢肌力 4+ 级，肌张力略呈齿轮样增高。

（4）反射：肱二头肌反射、肱三头肌反射、桡骨膜反射、膝腱反射和跟腱反射亢进。提睾反射（-），肛门反射（-），双下肢巴宾斯基征（+）、查多克征（+）。

（5）感觉系统：左侧偏身浅感觉较右侧减退，双侧深感觉减退。

（6）共济运动：双侧指鼻试验（+）、轮替试验（+），闭目难立征（+）。

【辅助检查】

（1）血常规检查未见异常。肌酐 104μmol/L，尿酸 525μmol/L，氨 28μmol/L。血渗透压正常。雌激素，活性蛋白 C（APC）抵抗，抗凝血酶 III，抗中性粒细胞胞质抗体，抗心磷脂抗体，风湿系列、类风湿系列指标，红细胞沉降率正常。叶酸、维生素 B_{12} 正常。铜蓝蛋白、血总皮质醇、促肾上腺皮质激素（ACTH）、血免疫球蛋白正常。24 小时尿皮质醇 154.56μg/24h。

（2）脑脊液检查：无色透明，压力 150mmH₂O，脑脊液常规、生化、寡克隆区带、墨汁染色、抗酸染色、TORCH 病原体抗体检查（包括弓形体、风疹病毒、巨细胞病毒、单纯疱疹病毒等）、隐球菌抗原均正常。

（3）心脏彩超：主动脉瓣、二叶瓣畸形可能；主动脉瓣轻度狭窄伴轻度关闭不全。

（4）经颅超声多普勒（TCD，自带）：各血管血流频谱未见明显异常。发泡实验检测双侧大脑中动脉 20min 未见微栓子信号。

（5）肌电图+诱发电位：未见神经源性或肌源性损害。视觉诱发电位（VEP）正常。

（6）泌尿系彩超：前列腺增大，双肾及膀胱未见异常。

（7）胸部 CT：未见异常。

（8）头颅 MRI+DWI+MRA（图 3-1）：新发梗死灶，双侧额颞顶枕叶、小脑半球脑梗死伴软化灶形成；鼻窦炎。

（9）皮肤病理（自带）：镜下见表皮轻度角化过度，棘层萎缩变薄，基底层色素增加。真皮血管周围少许慢性炎性细胞浸润。

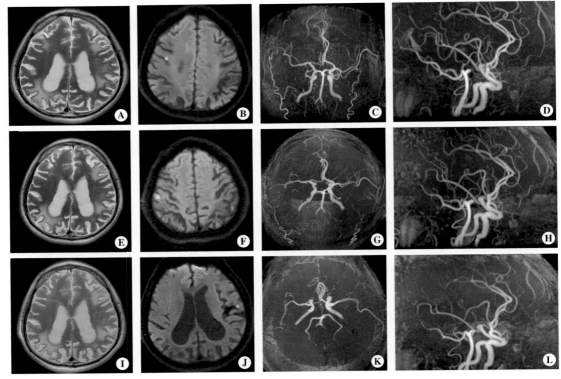

图 3-1　头颅 MRI+DWI+MRA

2016 年（A～D）、2018 年（E～H）、2019 年（I～L）头颅 MRI+DWI+MRA 检查，通过比较可见脑白质病变范围渐进性扩大；头颅 DWI 均有新发皮质小灶梗死；头颅 MRA 可见大脑动脉血管及其分支逐渐减少

【病情分析】

患者 2014 年开始在笔者医院就诊，双侧顶颞枕叶可见异常信号（性质待定）。多年来患者病情进展性加重，结合伴有全身可见网状青斑，最后多学科会诊诊断为"Sneddon 综合征"。

【诊断】

抗磷脂抗体阴性 Sneddon 综合征，多发腔隙性脑梗死，脑萎缩。

【讨论】

1965 年英国皮肤病学家 Sneddon 首次描述了 6 例出现严重而广泛的皮肤网状青斑，并且在病程中伴有多发急性缺血性脑卒中的患者，命名为 Sneddon 综合征（Sneddon syndrome，SS）。SS 是一种罕见的神经皮肤综合征，其临床特征性表现为皮肤网状青斑伴脑血管疾病。SS 发病率估计为 4/100 万，其中 80% 的患者为女性，多发生于 20～42 岁。

SS 根据抗磷脂抗体阳性与否，可分为抗磷脂抗体阳性 SS 和抗磷脂抗体阴性 SS。目前，SS 的发病机制尚不明确。Livine 在 1987 年首次报道了 SS 伴有抗心磷脂抗体和狼疮抗体阳性的患者。后续的文献报道约有 80% 的 SS 患者伴有抗磷脂抗体阳性，提示抗磷脂抗体可能是 SS 的一个发病相关因素。

SS 的首发临床表现常为皮肤网状青斑（livedo reticularis，LR），不同时期 SS 患者皮肤病理改变可以不同，表现为非渗出性持续存在的不规则、花环样淡红色或青紫色网状花纹。网状青斑可分布于四肢、躯干、臀部、脸、手足等部位。部分患者四肢还可见雷诺现象。寒冷、妊娠、情绪紧张、口服避孕药时诱发或加重，温暖环境、卧位、避孕药减量时可减轻。

SS 患者神经系统症状多发生在网状青斑皮肤改变后数年，以缺血性脑卒中最为常见，脑出血少见。病变主要累及中小血管，出现反复的脑缺血发作，导致广泛的多发性腔隙性脑梗死和脑白质疏松。缺血性脑卒中一般症状较轻，临床表现为轻偏瘫、感觉障碍、失语、失用、失算、共济失调、发音困难、假性延髓性麻痹、视野缺损、眼肌麻痹等，仅遗留轻微神经功能缺损。研究认为，由于反复发生脑缺血事件，会导致腔隙性脑梗死、脑白质疏松等损伤，逐渐造成认知功能下降，最终会发展为痴呆。主要表现为记忆力、注意力、计算力下降，部分出现视幻觉和定向力障碍。少数患者出现脑出血和蛛网膜下腔出血。

SS 也可伴有多脏器的损害，包括高血压、肾损伤、雷诺现象、缺血性心脏病、瓣膜性心脏病、胃肠道症状、静脉血栓形成及主动脉瘤样扩张。患者伴有的高血压多为良性，很少引起高血压肾病或高血压脑出血。患者伴有瓣膜性心脏病时，主动脉瓣和二尖瓣均可受累，临床可闻及杂音及超声心动图改变。

SS 目前尚无明确的诊断标准，一般是在临床表现基础之上，辅以实验室、组织学和影像学检查结果综合评估。任何疑似 SS 的患者都应该筛查狼疮抗凝物、免疫球蛋白 IgG 和 IgM、抗心磷脂抗体、抗核抗体、抗磷脂抗体、循环免疫复合物、蛋白质 C、蛋白质 S 等。

SS 需要与原发性抗磷脂抗体综合征、伴有皮质下梗死和白质脑病的常染色体显性遗传性脑动脉病（cerebral autosomal dominant arteriopathy with subcortical infarcts and leukoencephalopathy，CADASIL）、结节性多动脉炎等病进行鉴别。①抗磷脂抗体综合征：是一种非炎症性自身免疫病，临床表现为反复的动静脉血栓形成、习惯性流产和血小板减少等症状。血液检查可见抗磷脂抗体阳性，主要累及颅内大动脉，一般不伴有高级智能减退。而 SS 更常见脑白质疏松症和腔隙性梗死，并且皮肤可见网状青斑。②CADASIL：为一种常染色体显性遗传性小动脉疾病，基因检测 Notch3 突变，表现为皮质下局限性缺血并导致进行性痴呆伴假性延髓性麻痹。③结节性多动脉炎：是一种累及中、小动脉的坏死性血管炎性疾病。可累及人体的任何器官，但以皮肤、关节、外周神经、胃肠道和肾受累最为常见。根据受累血管大小情况，分为经典型结节性多动脉炎（累及中等动脉及其分支处）与微型多发性动脉炎（累及小动脉和小静脉），临床表现为多发性动脉瘤、血栓形成或梗死，并且常合并类风湿关节炎、干燥综合征等。

由于 SS 属于罕见病，检索国内报道不足 20 例，国内外尚无对照研究，目前尚无明确的治疗方法。临床通常需要戒烟和限制避孕药的使用，同时给予长期抗血小板聚集治疗、抗凝治疗、免疫抑制治疗、血浆置换和血管扩张剂药物等治疗。另有学者提出对抗磷脂抗体阳性的 SS 患者给予抗凝治疗，抗磷脂抗体阴性患者给予抗血小板聚集治疗，治疗效果差者考虑使用糖皮质激素、免疫抑制剂，而抗磷脂抗体阳性患者较阴性患者预后差。

　　本例患者病例追踪 6 年，除皮肤可见网状青斑外，脑白质病变范围逐渐扩大，脑萎缩逐渐加重，几乎每年都出现新发梗死病灶，并且磁共振可见病变累及细小动脉，且血管分支逐渐减少，肢体活动不利逐渐加重，高级智能减退明显。患者长期口服抗血小板聚集药物和维生素类药物，而且曾应用过一段时间糖皮质激素，均未能阻止疾病的进一步进展。神经科医师在诊疗该病过程中容易只注意脑梗死疾病，而忽略皮肤特征表现，故漏诊误诊率较高。因此，在对反复缺血性脑卒中患者进行诊疗时，要提高对皮肤疾病的重视。

（刘丽娜）

参 考 文 献

罗瑞卿，徐丽君，2017. 以小脑大面积脑梗死为首发表现的 Sneddon 综合征 1 例报告. 中风与神经疾病杂志，34（6）：551-552.

陶晓勇，刘淑艳，耿晓非，等，2015. SNEDDON 综合征的诊治探讨（附 1 例报告）. 齐鲁医学杂志，30（3）：312-314.

王美妍，李进伟，张诗煜，等，2019. Sneddon's 综合征 1 例并文献复习. 中风与神经疾病杂志，36（7）：661-663.

Stenør C，Sørensen，MT，2019. Sneddon's syndrome in a young woman with antiphospholipid syndrome，ischaemic apoplexy and epileptic seizures. Ugeskr Laeger，181（19）：V01190049.

进行性反应迟钝半年

患者，女，62 岁，因"进行性反应迟钝半年"由门诊收入神经内科。

【现病史】

入院前半年无明显诱因出现记忆力下降、反应迟钝，常记不起刚说过的话和做过的事情，症状间隔数小时或两三日后可缓解，并伴有头晕、视力下降等症状。在当地医院就诊，头颅 MRI 示腔隙性脑梗死，颅底、小脑、脑桥及脊髓前方见纤曲、血管流空影。行头颅 CTA 检查，见部分颅内动脉狭窄，未见血管畸形。诊断：阿尔茨海默病，遵医嘱在家口服银杏叶提取物片、奥拉西坦，患者症状未见明显改善。3 个月前患者出现走路不稳，重时走路需搀扶，并伴有头痛、视力下降、血压升高症状，缓解时行走如常人，在当地医院就诊，行颅 DWI+MRI 示腔隙性脑梗死（未见新发梗死灶），可见血管流空影。给予静脉滴注改善循环药物、脑保护药物（具体不详）。1 个月前患者因视力下降在当地医院行双眼白内障手术。3 日前反应迟钝、头晕、头痛症状加重，并伴有恶心、呕吐症状，不能进食，肢体无力行走不能等症状，为求诊治就诊。

【既往史】

高血压病史 10 年，口服苯磺酸氨氯地平片治疗。否认 2 型糖尿病史。否认头部外伤史，白内障术后 1 个月。否认吸烟、饮酒史。否认家族遗传病史。

【体格检查】

生命体征：体温 36.2℃，心率 77 次/分，血压 135/82mmHg，呼吸 18 次/分。一般情况：头、眼、耳、鼻、喉未见异常。双肺呼吸音清，心律齐，未闻及杂音，腹部平软，未触及包块。肠鸣音正常。

【神经系统专科检查】

（1）精神智能状态：神志清楚，言语流利。MoCA 评分 14 分。MMSE 评分 17 分。

（2）脑神经

第Ⅰ对：未测。

第Ⅱ对：双侧瞳孔白内障术后改变，双眼视力粗测下降，视野充分。

第Ⅲ、Ⅳ、Ⅵ对：上眼睑无下垂，眼球无外凸及内陷。双侧瞳孔等大同圆，直径 3mm，直接、间接对光反射灵敏，眼动充分，未引出眼震。

第Ⅴ对：轻触觉和针刺觉正常。咀嚼肌有力。

第Ⅶ对：双侧额纹对称，鼻唇沟对称。

第Ⅷ对：Weber 试验居中，Rinne 试验显示双耳气导大于骨导。

第Ⅸ、Ⅹ对：软腭抬举对称，咽反射对称存在。

第Ⅺ对：转颈、耸肩对称有力。

第Ⅻ对：伸舌居中，无舌肌萎缩和纤颤。

（3）运动系统：正常肌容积，四肢肌力 4+级，四肢肌张力正常。

（4）共济运动：闭目难立征（＋）。

（5）反射：四肢跟腱反射亢进，双下肢巴宾斯基征（＋）、查多克征（＋）。

（6）感觉系统：深浅感觉正常对称，复合感觉正常。

【辅助检查】

（1）血常规未见异常。生化指标大致正常。凝血功能检查未见异常。甲状腺检查示游离甲状腺素（FT$_4$）23.16pmol/L。肿瘤检查正常。术前八项正常。风湿、类风湿检查项目正常。

（2）心电图：正常。

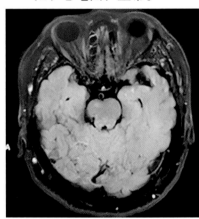

图 4-1　头颅 FLAIR

（3）胸部 CT：正常。

（4）甲状腺彩超：甲状腺实质回声不均匀，右叶低回声结节（TI-RADS 3 类），左叶囊性结节（TI-RADS 2 类）。

（5）头颅 CT（自带）：腔隙性脑梗死。

（6）头颅 MRI+FLAIR（自带）：①双侧大、小脑脑沟内多发扩张血管影，考虑血管畸形，动静脉瘘待除外。②双侧基底核区、双侧侧脑室旁及额枕叶脑白质多发异常信号灶，考虑脑白质病变。③脑桥腔隙性脑梗死（图 4-1）。

（7）脑脊液：无色透明，压力 200mmH$_2$O，常规、生化系列、免疫球蛋白等检查正常。β 淀粉样蛋白、总 Tau 蛋白和磷酸化 Tau 蛋白检测结果见表 4-1。

表 4-1　脑脊液标志物检查结果

名称	本例患者结果（pg/ml）	年龄（岁）	正常参考值（pg/ml）
β 淀粉样蛋白（1-42）	783	21～50	610～974
		51～70	562～1018
		＞70	567～1027

名称	本例患者结果（pg/ml）	年龄（岁）	正常参考值（pg/ml）
总 Tau 蛋白	235	21～50	47～225
		51～70	116～370
		＞70	270～512
磷酸化 Tau 蛋白	39.88	18～44	19.66～45.67
		45～77	35.84～66.26

（8）头颅 CTA（外院）：大脑动静脉瘘（图 4-2）。

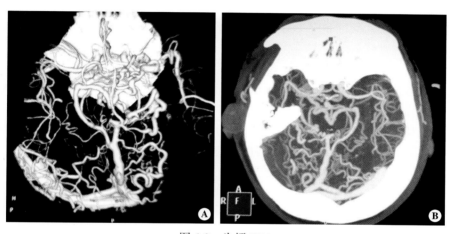

图 4-2　头颅 CTA

双侧颞顶枕部可见粗细不均匀的纤曲走行血管，畸形血管一端分支汇入右侧海绵窦，另可见多条汇入大脑大静脉后入直窦，另有血管分支汇入横窦、乙状窦

（9）头颅 DSA：左侧颈外动脉供血硬脑膜动静脉瘘，经深部静脉及皮质静脉经海绵窦及颅底静脉回流，上矢状窦及左侧颈内静脉闭塞（图 4-3），Borden 分型为三型。根据头颅 DSA 结果给予患者动静脉栓塞治疗（图 4-4）。

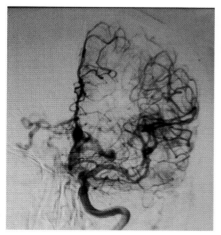
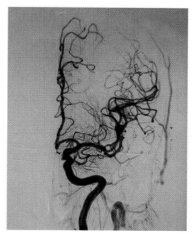

图 4-3　头颅 DSA（治疗前）　　　　图 4-4　头颅 DSA（治疗后）

【病情分析】

本例为老年女性患者，既往患高血压，因"进行性反应迟钝半年"就诊，曾在当地医院就诊，诊断为阿尔茨海默病，给予相应治疗后症状无明显改善。患者症状进行性加重，为进一步诊治，行脑脊液检测，根据患者脑脊液 β 淀粉样蛋白、总 Tau 蛋白和磷酸化 Tau 蛋白检测结果基本排除阿尔茨海默病。在笔者医院就诊后，根据症状和辅助检查不能解释其进行性反应迟钝的病因。自带的头颅 CTA 报告未见血管畸形，建议先行 DSA 检查明确诊断并给予治疗。外院头颅 CTA 及 DSA 检查后明确动静脉瘘，并给予介入栓塞治疗。

【诊断】

左侧颈外动脉供血硬脑膜动静脉瘘，腔隙性脑梗死，高血压。

【讨论】

硬脑膜动静脉瘘（dural arteriovenous fistula，DAVF）是指动静脉直接交通在硬脑膜及其附属物大脑镰和小脑幕的一类血管性疾病，占脑血管畸形的 10%～15%。

DAVF 确切病因尚不完全明确，曾一度被认为是一种先天性疾病，由胚胎发育过程中脑血管发育异常导致，但目前尚缺乏有力的胚胎学和病理解剖学方面的证据支持。目前更多的研究认为，其是一种获得性疾病，尤其是中老年人群发生静脉窦闭塞后容易导致 DAVF 的发生，这一现象在小鼠模型中得到验证。也有学者认为，绝经女性由于体内雌二醇水平下降导致血管壁弹性降低、脆性增加，在颅内血流动力学作用下发生纤曲、扩张，形成动静脉瘘。本例患者为老年女性，绝经多年，DSA 也显示伴有上矢状窦及左侧颈内静脉闭塞，发病前无明确外伤史，考虑其 DAVF 的发生与静脉窦闭塞和雌激素减少相关。目前还证实 DAVF 的病因还与颅内脑膜瘤、血液高凝状态等因素相关。

DAVF 临床有几种分型方式，最常用的是 Borden 分型：Ⅰ型 DAVF 直接排入静脉窦或硬脑膜静脉；Ⅱ型 DAVF 引流至静脉窦，但也有逆行引流至蛛网膜下腔（皮质）静脉；Ⅲ型 DAVF 则直接流入蛛网膜下腔静脉。一般而言，无皮质静脉反流（Borden Ⅰ型）的 DAVF 被认为是良性的，其发生皮质静脉反流的风险仅为 2%。发生皮质静脉反流（Borden Ⅱ和 Borden Ⅲ型）的 DAVF 具有侵袭性，发现其年死亡率为 10.4%，年出血风险为 8.1%，年非出血神经功能缺损风险为 6.9%。初次出血后，最初两周内的再出血率可高达 35%。

DAVF 临床表现呈多样性，临床表现与静脉引流的方向、流速、流量和瘘口位置有关，常见症状有头痛、局灶性神经功能障碍、视力下降、癫痫发作、搏动性耳鸣、蛛网膜下腔出血、局灶性的功能损伤和眼球突出等。以进行性认知功能障碍、共济失调和尿失禁等类似脑积水临床表现为主的 DAVF 患者在临床罕见。国外报道 DAVF 导致进行性认知功能障碍的患者不足 50 例，国内报道约 5 例。值得注意的是，DAVF 导致痴呆主要是由于颅内静脉窦闭塞、脑皮质静脉反流，引起局部静脉压力增高和脑动脉低灌注，脑组织缺血缺氧从而导致脑白质病变及进展性局灶性神经功能障碍。

DAVF 在头颅 CT 和 MRI 检查中通常无特异性征象。头颅 CT 可显示颅内是否存在出血或水肿。MRI 可显示静脉高压或皮质静脉反流的间接征象，如静脉充血、静脉扩张或异常血管强化。血管 CTA 可以部分显示血管畸形情况，有助于诊断。DSA 可以明确颅内动静脉形状和瘘管的位置，是诊断 DAVF 的金标准。

本病以进展性痴呆为主要临床症状，主要与阿尔茨海默病和路易体痴呆进行鉴别。①阿尔茨海默病：发生于老年期和老年前期，是以进行性认知功能障碍和行为损害为特征的中枢神经系统退行性病变，是最常见的老年期痴呆类型，占老年期痴呆的 50%～70%。临床表现为记忆障碍、失语、失用、失认、视空间能力损害、抽象思维和记忆力损害、人格和行为的改变等。诊断标志物包括脑脊液中 β 淀粉样蛋白、总 Tau 蛋白和磷酸化 Tau 蛋白，以及 APP、PSEN1、PSEN2 基因的致病突变。诊断标志物可用于阿尔茨海默病的早期诊断和确诊。②路易体痴呆：是一种神经系统变性疾病，临床主要表现为波动性认知功能障碍、帕金森综合征症状和以视幻觉为主要表现的精神症状。路易体痴呆仅次于阿尔茨海默病，发病率在神经系统变性疾病所致的痴呆中居第二位。如果诊断路易体痴呆，以下三个核心症状如果具备两个则诊断为很有可能的路易体痴呆，如只具备一个，则诊断为可能的路易体痴呆：①波动性认知功能障碍，患者的注意力和警觉性变化明显；②反复发作的详细成形的视幻觉；③自发的帕金森综合征症状。

DAVF 的治疗方法主要有经皮静脉或动脉栓塞和微创手术切除，通过治疗可改善脑血流动力学，并可逆转静脉缺血和神经系统体征，大多数患者可以得到很好的恢复。Iwao Yamakami 等曾报道一例 DAVF 导致昏迷的患者，静脉缺血导致其不可逆转的神经元损伤，通过血管内栓塞治疗并不能改善 DAVF 症状。所以在发生不可逆转的脑缺血损伤之前，应当及时诊断和治疗进行性静脉血栓性痴呆。

本例患者症状为进展性、波动性痴呆，首先考虑路易体痴呆可能。但是患者无帕金森病症状和视幻觉症状，诊断路易体痴呆并不充分。脑脊液检测阿尔茨海默病标志物未见异常，排除阿尔茨海默病可能。基于头部 MRI 提示血管畸形可能，并且伴有头痛、恶心、走路不稳、视力下降等症状，可通过颅内动静脉瘘解释。最终通过头颅 CTA 及 DSA 确诊为左侧颈外动脉供血硬脑膜动静脉瘘，通过介入栓塞治疗患者临床症状基本消失。两个月时随访，患者除右侧肢体麻木外无其他不良主诉。

（朱春雨）

参 考 文 献

高海凤，李永秋，鲁琳，等，2014. 主要表现为认知功能障碍的硬脑膜动静脉瘘的临床特点（附 1 例报告）. 临床神经病学杂志，27（6）：464-465.

Brito A，Tsang ACO，Hilditch C，et al，2019. Intracranial DAVF as a reversible cause of dementia：case series and literature review. World Neurosurgery，121：e543-e553.

Matsuda S，Waragai M，Shinotoh H，et al. 1999. Intracranial dural arteriovenous fistula（DAVF）presenting progressive dementia and parkinsonism. J Neurol Sci，165（1）：43-47.

Yamakami I，Kobayashi E，Yamaura A，2001. Diffuse white matter changes with dementia caused by dural arteriovenous fistula：Report of two cases. J Clin Neurosci，8（5）：471-475.

左下肢僵硬、行动缓慢 3 年余

患者，男，38 岁，因"左下肢僵硬、行动缓慢 3 年余"来门诊复诊。

【现病史】

入院前 3 年余无明显诱因出现左下肢僵硬、酸胀，行动缓慢，表现为迈步困难，活动稍迟缓、笨拙，行走拖曳、跛行，无姿势不稳、摔倒等症状。近 1 年，症状进展至左上肢，表现为精细动作稍差，偶尔伴有姿势或活动性震颤，余肢体无明显症状。患者病程中无构音障碍、饮水呛咳，无尿频、尿急及尿失禁，无体位性头晕、单/双眼一过性黑矇或失明、晕厥，无性功能障碍，无嗅觉及味觉减退，无吸气性喘鸣、睡眠中手足舞动，无记忆力减退、反应迟钝、视幻觉等症状。曾在笔者医院被诊断为"帕金森病"，2016 年 6 月起服用复方左旋多巴 125mg，每日 3 次口服；2017 年 6 月起调整至复方左旋多巴 125mg，每日 2 次口服，盐酸普拉克索 0.25mg，每日 2 次口服；近半年改为复方左旋多巴 125mg，每日 2 次口服，罗匹尼罗 4mg，每日 1 次口服。服药规律，上述症状均改善 70%～80%。现为求进一步诊治再次来笔者医院。

患病以来，患者精神、饮食尚可，近期失眠，大小便正常，体重无明显改变。

【既往史】

既往体健，否认高血压、糖尿病、乙肝及肿瘤病史，否认手术、头部外伤史，否认输血史及食物、药物过敏史，疫苗接种史不详。长期居住于原籍，职业为公务员，本科学历。吸烟史 20 年，平均每日 1 包；偶尔饮酒、咖啡及茶。否认农药、杀虫剂、放射物及毒物接触史。父母健在，非近亲结婚。否认家族中有类似疾病及遗传病史。

【体格检查】

生命体征：体温 36.7℃，心率 85 次/分，卧位血压 128/80mmHg，呼吸 20 次/分。一般情况：头、眼、耳、鼻、喉未见异常。双肺呼吸音清，心律齐，未闻及杂音。腹部平软，未触及包块，肠鸣音正常。双下肢无水肿。

【神经系统专科检查】

（1）精神智能状态：神志清楚，时间、地点、人物和环境定向力完整，理解力、判断力、远近记忆力及计算力正常。

（2）脑神经

第Ⅰ对：嗅觉灵敏。

第Ⅱ对：双眼视力、视野粗测正常，眼底视盘边界清楚。

第Ⅲ、Ⅳ、Ⅵ对：上眼睑无下垂，眼球无外凸及内陷。双侧瞳孔等大等圆，直径约 3mm，直接、间接对光反射灵敏，眼动充分，扫视速度正常，未引出眼震。

第Ⅴ对：轻触觉和针刺觉正常，咀嚼肌有力。

第Ⅶ对：双侧额纹对称，鼻唇沟对称。

第Ⅷ对：Weber 试验居中，Rinne 试验显示双耳气导大于骨导。

第Ⅸ、Ⅹ对：软腭抬举对称，咽反射对称存在。

第Ⅺ对：转颈、耸肩对称有力。

第Ⅻ对：伸舌居中，无舌肌萎缩和纤颤。

（3）运动系统：肌容积正常，四肢及颈部肌张力基本正常（开期），四肢肌力 5 级，未见肌束震颤。左手姿势、动作性震颤，右手姿势性震颤。行走左下肢稍跛行，左上肢连带动作稍减少，未见前冲、慌张步态，一字步稳，后拉试验（－）。

（4）共济运动：指鼻试验稳准，轮替试验稍慢，跟膝胫试验（－），Romberg 征（－）。

（5）反射系统：腹壁反射正常，双上肢腱反射活跃，双下肢腱反射亢进。巴宾斯基征（－），病理反射（－）。

（6）颈软无抵抗，脑膜刺激征（－）。

（7）感觉系统：深浅感觉正常对称，复合感觉正常。

（8）门诊检测量表：简易精神状态检查（MMSE）30 分，非运动症状评价量表（NMSS）1 分，帕金森病生活质量问卷（PDQ-39）4 分，汉密尔顿焦虑量表（HAMA）1 分，17 项汉密尔顿抑郁量表（HAMD-17）0 分，快速眼动睡眠期行为障碍问卷-香港（RBDQ-HK）9 分，爱泼沃斯思睡量表（ESS）0 分，疲劳严重度量表（FSS）均分 1 分，帕金森病统一评分量表（UPDRS）（开期）Ⅰ.0 分；Ⅱ.2 分；Ⅲ.7 分；Ⅳ.0 分，Hoehn-Yahr（H-Y）分级 1.5 期。

【辅助检查】

（1）血常规示红细胞 5.55×10^{12}/L，血红蛋白 172g/L，血小板计数 81×10^9/L[参考值（100～300）$\times 10^9$/L]；血生化示血糖浓度 5.44mmol/L，尿酸浓度 500μmol/L（参考值 240～490μmol/L）；风湿免疫指标：类风湿因子 <20IU/ml，C 反应蛋白 1.23mg/L，抗"O" 45.9IU/ml，抗环瓜氨酸肽（CCP）抗体 <7U/ml，HLA-B27 阴性；血浆乳酸浓度 3.1mmol/L（参考值：0.7～2.1mmol/L）；甲状腺功能、肝肾功能、肿瘤标志物等检查未见异常。

（2）心电图：窦性心律，无异常改变。

（3）脑电图：轻度异常脑电图。

（4）肌电图：上、下肢呈周围神经源性损害表现。

（5）胸椎及颈椎 MRI 平扫：胸椎未见确切异常，颈椎退行性变，颈 3～颈 6 椎间盘突出。

（6）头颅 MRI 平扫+增强+DWI：未见确切异常征象。

【病情分析】

本例为青年男性，以左下肢僵硬、行动缓慢、步态异常起病，发病 3 年来症状缓慢加重并逐渐进展至左上肢，复方左旋多巴等药物治疗有效。查体见左手姿势、动作性震颤，右手姿势性震颤。行走左下肢稍跛行，左上肢连带动作稍减少。双上肢腱反射活跃，双下肢腱反射亢进。辅助检查头部 MRI 及其他系统无明显异常，不存在绝对的排除标准及警示征象，符合"临床很可能的帕金森病"诊断。患者虽无家族史，但仍需考虑遗传所致早发型帕金森病的可能，并应与其他遗传性运动障碍疾病等相鉴别，遂建议患者行基因检测。结果（表 5-1）示：PARK2 基因 c.850G＞C（p.G284R）及 c.619-3C＞G（非编码区）突变。根据美国医学遗传学与基因组学学会变异分类指南，分别评级为可能致病性变异（likely pathogenic）（PS1+PM1+PM2+PP3）、意义不明确的（uncertain significance）（PM2+PP3）。

表 5-1　患者基因检测结果

基因	突变类型	染色体位置	核酸改变	氨基酸改变	关联疾病
PARK2	杂合	chr6：162206825	c.850G＞C（外显子 7）*	p.G284R	帕金森病（常染色体隐性遗传，遗传早发型）
PARK2	杂合	chr6：162394452	c.619-3C＞G（外显子 6）†	非编码区	

*与疾病相关性较高，该变异在数据库中有疾病相关性报道。

†与疾病可能相关，MaxEntScan 软件预测该突变可能影响剪切。

【诊断】

PARK2 相关的早发型帕金森病。

【讨论】

帕金森病（parkinson disease，PD）是发病率仅次于阿尔茨海默病的第二大神经系统退行性疾病，其病理生理以黑质多巴胺能神经元变性死亡、纹状体区多巴胺递质降低为特征，临床症状包括运动症状及非运动症状，前者以静止性震颤、肌强直、运动迟缓和姿势平衡障碍为核心表现。PD 的发病机制尚未完全明确，目前认为是遗传和环境因素共同作用所致。流行病学研究显示，遗传性 PD 占 PD 总人数的 5%～10%。

40 岁前发病的 PD 患者统称为早发型 PD（early-onset PD，EOPD）。遗传所致 EOPD 多为单基因异常，包括常染色体显性（autosomal dominant，AD）遗传、常染色体隐性（autosomal recessive，AR）遗传及 X-连锁（X-linked inheritance）遗传。AR 遗传的常见致病基因包括 PARK2、PINK1、DJ1 及 ATP13A2 等，其中以 PARK2 基因变异最为多见。

PARK2 基因编码的 Parkin 蛋白，属 E3 泛素连接酶，可通过蛋白酶体途径降解受损靶蛋白。在氧化应激后，Parkin 蛋白还可使功能异常的线粒体发生自噬，维持线粒体内环境的稳定。PARK2 基因突变后，泛素连接酶效应丧失引起氧化损伤的累积，导致细胞受损，从而引发 PD。

　　PARK2 相关的 EOPD 发病中位年龄为 31 岁（四分位数间距，23～38 岁），其临床病程一般是良性的，进展缓慢。患者常表现为典型的 PD 症状，即运动迟缓、震颤（尤其腿部）、僵硬和姿势不稳。部分患者肌张力障碍较为突出，甚至是就诊时的最初表现。较散发型 PD 不同的是，患者可有非典型症状或体征，包括明显颈前倾、痉挛及上运动神经元损害表现（如跟腱反射亢进）等，部分患者可见肌张力障碍性步态、偏侧帕金森病-偏侧萎缩，极少数呈肢体对称性起病、自主神经功能障碍和周围神经病变。因神经元丢失主要见于腹侧黑质，少有路易小体的形成，患者一般无认知受损。精神症状、吞咽困难、饮水呛咳等症状也很少见，患者嗅觉常保留。*PARK2* 基因错义突变和破坏性突变在临床表现上没有差别。在笔者医院的患者中，上述特征也有所印证：运动症状方面，患者单侧起病，以肌强直、运动迟缓为主要表现；查体可见跟腱反射亢进；非运动症状方面，嗅觉、认知功能障碍相对保留，无明显自主神经功能障碍等。

　　临床发现的 EOPD 患者，首先需考虑 *PARK2*、*PINK1* 和 *DJ1* 变异的可能。在排除药物、自身免疫或感染、颅脑结构异常和毒物等获得性因素所致帕金森综合征后，应与多巴反应性肌张力障碍（dopa-responsive dystonia，DRD）、肝豆状核变性（hepatolenticular degeneration，HLD）、亨廷顿病（Huntington disease，HD）、发作性运动诱发性运动障碍（paroxysmal kinesigenic dyskinesia，PKD）及帕金森叠加综合征相鉴别。若临床症状重叠难以区分，可行全外显子基因检测进一步明确诊断。

　　EOPD 的鉴别诊断：①HLD，是一种 AR 遗传的铜代谢障碍性疾病，*ATP7B* 基因是其致病基因。HLD 神经系统病变主要表现为锥体外系运动功能障碍，可伴肝损害表现，典型患者表现为铜蓝蛋白水平明显降低，并有特征性角膜 K-F 环。临床上可完善血清铜、铜蓝蛋白、24 小时尿铜和肝铜含量等检查，必要时筛查 *ATP7B* 基因，以资鉴别。②DRD，常见 *GCH1* 基因（AD 遗传或 AR 遗传）、*TH* 基因（AR 遗传）异常，导致三磷酸鸟苷环化水解酶 1（GTP-CH-1）及酪氨酸羟化酶（TH）缺乏，最终引起多巴胺合成减少。临床常表现为儿童期发病的肌张力障碍，呈日间波动性，无静止性震颤。低剂量左旋多巴对本病即可有明显而持续的疗效，且少见副作用。③HD，由 *HTT* 基因 CAG 重复片段异常扩增导致的 AD 遗传病，主要临床症状通常分为三大类，包括运动症状（典型舞蹈症表现）、认知功能障碍（甚至早于舞蹈症出现）及精神障碍。部分患者表现为青少年期起病的癫痫及帕金森综合征，并有阳性家族史。④PKD，属于发作性运动障碍性疾病，多在儿童期及青少年期发病，男性多于女性。PKD 多在突然改变姿势、方向及力量负荷时发生，也可由紧张、气候变化等诱发。其发作形式可表现为发作性躯体和肢体的任何部分的肌张力障碍、舞蹈和投掷样动作及手足徐动等。发作时间短暂，一般不超过 5min，小剂量卡马西平、苯妥英钠或丙戊酸钠治疗有效。PKD 大部分为散发病例，少部分家系发病，多表现 AD 遗传特点。⑤帕金森叠加综合征，如多系统萎缩（multiple system atrophy，MSA）等。MSA 表现为不同程度的自主神经功能障碍、帕金森综合征、小脑性共济失调和锥体束征，其中早期出现严重的进展性自主神经功能障碍是 MSA 的典型特征。大部分 MSA 患者对左旋多巴反应较差或仅短暂有效。头颅 MRI "十字征" "裂隙征" 及膀胱残余尿量＞100ml 有助于该病的诊断。

　　PARK2 相关的 EOPD 对复方左旋多巴反应佳，且效果持续，但大多数患者运动波动和

复方左旋多巴引起的运动并发症如异动症等发生较早，治疗时应按指南推荐尽早进行症状控制，以提高生活质量。早期治疗应以复方左旋多巴为主，辅以多巴胺受体激动剂（dopamine agonists，DA）。近年来研究发现，DA 的使用与冲动控制障碍的发病相关，应综合考虑患者危险因素订制个体化方案。此外，应尽早选用可能具有疾病修饰作用的药物，如单胺氧化酶 B 型（MAO-B）抑制剂等，尽可能延缓疾病的进展。后期若出现运动症状波动或运动并发症，可考虑加用 DA、金刚烷胺、儿茶酚-O-甲基转移酶（COMT）抑制剂，以及复合左旋多巴/卡比多巴肠道凝胶等。对于肌张力障碍和震颤，可尝试使用抗胆碱能药物，若局部肌张力障碍较为严重，可局部注射肉毒素。精神症状多采用对症支持治疗。对症状控制较差或个人有需求的患者，经评估后可行脑深部电刺激术。近年来针对 *SNCA*、*GBA* 及 *LRRK2* 基因的靶向治疗已进入临床试验，若取得阶段性进展，相信对本病的治疗将具有深远的指导作用。

本例患者因"左下肢僵硬、行动缓慢 3 年余"就诊，表现为典型的帕金森病，长期对复方左旋多巴等抗帕金森病药物治疗效果明确，查体见姿势性、动作性震颤，跟腱反射活跃、亢进，头部 MRI 等未见明显异常，考虑遗传所致 EOPD 的可能，进行了全外显子基因检测，发现 *PARK2* 基因 c.850G＞C（p.G284R）及 c.619-3C＞G（非编码区）突变，符合复合杂合突变，为 AR 遗传。临床上对具有帕金森综合征样或肌张力障碍样表现的青年患者，需考虑如 HLD 及 DRD 等可能，对拟诊的 EOPD 患者，需详细查体，完善必要的辅助检查（如铜蓝蛋白）。随着基因检测技术的发展，EOPD 遗传基因的检出率不断提高，必要时进行基因检测能提高诊断的准确率。

（徐严明）

参 考 文 献

刘军，2016. 中国帕金森病的诊断标准（2016 版）. 中华神经科杂志，49（4）：268-271.

Kasten M，Hartmann C，Hampf J，et al. 2018. Genotype-phenotype relations for the parkinson's disease genes Parkin，PINK1，DJ1：MDSGene systematic review. Mov Disord，33（5）：730-741.

Lunati A，Lesage S，Brice A，2018. The genetic landscape of Parkinson's disease. Rev Neurol（Paris），174（9）：628-643.

Niemann N，Jankovic J，2019. Juvenile parkinsonism：Differential diagnosis，genetics，and treatment. Parkinsonism Relat Disord，67：74-89.

Trinh J，Lohmann K，Baumann H，et al，2019. Utility and implications of exome sequencing in early-onset Parkinson's disease. Mov Disord，34（1）：133-137.

病例 6

进行性步态不稳 3 年，加重 1 年

患者，男，17 岁，主因"进行性步态不稳 3 年，加重 1 年"就诊。

【现病史】

入院 3 年前无明显诱因出现步态不稳，并自觉右下肢略僵硬。半年后出现左下肢略僵硬，最初时症状不严重，不影响学习和体育活动。近 1 年，出现双上肢僵硬，伴有轻微震颤，双下肢僵硬加重，出现行动迟缓，转身缓慢，上课起立时费劲，不能进行体育活动。白天活动后症状加重，晚上时症状加重明显。1 年前曾在当地医院神经内科及骨科就诊，未查出明显异常，曾被诊断为遗传性共济失调，口服维生素 B_1 及维生素 B_{12} 治疗半年（具体剂量不详），自觉症状无明显好转，为求进一步诊治来笔者医院就诊。

【既往史】

吸烟史 1 年，每日约 10 支，偶有饮酒史。否认高血压及冠心病病史。否认发热、黑便、便血史，否认药物、食物过敏史。否认手术史。家族遗传史不详。

【体格检查】

生命体征：体温 36.2℃，心率 72 次/分，血压 120/70mmHg，呼吸 15 次/分。一般情况：头、眼、耳、鼻、喉未见异常。双肺呼吸音清，未闻及啰音，心律齐，未闻及杂音，腹部平软，未触及包块。肠鸣音正常。身体前倾，下肢略屈曲。

【神经系统专科检查】

（1）精神智能状态：神志清楚，清醒，时间、地点、人物和环境定向力完整。MMSE 评分 30 分。

（2）脑神经

第 I 对：未测。

第 II 对：双眼视力、视野粗测正常，眼底视盘边界清楚。

第 III、IV、VI 对：上眼睑无下垂，眼球无外凸及内陷。双侧瞳孔等大同圆，直径 3mm，直接、间接对光反射灵敏，眼动充分，未引出眼震。

第Ⅴ对：轻触觉和针刺觉正常。咀嚼肌有力。

第Ⅶ对：双侧额纹对称，鼻唇沟对称。

第Ⅷ对：双耳听力粗测正常。

第Ⅸ、Ⅹ对：软腭抬举对称，咽反射对称存在。

第Ⅺ对：转颈、耸肩对称有力。

第Ⅻ对：伸舌居中，无舌肌萎缩和纤颤。

（3）运动系统：肌容积正常，四肢肌张力正常。四肢肌力 5-级。四肢肌张力呈"齿轮样"增高。双下肢足内翻，无弓形足。无肌肉震颤。

（4）共济运动：指鼻试验稳准，双侧跟膝胫试验欠准，闭目难立征（±）。

（5）步态：走路躯干前倾，下肢略屈曲。

（6）反射：肱二头肌反射、肱三头肌反射、桡骨膜反射、膝腱反射和跟腱反射略亢进。双下肢巴宾斯基征（−）、查多克征（−）。

（7）感觉系统：深浅感觉正常对称，复合感觉正常。

【辅助检查】

（1）血常规、血生化、甲状腺功能、肿瘤指标大致正常。血清铜蓝蛋白、免疫指标检查正常。

（2）脑电图：未见异常。

（3）头颅 CT：未见明显异常。

（4）头颅 MRI：未见异常。

（5）胸部 CT：未见异常。

（6）肌电图：未见异常。

【病情分析】

患者查体可见躯干前倾，下肢略屈曲，四肢肌张力呈"齿轮样"增高，双下肢足内翻，并且具有晨轻暮重的特点。患者自带相关检查结果未见异常，根据病情给予复方左旋多巴125mg，每日 3 次口服。3 日后患者走路不稳症状即明显减轻，服用复方左旋多巴 1 个月后患者症状基本消失。患者服用复方左旋多巴治疗期间，通过基因检测证实 *GCH1* 基因 c.G722C 位点发生变异（未保留报告）。

【诊断】

多巴反应性肌张力障碍。

【讨论】

1976 年 Segawa 等首次报道了 9 例具有遗传性进行性肌张力障碍、昼夜性肌张力障碍和婴儿帕金森病为临床表现的患者，将此病称为 Segawa 病。Nygaard 于 1988 年提出将该病命名为"药物反应性肌张力障碍"，目前该命名使用最广泛。由于该病患者对小剂量多巴胺制剂效果显著，临床也称为多巴反应性肌张力障碍（dopa-responsive dystonia，DRD），DRD

为少见的遗传疾病，是一组左旋多巴胺合成代谢通路上的酶活性缺陷引起的肌张力障碍疾病，患病率约为 1/100 万，女性发病率为男性的 2～3 倍。

根据不同基因和遗传方式将 DRD 分为下述几种类型。①AD 遗传 GTP-CH-1 缺乏症：半数以上的患者为此类型，致病基因为 *GCH1*，基因突变位置在 14q22.1→q22.2，*GCH1* 基因突变导致三磷酸鸟苷环化水解酶 1（GTP-CH-1）生成减少或酶活性降低，导致大脑基底核纹状体突触末端多巴胺生成不足，进而导致运动障碍、睡眠障碍、情绪不稳，以及认知和自主功能障碍，如边缘系统或前额叶多巴胺生成不足，患者则出现情绪行为异常；结节-漏斗通路中多巴胺生成不足，可出现泌乳素升高等内分泌紊乱症状。②AR 遗传 GTP-CH-1 缺乏症：致病基因为 *TH*，基因突变位置在 Chr1 1p15.5，负责编码酪氨酸羟化酶（TH），TH 将酪氨酸转换为左旋多巴，进而合成多巴胺。多巴胺合成减少会导致肾上腺素和去甲肾上腺素合成减少，进而导致自主神经功能紊乱。③AR 遗传墨蝶呤还原酶（SR）缺乏症。④其他基因导致的 DRD（*PTS* 基因、*QDPR* 基因和 *PCBD* 基因突变，均为 AR 遗传）。其中 AR 遗传 GTP-CH-1 缺乏症和 *PTS* 基因突变可导致高苯丙氨酸血症，在新生儿代谢筛查中常可早期诊断和治疗。

本病症状明显的日间波动特点与 TH 活性有关，TH 活性在早晨最高，傍晚最低，并且随着年龄增长 TH 活性的昼夜节律性波动幅度逐渐减低。病理检查可见黑质的黑色素神经元减少。免疫组化没有发现包涵体、胶质细胞增生和纹状体神经元变性。

DRD 按临床表现分为经典型和非经典型：①经典型 DRD 常于 10 岁内发病，女性多于男性，以肌张力障碍或步态异常为首发症状，站立或行走时下肢发紧、僵硬，可出现足尖行走或马蹄内翻足，随着疾病发展可扩展到身体其他部位，症状具有明显昼夜波动性，即"晨轻暮重"现象。疲劳或感染后症状可加重，休息或睡眠后减轻或消失。一般 40 岁以后症状不再进展。②非经典型 DRD 主要表现为四肢及躯干肌张力减低，面部表情减少，眼睑下垂，流涎，动作减慢，肢体僵硬，震颤，吞咽困难，发音困难，智体力发育落后，睡眠障碍，情绪烦躁和出汗多等。

DRD 在临床上容易误诊，需要与以下疾病进行鉴别。①脑性瘫痪：患者学习走路延迟，走路呈痉挛性步态，足内翻，肌张力增高，双下肢或四肢腱反射亢进，并伴有智力低下，有围生期病史，呈静止性病程，症状无昼夜波动性，头颅影像学检查和基因检测可进行鉴别诊断；②遗传性痉挛性截瘫：是以双下肢进行性肌张力增高、肌无力和剪刀步态为特征的疾病，呈进展性病程，主要遗传方式是 AD 遗传，症状无昼夜波动性，左旋多巴治疗无效；③少年型帕金森病：临床以静止性震颤、肌强直和运动迟缓为主要表现，发病年龄在 10～15 岁，极少在 8 岁以下，长期应用多巴胺药物需逐渐加量；④肝豆状核变性（HLD）：又称威尔逊病（Wilson disease，WD），是一种遗传性铜代谢障碍所致的肝硬化和以基底核为主的脑部变性疾病，多见于青少年，以进行性加重的锥体外系症状、精神症状、肝硬化、肾损害和角膜 K-F 环为临床表现，实验室检查可见血清铜蓝蛋白浓度降低、血清铜浓度降低和尿铜浓度升高；⑤神经肌肉病：如重症肌无力（全身型）或先天性肌无力综合征，临床以眼睑下垂、肌无力为主要表现，具有"晨轻暮重"的特点，可伴有眼位异常或眼球活动障碍，无肌张力增高，无肢体震颤。实验室检查、肌电图、新斯的明试验有助于鉴别，左旋多巴治疗无效，新斯的明和免疫治疗有效。

大多数 AD 遗传性患者在接受小剂量复方左旋多巴治疗后症状可以得到完全缓解，但是药物治疗剂量目前尚缺乏统一标准。通常小剂量复方左旋多巴（0.5~0.1）mg/（kg·d）即有明确的疗效，症状能得到迅速改善。具体剂量主要根据年龄、病情严重程度、疗效及是否产生不良反应决定。部分患者治疗后会出现异动症等副作用。复方左旋多巴对 AR 遗传 GTP-CH-1 缺乏症患者治疗效果较差，部分患者会出现肌肉抽搐、运动亢进等副作用，可能需要增加五羟色氨酸药物治疗。

Fung 等曾报道，过量摄入含阿斯巴甜的产品（特别是无糖能量饮料）可导致 DRD，故 DRD 的常规治疗和饮食建议避免使用大剂量的含苯丙氨酸的产品。

本例患者少年起病，具有行动迟缓、肌张力增高、"晨轻暮重"的特点，如果仅依据临床表现难以确诊为 DRD。小剂量复方左旋多巴治疗有效，基因检测后发现 *GCH1* 基因 c.G722C 位点发生变异，由于患者父母不同意进行相关检测，无法确定变异的基因是否由遗传导致。DRD 临床表现复杂多样，临床上应尽早识别和治疗，通过药物改善预后，提高患者生活质量。

（刘　战）

参 考 文 献

代丽芳，丁昌红，方方，2019. 多巴反应性肌张力障碍诊治进展. 中国循证儿科杂志，14（5）：395-400.

刘佳，尤红，刘倩，等，2015. 成人多巴反应性肌张力障碍临床特征研究. 中国现代医药杂志，17（3）：11-13.

杨艳玲，叶军，2014. 高苯丙氨酸血症的诊治共识. 中华儿科杂志，52（6）：420-425.

Rajput AH，Gibb WR，Zhong WH，et al，1994. Dopa-resposive dystonia：pathological and biochemical observations in a Case. Ann Neurol，35（4）：396-402.

Randby H，Salvador CL，Oppeben M，et al，2018. Dopa-responsive dystonia. Tidsskr Nor Laegeforen，138（19）.

行动迟缓、双下肢无力进行性加重 2 年

患者，男，64 岁，因"行动迟缓、双下肢无力进行性加重 2 年"由门诊收入神经内科。

【现病史】

入院前 2 年无明显诱因出现行动迟缓，双下肢无力，自觉双下肢发沉感，右下肢无力明显，并伴有尿频，夜间排尿次数 6～10 次，并自觉一直头晕，曾被诊断为颈椎病、椎管狭窄。1 年前行颈椎间盘手术后自觉下肢无力症状缓解，尿频症状无明显缓解，患者因尿频曾进行针灸治疗，夜间排尿次数减为 6 次左右。8 个月前患者行动迟缓及双下肢无力症状加重，需要搀扶行走，双上肢尚能持物，并伴有不自主震颤。其曾在笔者医院就诊，被诊断为帕金森病，给予口服复方左旋多巴（美多芭）治疗，患者规律服药，自觉震颤症状略有缓解，行动迟缓无明显缓解，病程中不伴有恶心、呕吐，不伴有意识不清、耳鸣及听力减退，无智力下降，为求进一步诊治就诊。

【既往史】

否认高血压、糖尿病病史。颈椎间盘突出术后 1 年。吸烟 30 余年，每日约 10 支，少量饮酒。否认家族遗传病史。

【体格检查】

生命体征：体温 36.5℃，心率 74 次/分，血压 155/89mmHg，呼吸 16 次/分。一般情况：头、眼、耳、鼻、喉未见异常。双肺呼吸音清，心律齐，未闻及杂音，腹部平软，未触及包块。肠鸣音正常。

【神经系统专科检查】

（1）精神智能状态：神志清楚，轻度构音障碍。时间、地点、人物和环境定向力完整。MMSE 评分 30 分。

（2）脑神经

第Ⅰ对：未测。

第Ⅱ对：双眼视力、视野粗测正常，眼底视盘边界清楚。

第Ⅲ、Ⅳ、Ⅵ对：上眼睑无下垂，眼球无外凸及内陷。双侧瞳孔等大同圆，直径 3mm，

直接、间接对光反射灵敏，眼动充分，未引出眼震。

第Ⅴ对：轻触觉和针刺觉正常。咀嚼肌有力。

第Ⅶ对：双侧额纹对称，鼻唇沟对称。

第Ⅷ对：韦伯（Weber）试验居中，林纳（Rinne）试验显示双耳气导大于骨导。

第Ⅸ、Ⅹ对：软腭抬举对称，咽反射对称存在。

第Ⅺ对：转颈、耸肩对称有力。

第Ⅻ对：伸舌居中，无舌肌萎缩和纤颤。

（3）运动系统：行动迟缓，右下肢肌力 4+ 级，余肢体肌力 5- 级，双上肢可见静止性震颤，四肢肌张力呈齿轮样增高。

（4）共济运动：双侧指鼻试验（+），闭目难立征（±）。

（5）步态：行动迟缓，慌张步态。

（6）反射：肱二头肌反射、肱三头肌反射、桡骨膜反射、膝腱反射和跟腱反射亢进，双下肢巴宾斯基征（+）、查多克征（+），提睾反射（-），肛门反射（-）。

（7）感觉系统：深浅感觉正常对称，复合感觉正常。

【辅助检查】

（1）血常规、血生化、甲状腺功能、肿瘤标志物、风湿免疫指标检查未见异常。尿常规：白细胞（+++），潜血（++），白细胞计数 483/μl，细菌计数 467/μl。

（2）胸部 CT：未见异常。

（3）肌电图：四肢运动神经及感觉神经传导速度正常，肛门括约肌神经源性损伤，运动单位电位（MUP）波幅增高。

（4）泌尿系彩超+残余尿测定：残余尿约 150ml，双侧肾及膀胱未见异常。

（5）颈椎 MRI：2017 年 10 月 30 日检查示椎间盘突出，椎管狭窄；2018 年 8 月 30 日检查示颈椎术后改变（图 7-1）。

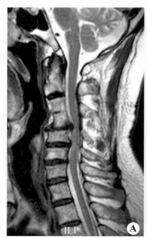
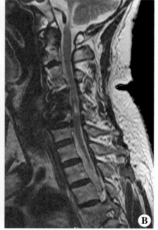

图 7-1　颈椎 MRI

A. 2017 年颈椎 MRI，可见 $C_{4,5}$、$C_{5,6}$、$C_{6,7}$ 椎间盘突出，以 $C_{4,5}$、$C_{5,6}$ 椎间盘显著，伴椎管狭窄，$C_{4\sim6}$ 椎体水平脊髓缺血性改变；B. 2018 年颈椎 MRI，可见 $C_{3,4}$ 椎体部分骨质融合，颈椎术后改变，$C_{4\sim6}$ 椎体横行混杂信号

（6）头颅 MRI+磁敏感加权成像（SWI）：2017 年 10 月 30 日检查示腔隙性脑梗死，双侧苍白球及红核退行性改变（图 7-2）。2019 年 1 月 8 日检查示腔隙性脑梗死，考虑小脑萎缩；双侧苍白球、双侧黑质退行性改变（图 7-2）。

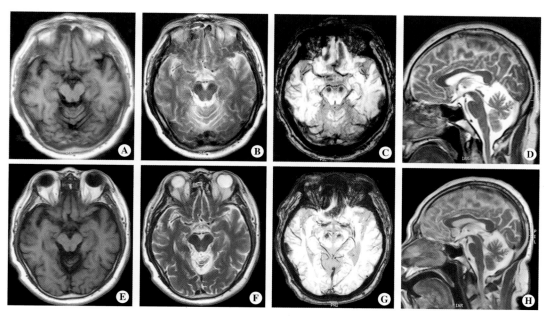

图 7-2　头颅 MRI+SWI

A～D. 2017 年头颅 MRI+SWI；E～H. 2019 年头颅 MRI+SWI，脑桥、小脑较 2017 年明显萎缩

【病情分析】

患者主要表现为行动迟缓、双下肢无力，曾被诊断"帕金森病"，给予多巴丝肼片等药物治疗效果差。当时不排除颈椎病导致的行动迟缓，给予颈椎手术治疗，双下肢无力好转，行动迟缓无明显缓解。4 个月后下肢无力再次加重。整个病程期间患者始终存在尿频症状，针灸治疗后略有改善。再次在笔者医院就诊时因已行颈椎手术，此次症状再次加重但是颈椎 MRI 未见变化，入院后测量卧立位血压分别为 110/80mmHg 和 138/88mmHg，收缩压差为 28mmHg。结合患者行动迟缓，双下肢无力，尿频，体位性血压变化，被诊断为多系统萎缩可能、颈椎病。出院后 2 个月回访时患者诉曾在北京两家医院诊治，被诊断为"多系统萎缩"。目前继续口服多巴丝肼片、盐酸苯海索片等药物，在搀扶下勉强可行走。

【诊断】

多系统萎缩（MSA-P 亚型），腔隙性脑梗死，颈椎病。

【讨论】

1969 年多系统萎缩（multiple system atrophy，MSA）被首次提出，此病主要累及锥体外系、锥体系、小脑和自主神经系统，是一种散发的、少见的原因不明性的神经系统疾病，并且病情进展迅速。既往曾将 MSA 分为橄榄脑桥小脑萎缩、黑质纹状体变性和夏-德（Shy-Drager）综合征 3 个亚型。1998 年 Gilman 等取消了夏-德综合征，将 MSA 改分为 MSA-P 亚型和 MSA-C 亚型。MSA 平均发病率为（0.6～0.7）/10 万，患病率为（3.4～4.9）/10 万，平均生存年限 8～10 年。

研究证实，MSA 的病理学特征是脑少突胶质细胞胞质内出现以 α-突触核蛋白为主的包涵体，所以目前普遍认为 MSA 是一种少突胶质细胞 α-突触核蛋白病。临床上患者常出现帕金森病症状，常被误诊为帕金森病或特发性晚发型小脑性共济失调（idiopathic late-onset cerebellar ataxia，ILOCA）。由于该病尚无特征性生物学标志物，病理学诊断仍是 MSA 诊断的"金标准"，临床上目前也缺乏有效的治疗药物。

MSA 是一种神经系统退行性疾病，患者多中老年起病，损害部位主要包括纹状体、黑质、脑桥、小脑皮质和下橄榄核，并以进展性自主神经功能障碍、帕金森病症状、锥体束征及小脑性共济失调为主要临床特征。临床常以泌尿系统功能障碍和男性勃起功能障碍起病。

临床上 MSA-P 亚型以帕金森病症状为突出表现，MSA-C 亚型以小脑性共济失调为突出表现。

（1）MSA 的运动症状：①MSA-P 亚型主要表现为运动迟缓，伴有肌强直、震颤或姿势不稳；"搓丸样"震颤少见；左旋多巴对大部分 MSA 患者疗效不佳，部分患者可以短暂有效。②MSA-C 亚型主要表现为步态共济失调，伴小脑性构音障碍、肢体共济失调或小脑性眼动障碍，晚期可出现自发性诱发性眼震。③部分患者可伴有姿势异常（脊柱弯曲、颈部前屈、手足肌张力障碍等）、流涎及吞咽障碍等。

（2）MSA 的自主神经功能障碍症状：MSA 最常损害泌尿生殖系统和心血管系统，相关症状如下。①泌尿生殖系统障碍：可出现尿频、尿急、尿痛、尿潴留、夜尿频多、膀胱排空障碍（残余尿量＞100ml 有助于 MSA 诊断）等症状。几乎所有男性患者均存在勃起功能障碍和排尿障碍。②心血管系统障碍：主要表现为直立性低血压，反复发作的晕厥、眩晕、乏力等。立位 3min 后测量血压，收缩压下降≥30mmHg 和（或）舒张压下降≥15mmHg 可作为自主神经功能障碍的判定标准。③呼吸系统功能障碍：50%的患者可出现白天或夜间吸气性喘鸣，晚期患者中更常见。

（3）MSA 的其他症状：包括快速眼动睡眠期行为障碍、睡眠呼吸暂停、白天过度嗜睡、不宁腿综合征等。患者一般不伴有痴呆症状。

诊断 MSA 需完善的辅助检查：①影像学检查，头颅 MRI 表现为壳核、小脑、脑桥萎缩，T_2 加权像脑桥"十"字形增高影（"十字征"）。^{18}氟-脱氧葡萄糖 PET（^{18}F-FDG-PET）可显示病变部位低代谢，有助于诊断。②泌尿系彩超：残余尿量＞100ml 有助于 MSA 诊断。③肛门括约肌肌电图：出现不同程度的肛门括约肌神经源性损伤，可出现自发电位、MUP 波幅增高、时限延长、多相波比例增高、卫星电位比例增高等。④多导睡眠脑电图提示睡眠障碍。⑤脑组织活检：可见以 α-突触核蛋白为主要成分的包涵体。

目前 MSA 的诊断主要参考 2008 年 Gilman 等提出的第 2 版诊断标准。该诊断标准基于自主神经功能障碍、帕金森综合征、小脑功能障碍和锥体束损害四种功能障碍的组合及其严重程度，将 MSA 分为"可能的"、"很可能的"和"确诊的" 3 个等级（表 7-1）。

表 7-1　MSA 等级诊断标准

诊断等级	诊断标准
可能的 MSA	散发、进展性，成年（30 岁以上）起病，并具备以下特征： （1）具有以下 2 项之一：①左旋多巴反应不良性帕金森综合征（运动迟缓、伴肌强直、震颤和姿势不稳）；②小脑功能障碍（步态共济失调，伴小脑性构音障碍、肢体共济失调或小脑性眼动障碍） （2）至少有以下 1 项自主神经功能不全的表现：①无其他原因可以解释的尿急、尿频或膀胱排空障碍，勃起功能障碍（男性）；②直立性低血压（但未达到"很可能的 MSA"诊断标准） （3）至少有下列 1 项表现 1）可能的 MSA-P 亚型或 MSA-C 亚型：①巴宾斯基征阳性，伴腱反射活跃；②喘鸣 2）可能的 MSA-P 亚型：①进展迅速的帕金森病症状；②对左旋多巴不敏感；③运动症状发作 3 年内出现姿势不稳；④小脑功能障碍；⑤运动症状发作 5 年内出现吞咽困难；⑥MRI 表现为壳核、小脑中脚、脑桥或小脑萎缩；⑦^{18}F-FDG-PET 表现为壳核、脑干或小脑低代谢 3）可能的 MSA-C 亚型：①帕金森病症状；②MRI 表现为壳核、小脑中脚或脑桥萎缩；③^{18}F-FDG-PET 表现为壳核、脑干或小脑低代谢；④SPECT 或 PET 表现为黑质纹状体突触前多巴胺能纤维去神经改变
很可能的 MSA	散发、进展性，成年（30 岁以上）起病，并具备以下特征： （1）具有以下 2 项之一：①左旋多巴反应不良性帕金森综合征（运动迟缓、伴肌强直、震颤或姿势不稳）。②小脑功能障碍（步态共济失调、伴小脑性构音障碍、肢体共济失调或小脑性眼动障碍） （2）至少有以下 1 项自主神经功能障碍的表现：①尿失禁（不能控制膀胱排尿，男性合并勃起功能障碍）；②直立性低血压[站立 3min 收缩压下降≥30mmHg 和（或）舒张压下降≥15mmHg]
确诊的 MSA	需经脑组织尸检病理学证实在少突胶质细胞胞质内存在以 α-突触核蛋白为主要的嗜酸性包涵体，并伴有橄榄脑桥小脑萎缩或黑质纹状体变性

　　同时明确提出了排除标准：①发病年龄在 75 岁以上；②存在共济失调或帕金森综合征的家族史；③典型的"搓丸样"静止性震颤；④痴呆[符合《美国精神障碍诊断统计手册》（第 4 版）诊断标准]；⑤临床上显著的周围神经病变表现；⑥白质损害提示为多发性硬化；⑦临床上显著的与服药无关的幻觉。

　　MSA-P 亚型主要需与以下疾病鉴别：帕金森病、帕金森叠加综合征如进行性核上性麻痹（垂直性眼球凝视障碍）、皮质基底核变性（皮质复合觉缺失和锥体束征），还有部分伴发其他神经系统疾病的帕金森综合征，如肝豆状核变性（角膜 K-F 环）、路易体痴呆（伴有波动性痴呆和视幻觉）。而 MSA-C 亚型应与多种遗传性和非遗传性小脑性共济失调相鉴别。

　　MSA 目前尚无特异性治疗方法，主要以对症治疗和神经保护治疗为主。针对直立性低血压首选非药物治疗，如穿弹力袜、高盐饮食、夜间抬高床头等，无效者可试用盐酸米多君。对于尿失禁者可口服曲司氯铵、奥昔布宁或托特罗定，必要时行导尿或膀胱造瘘。针对运动迟缓、肌强直和震颤，虽然多数患者对左旋多巴反应较差，但目前还是考虑加用多巴胺能药物以控制症状，在用药过程中应注意给药剂量并注意避免突然撤药引起的一系列不良反应。肌张力障碍者可选用肉毒杆菌毒素治疗。对于合并快速眼动睡眠期行为障碍的患者可试用氯硝西泮，但需注意呼吸情况。康复理疗可在一定程度上缓解症状。

　　本病患者为老年男性，慢性起病，最早的临床表现为尿频、夜尿多（自主神经受损），并伴有动作迟缓、肌张力增高（锥体外系受损）、构音障碍、指鼻试验阳性（小脑受损），尿潴留＞100ml、直立性低血压（自主神经受损）、病理征阳性（锥体束受损），结合影像学示脑干、小脑萎缩，同时苍白球和黑质退行性改变，符合 MSA 的诊断。对早期尿便障碍患者进行诊疗时，需关注其有无神经系统异常表现并密切观察病情变化，对于有帕金森病症状、小脑性共济失调症状的患者应关注其自主神经方面的表现，避免漏诊。

（刘丽娜）

参 考 文 献

唐北沙，陈生弟，2017. 多系统萎缩诊断标准中国专家共识. 中华老年医学杂志，36（10）：1055-1060.

吴江，贾建平，2016. 神经病学. 3 版. 北京：人民卫生出版社，291-299.

Gilman S，Low PA，Quinn N，et al，1999. Consensus statement on the diagnosis of multiple system atrophy. J Neurd Sci，163（1）：94-98.

Gilman S，Wenning GK，Low PA，et al，2008. Second consensus statement on the diagnosis of multiple system atrophy. Neurology，71（9）：670-676.

运动迟缓 4 年，步态不稳 2 年

患者，男，74 岁，因"运动迟缓 4 年，步态不稳 2 年"由门诊收入神经内科。

【现病史】

4 年前无明显诱因出现运动迟缓，双侧肢体僵硬不灵活，面部表情动作减少，起步、转身、翻身困难，行走时步幅变小，躯体前倾明显，手臂摆动幅度减小，洗漱穿衣等活动笨拙。服用复方左旋多巴（最大剂量 500mg/d，分 3 次口服）后无明显好转。3 年前出现尿急和尿失禁，平时需使用尿不湿，偶有大便失禁，并出现明显性功能障碍（勃起障碍）。2 年前出现走路不稳，半年前姿势不稳加重，易摔倒，近半年曾摔倒 3 次。无肢体震颤，语速稍慢，无饮水呛咳、吞咽困难，无体位性头晕，无便秘和嗅味觉减退。半年前记忆力明显减退，偶有不认识熟人，常遗忘日常所做的事，活动精力下降、社交活动减少、兴趣减退，性格改变，易激惹。

【既往史】

高血压病史 5 年，最高血压 160/85mmHg，长期口服缬沙坦 80mg/d 治疗，自诉血压控制尚可；2 型糖尿病病史 1 年，规律口服二甲双胍 0.25g，每日 1 次，未规律监测血糖，血糖控制情况不详。否认药物、食物过敏史。28 年前因"腰椎间盘突出"行手术治疗，5 年前因"前列腺增生"行手术治疗，2 年前因"右上肢骨折"行手术治疗，1 年前因"左上肢骨折"行手术治疗。患者父亲可能患"帕金森病"（具体不详）；哥哥可能患"帕金森病"，61 岁去世，死因不详；弟弟可能患"帕金森病"，61 岁去世，死因不详；堂姐可能患"帕金森病"，70 岁去世；堂哥 5 年前出现行动迟缓，3 年前症状明显加重并出现构音障碍。

【体格检查】

生命体征：体温 36.6℃，心率 60 次/分，血压 130/80mmHg，呼吸 20 次/分。一般情况：头、眼、耳、鼻、喉未见异常。双肺呼吸音粗，略有喘鸣音及少许啰音。心律齐，未闻及杂音。腹部平软，未触及包块。肠鸣音正常。

【神经系统专科检查】

（1）精神智能状态：清醒安静。MMSE 评分 21 分，MoCA 评分 15 分，定向力、记忆力、计算力、视空间/执行功能减退。

（2）脑神经

第Ⅰ对：未测。

第Ⅱ对：双眼视力、视野粗测正常，眼底视盘边界清楚。

第Ⅲ、Ⅳ、Ⅵ对：上眼睑无下垂，眼球无外凸及内陷。双侧瞳孔等大同圆，直径 3mm，平滑追踪幅度降低，垂直及水平扫视幅度降低，速度降低。眨眼频率下降。

第Ⅴ对：轻触觉和针刺觉正常，咀嚼肌有力。

第Ⅶ对：双侧额纹对称，鼻唇沟对称。

第Ⅷ对：双侧听觉粗测正常。

第Ⅸ、Ⅹ对：软腭抬举对称，咽反射对称存在。

第Ⅺ对：转颈、耸肩对称有力。

第Ⅻ对：伸舌居中，无舌肌萎缩和纤颤。

（3）运动系统：面具脸，肌容积正常，四肢肌力 5 级，四肢肌张力增高。

（4）共济运动：闭目难立征（＋），双侧轮替试验（＋），一字步不能完成。

（5）步态：慌张步态，双上肢连带动作减少。

（6）反射：四肢腱反射正常，左下肢巴宾斯基征（＋），查多克征（＋）。

（7）感觉系统：深浅感觉正常对称，复合感觉正常。

【辅助检查】

（1）卧位血压 134/72mmHg，心率 50 次/分；立位 1 分钟血压 156/84mmHg，心率 57 次/分；立位 2 分钟血压 164/86mmHg，心率 57 次/分；立位 3 分钟血压 156/82mmHg，心率 55 次/分；立位 5 分钟血压 151/103mmHg，心率 57 次/分。

（2）血液检查：糖化血红蛋白、血细胞分析、红细胞沉降率、T 细胞亚群、凝血功能、肿瘤指标、甲状腺功能、免疫全套未见异常。血生化：钾 3.29mmol/L，梅毒标志物（＋），铁蛋白 394ng/ml（参考值范围 24～336ng/ml），转铁蛋白 1.58g/L（参考值范围 2.5～4.3g/L）。尿常规：白细胞计数 59/μl，白细胞 11/HP；细菌计数 18 063/μl。

（3）头颅 CT：脑实质散在缺血梗死灶，脑白质脱髓鞘改变，颅底大动脉多发钙化。

（4）PET/CT 脑代谢断层显像：左侧顶叶及额叶糖代谢减低，脑萎缩。

（5）腰椎穿刺：无色透明，初压 90mmH$_2$O，末压 40mmH$_2$O。微量蛋白 0.47g/L，脑脊液常规、涂片查微生物、墨汁染色、IgG 合成率未见异常，脑脊液梅毒螺旋体明胶凝集试验（TPPA）、快速血浆反应素试验（RPR）阴性。

【病情分析】

本例患者为老年男性，慢性起病，病程长，主要症状为运动迟缓、肢体僵硬、不灵活、姿势平衡障碍，大小便功能障碍，伴有近事记忆减退，社交活动减少，兴趣减退，性格改变，易激惹。查体可见面具脸，眼球上下左右活动差，扫视反应慢，四肢肌张力增高，双侧轮替试验不协调，慌张步态，双上肢连带动作减少，闭目难立征阳性，一字步不能完成。MoCA 量表评估提示记忆力、计算力下降。因患者有明确家族史，建议患者行基因检测，检测结果显示 *MPAT* c.1537C＞G 基因突变（表 8-1）。根据美国医学遗传学与基因组学学会变异分类指南：①*LOF* 基因变异。②变异 MAF＜0.005，在隐性遗传病中属于低频变异。③在明确的致病基因上，不同的家系成员与疾病达到共分离。按照美国医学遗传学与基因组学学会变异分类指南应评为致病性变异（pathogenic）（PVS1+PM2+PP1）。文献报道，该基因突变会导致进行性核上性麻痹和额颞叶痴呆。结合基因检测，诊断为家族性进行性核上性麻痹。

表 8-1　基因检查结果

基因和转录本	染色体位置和 rs 编号	外显子/内含子	核苷酸和氨基酸改变	基因型	人群频率	致病性分级	疾病/表型[遗传模式]
MAPT NM_001123066.3	17：44071319 rs267604921	外显子 10	c.1537C＞G p.PRO513AIa	杂合	0.00897	致病	额颞叶痴呆 [FAD]

【诊断】

家族性进行性核上性麻痹（很可能的 PSP-RS），高血压Ⅱ级（很高危），2 型糖尿病。

【讨论】

进行性核上性麻痹（progressive supranuclear palsy，PSP）是一种散发性神经退行性疾病。PSP 属于 4R-Tau 蛋白病，神经元和神经胶质细胞中均有 Tau 沉积物。神经元中可见神经原纤维缠结。胶质细胞可见包括簇状的星形胶质细胞（PSP 的特征）和少突胶质螺旋体。Tau 沉积伴有神经元丢失和星形胶质变。本病受影响的主要区域是脑干、丘脑下核、基底神经节及较小范围的皮质区域和齿状核。PSP 的临床特征主要为姿势不稳导致疾病进程早期的频繁摔倒，以及眼动功能障碍，并可伴有帕金森综合征、行为改变、执行功能障碍和假性延髓麻痹等。

PSP 通常被认为是散发性疾病，我们对 PSP 遗传背景的认识不断深入。已有报道 *MAPT* 和 *LRRK2* 基因单基因突变可以引起家族性和散发性 PSP。*MAPT* 基因编码的 Tau 蛋白微管结合蛋白参与微管的组装和稳定。*MAPT* 的突变可以改变微管组装过程，导致 4R-Tau 蛋白沉积增加，被鉴定为家族性 Tau 病变致病基因。*MAPT* 突变可引起多种临床综合征，如帕金森型额颞叶痴呆、行为变异型额颞叶痴呆、尼曼-匹克病、PSP 或皮质基底节变性（CBD）。因此，对于家族史阳性的 PSP 患者，必要时可行基因诊断明确病因。

国际帕金森病和运动障碍学会（MDS）于 2017 年发布的临床标准定义了描述 PSP 不同综合征的四个核心临床特征。①眼动障碍：最典型的异常是垂直核上凝视麻痹（SGP），表现为眼球运动受限，尤其是在垂直方向上，并伴有眼睑收缩。病程早期常出现扫视速度减慢。②姿势不稳和跌倒：起病 3 年内出现反复无故跌倒或站立时自发性失去平衡；后拉实验可呈阳性。③运动迟缓：出现冻结步态、帕金森综合征等，强直以轴向强直为主，多巴胺能药物治疗效果不明显。④认知功能障碍：患者可表现为淡漠，思维迟缓，执行功能障碍，语言功能障碍，包括进行性语言失用等。

影像学检查上，MRI 可见中脑萎缩，矢状面示"蜂鸟"征象（中脑类似于蜂鸟的头和嘴），在轴向平面中显示"米老鼠"标志。^{18}F-FDG-PET 研究表明，PSP-RS 的中脑、基底核、丘脑和额叶的低代谢，主要在运动前区、中央和前额叶区域及前扣带回。

PSP 需要与帕金森病、多系统萎缩、皮质基底核变性、额颞叶痴呆等进行鉴别。

当前没有针对 PSP 的疾病特异性治疗。现有治疗主要是对症治疗，如改善症状并协助日常生活。早期左旋多巴治疗可缓解部分患者运动症状，但是短暂性的。胆碱酯酶抑制剂对 PSP 患者的认知功能障碍改善疗效有限，睑板前注射肉毒毒素可能对睁眼困难有效，严重吞咽困难患者可考虑胃造瘘术。脑深部电刺激治疗对 PSP 患者无明显效果。

本例患者主要症状包括运动迟缓，姿势不稳，眼球垂直扫视运动受限，并伴有认知功能障碍，符合 PSP，结合患者家族病史，考虑家族性 PSP 可能，故进行了基因检测从而确诊为 PSP。后期对患者妹妹、堂兄也分别进行了基因检测，证实了患者家族基因突变。

（徐严明）

参 考 文 献

Goedert M，1998. Neurofibrillary pathology of Alzheimer's disease and other tauopathies. Prog Brain Res，117：287-306.

Goedert M，Jakes R，2005. Mutations causing neurodegenerative tauopathies. Biochim Biophys Acta，1739（2-3）：240-250.

Höglinger GU，Respondek G，Stamelou M，et al，2017. Clinical diagnosis of progressive supranuclear palsy：the Movement Disorder Society criteria. Mov Disord，32（6）：853-864.

Im SY，Kim YE，Kim YJ，2015. Genetics of progressive supranuclear palsy. J Mov Disord，8（3）：122-129.

突发言语不清、步态异常 2 年，加重 1 个月

患者，男，14 岁，因"突发言语不清、步态异常 2 年，加重 1 个月"由门诊收入神经内科。

【现病史】

入院前 2 年某日晨起时出现言语不清，表现为说话"大舌头"，但不影响日常交流，伴轻度步态不稳，不影响日常生活，未予重视及诊治，上述症状呈持续性，无明显缓解或加重。入院前 1 个月晨起时发现言语不清及步态不稳症状较前明显加重，言语几乎不能被人所理解，迈步困难，遂于当地医院就诊。肌电图、肌肉活检未见明显异常，头颅 MRI 结果未见明显异常，在当地医院被诊断为"线粒体脑肌病伴高乳酸血症和卒中样发作（MELAS）"，具体诊疗不详。病程中不伴有头晕，无恶心、呕吐，无头痛、视物旋转及视物双影，病程中无意识障碍及大小便失禁，现为求进一步诊治就诊。

【既往史】

既往体健，否认高血压、糖尿病病史。无吸烟史，偶有饮酒史。否认药物、食物过敏史。父母非近亲结婚，否认家族遗传病史。

【体格检查】

生命体征：体温 36.5℃，心率 76 次/分，血压 110/70mmHg，呼吸 20 次/分。一般情况：头、眼、耳、鼻、喉未见异常。双肺呼吸音清，心律齐，未闻及杂音，腹部平软，未触及包块。肠鸣音正常。

【神经系统专科检查】

（1）精神智能状态：神志清楚，记忆力、计算力、理解力、定向力正常，查体合作。
（2）脑神经
第 I 对：未测。
第 II 对：双眼视力、视野粗测正常，眼底视盘边界清楚，未见 K-F 环。
第 III、IV、VI 对：上眼睑无下垂，眼球无外凸及内陷。双侧瞳孔等大同圆，直径 3mm，

直接、间接对光反射灵敏，眼动充分，未引出眼震。

第Ⅴ对：轻触觉和针刺觉正常，咀嚼肌有力。

第Ⅶ对：双侧额纹对称，鼻唇沟对称。

第Ⅷ对：Weber 试验居中，Rinne 试验显示双耳气导大于骨导。

第Ⅸ、Ⅹ对：软腭抬举对称，咽反射对称减弱。

第Ⅺ对：转颈、耸肩对称有力。

第Ⅻ对：伸舌居中，无舌肌萎缩和纤颤。

（3）运动系统：肌容积正常，双上肢肌力 5 级，双下肢远端肌力 3 级，双下肢近端肌力 4 级。

（4）共济运动：双侧跟膝胫试验（＋），闭目难立征（±）。

（5）反射：四肢腱反射减弱，双下肢巴宾斯基征（－）、查多克征（－）。

（6）感觉系统：深浅感觉正常对称，复合感觉正常。

（7）脑膜刺激征：颈强直（－），克尼格征（－）。

【辅助检查】

（1）血常规、肾功能、血糖、血脂、电解质、甲状腺功能、肿瘤标志物未见明显异常。铜蓝蛋白＜30.0mg/L（参考值范围 150～600mg/L），24 小时尿铜浓度 266μg/24h 尿量（参考值范围 0～60μg/24h 尿量）。

（2）心电图：未见异常。

（3）胸部 CT：未见异常。

（4）头颅 MRI：双侧基底核区、丘脑和右侧额叶 T_2-FLAIR 高信号及 T_1 低信号，考虑脑梗死（图 9-1）。

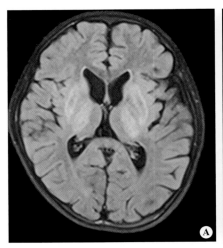 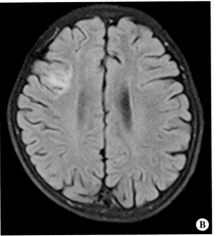

图 9-1　头颅 MRI T_1 加权像

【病情分析】

本例为青少年男性患者，两次醒后卒中样发作，外院曾诊断为线粒体脑肌病伴高乳酸血症和卒中样发作（MELAS），但外院肌电图、肌肉活检未见明显异常。笔者医院头颅 MRI 显示双侧基底核区、丘脑和右侧额叶 T_2-FLAIR 高信号及 T_1 低信号，铜蓝蛋白降低，24 小时尿铜浓度升高，考虑肝豆状核变性可能。进一步行基因检测，显示 *AIP7B* 基因存在 c.525dupA 和 c.3244-2A＞G 杂合突变。c.525dupA 为移码突变，导致 ATP7B 翻译蛋白中自 176 位缬氨酸残基起，编码发生紊乱（p.Val176fs），而 c.3244-2A＞G 为剪接突变，可影响 mRNA 的剪接。根据美国医学遗传学与基因组学学会变异分类指南，分别评级为致病性变异（PVS1+PM2+PP3+PP4）、致病性变异（PS1+PM2+PM3+PP3+PP4）。

【诊断】

肝豆状核变性。

【讨论】

肝豆状核变性（HLD）是一种常染色体隐性遗传的先天性铜代谢缺陷病，世界范围发病率为 1/100 000～1/30 000，在我国较多见。

其致病基因定位于 13 号染色体，为编码 P 型铜转运 ATP 酶的 *ATP7B* 基因，*ATP7B* 通过其 N 末端功能区与铜离子结合并参与肝细胞内铜转运过程。*ATP7B* 的突变可影响高尔基体与铜蓝蛋白结合形成铜-铜蓝蛋白复合物，导致铜在肝细胞内聚集并最终导致过量的游离铜溢入血液循环中，从而导致体内铜正性平衡和多系统的铜毒性损害。肝是进行铜代谢的主要代谢器官，故而最容易出现铜的过量沉积。另外，因大脑基底核的神经元及其正常酶的转运对无机铜的毒性特别敏感，故而中枢神经系统功能障碍成为仅次于肝的第二大症状。

HLD 通常发生于儿童和青少年期，少数成年期发病。发病年龄多在 5～35 岁，男性稍多于女性。主要为过量铜沉积于机体各个器官和系统从而导致各器官和系统的功能障碍。①肝损害：40%～60%的 HLD 患者以肝损害为首发表现，但多伴有其他器官损害的表现，包括持续性血清氨基转移酶增高，急性或慢性肝炎，代偿性或失代偿性肝硬化，急性肝衰竭，伴或不伴溶血性贫血。在青少年 HLD 患者中，轻度、中度脂肪肝常被首先发现。②神经系统症状：是 HLD 患者第二位常见的症状，其中 18%～68%以神经系统表现为首发症状，包括帕金森综合征、肌张力障碍、步态异常及共济失调等；口-下颌肌张力障碍如流涎、言语困难、声音低沉、吞咽障碍等。③眼科疾病：最常见的是角膜 K-F 环和白内障。K-F 环是由铜沉积于角膜后弹力层所致，绝大多数见于双眼，个别见于单眼，位于角膜与巩膜的内表面，呈绿褐色或金褐色。④精神症状：常见情感障碍，有 20%～60%的 HLD 患者伴有抑郁情绪。⑤其他器官损害表现：如肾损害、骨关节肌肉损害或溶血性贫血等。

HLD 主要进行以下辅助检查：①影像学检查，头颅 MRI 显示 HLD 患者的尾状核和壳核最容易受累，呈长 T_1、长 T_2 异常信号，黑质致密层、中脑导水管周围灰质、脑桥被盖部及丘脑也可见类似信号改变，最明显的壳核部位呈双侧对称的同心层状 T_2 高信号，中脑除了红核、黑质外侧面以外所出现的高信号改变形成"大熊猫脸征"。此外，还有部分患者出现"双熊猫征"小脑中脚高信号改变。部分患者出现脑桥中央髓鞘溶解样改变，该征象经治疗后可改善。对 100 例各种锥体外系疾病患者的影像学研究发现，对诊断 HLD 意义最明确的 MRI 特征为脑桥被盖部高信号（75%）、脑桥中央髓鞘溶解样改变（62.5%），以及同时累及基底核、丘脑、脑干的异常信号（55.3%）、"大熊猫脸征"（14.3%）。②实验室检查：大部分 HLD 患者存在血清铜蓝蛋白水平降低，但约 5%的 HLD 患者血清铜蓝蛋白水平正常。大多数 HLD 患者血清铜含量降低（非特异性），而几乎所有患者尿铜排泄都增加。几乎所有脑型 HLD 患者在裂隙灯下都可见角膜后弹力层的 K-F 环。少数脑型 HLD 患者无 K-F 环，或仅单眼出现 K-F 环。肝型 HLD 患者并不都出现 K-F 环，需要注意的是 K-F 环并非 HLD 所特有。

　　HLD 主要需与肝及神经系统疾病相鉴别，包括慢性肝病、急性肝炎、肝硬化、青少年型亨廷顿病、神经棘红细胞增多症、泛酸激酶相关性神经变性疾病、帕金森综合征、肌张力障碍、风湿性舞蹈症、特发性震颤、其他原因所致精神异常、血小板减少性紫癜、溶血性贫血、类风湿关节炎、肾炎及甲状腺功能亢进等。①青少年型亨廷顿病：是一种临床表现复杂的运动障碍性疾病，主要依赖遗传学诊断，主要鉴别要点为头颅 MRI 显示对称性纹状体萎缩和基因检测显示 CAG 重复扩增序列。②神经棘红细胞增多症：是一种罕见遗传病，多在 30～40 岁发病，以运动障碍、性格改变、进行性智能减退、周围神经病及外周血棘红细胞增多（3%）为典型临床表现。患者血清肌酸激酶活性增高。其中，外周血棘红细胞增多及血清肌酸激酶活性增高为主要鉴别点。③泛酸激酶相关性神经变性疾病（PKAN）：是一种罕见的神经系统变性疾病，为 *pank2* 基因突变所致，影像学特点主要为头颅 MRI 在 T_1 序列显示 PKAN 患者双侧苍白球呈对称性的明显低信号，T_2 序列显示苍白球的前内侧低信号中可见对称性的高信号（"虎眼征"），"虎眼征"和 *pank2* 基因突变为其主要鉴别要点。

　　HLD 是至今少数几种可治的神经遗传病之一，关键是早发现、早诊断、早治疗。D-青霉胺是治疗 HLD 的金标准药物，约 20%的患者可能在服用 D-青霉胺的早期出现副作用。其他药物包括曲恩汀、锌剂、四硫钼酸铵，对于 HLD 危重患者，可首选二巯基丙醇静脉注射。

　　后期对本例患者父母分别进行了验证，证实了患者家族 *AIP7B* 基因存在 c.525dupA 和 c.3244-2A＞G 突变，均为致病性变异。本病例提示，HLD 可表现为卒中样发作。卒中样发作的 HLD 患者，如果能早诊断，可能有助于避免肌电图、肌肉活检等有疼痛且有创伤的检查，从而提高患者的就医体验。

（徐严明）

参 考 文 献

Bandmann O，Weiss KH，Kaler SG，2015. Wilson's disease and other neurological copper disorders. Lancet Neurol，14（1）：103-113.

Członkowska A，Litwin T，Dusek P，et al，2018. Wilson disease. Nat Rev Dis Primers，4（1）：21.

Mulligan C，Bronstein JM，2020. Wilson disease：an overview and approach to management. Neurol Clin，38（2）：417-432.

Pendlebury ST，Rothwell PM，Dalton A，et al，2004. Strokelike presentation of Wilson disease with homozygosity for a novel T766R mutation. Neurology，63（10）：1982-1983.

病例 10

姿势、步态异常6个月

患者，男，12岁，因"姿势、步态异常6个月"由门诊收入神经内科。

【现病史】

入院前6个月开始出现行走时左足不自主内翻、外旋，这种不自主运动在不到4个月的时间很快发展至右下肢及双上肢，导致患者行走时出现双足内翻、外旋，右腕屈曲、左上肢向后、向外旋的特殊姿势。这些特殊的异常姿势在患者静止时自行消失。之后症状进行性加重，于外院诊治，给予多巴丝肼片62.5mg，每日3次口服，氯硝西泮片2mg，每日1次口服，治疗无效。现为求进一步诊治就诊。

【既往史】

体健，否认高血压、糖尿病病史。无吸烟、饮酒史。否认药物和食物过敏史。否认家族遗传病史。

【体格检查】

生命体征：体温36.5℃，心率80次/分，血压120/72mmHg，呼吸20次/分。一般情况：头、眼、耳、鼻、喉未见异常。双肺呼吸音清，心律齐，未闻及杂音，腹部平软，未触及包块。肠鸣音正常。发育正常。

【神经系统专科检查】

（1）精神智能状态：神志清楚，构音障碍，时间、地点、人物和环境定向力完整。MMSE评分30分。

（2）脑神经

第Ⅰ对：未测。

第Ⅱ对：双眼视力、视野粗测正常，眼底视盘边界清楚。眼科检查未发现视网膜色素变性及视神经萎缩。

第Ⅲ、Ⅳ、Ⅵ对：上眼睑无下垂，眼球无外凸及内陷。双侧瞳孔等大同圆，直径3mm，直接、间接对光反射灵敏，眼动充分，未引出眼震。

第Ⅴ对：轻触觉和针刺觉正常，咀嚼肌有力。

第Ⅶ对：双侧额纹对称，鼻唇沟对称。

第Ⅷ对：Weber 试验居中，Rinne 试验显示双耳气导大于骨导。

第Ⅸ、Ⅹ对：软腭抬举对称，咽反射对称存在。

第Ⅺ对：转颈、耸肩对称有力。

第Ⅻ对：伸舌居中，无舌肌萎缩和纤颤。

（3）运动系统：肌容积正常，四肢肌力 5 级，肌张力未见明显异常，无肌束颤动。

（4）步态：四肢因严重的肌张力障碍导致行走时出现双足内翻、外旋，右腕屈曲，左上肢向后、向外旋的特殊姿势。

（5）反射：四肢腱反射对称，双下肢巴宾斯基征（－）、查多克征（－）。

（6）感觉系统：深浅感觉正常对称，复合感觉正常。

（7）脑膜刺激征：颈强直（－），克尼格征（－）。

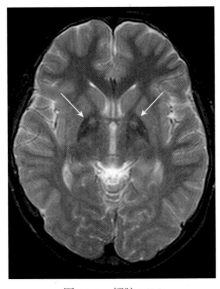

图 10-1　颅脑 MRI
箭示对称性高信号

【辅助检查】

（1）血常规、肝功能、肾功能、血糖、血脂、电解质、甲状腺功能、铜蓝蛋白、肿瘤标志物未见明显异常。

（2）心电图：正常心电图。

（3）胸部 CT：未见异常。

（4）头颅 MRI：T_2WI 可见双侧苍白球呈对称性的明显低信号，在苍白球的前内侧低信号中可见对称性的高信号（图 10-1）。

【病情分析】

本例为青少年男性患者，表现为四肢严重的肌张力障碍。头颅 MRI 显示"虎眼征"，铜蓝蛋白水平正常，考虑泛酸激酶相关性神经变性疾病可能。基因检测显示，*PANK2* 基因存在 c.1555T＞C 和 c.1607A＞G 杂合突变，c.1555T＞C 突变导致编译 519 号氨基酸（苯丙氨酸）的密码子变成编译亮氨酸的密码子（p.F519L），而 c.1607A＞G 突变导致编译 536 号酪氨酸的密码子变成编译半胱氨酸的密码子（p.Y536C）。根据美国医学遗传学与基因组学学会变异分类指南，分别评级为可能致病性变异（likely pathogenic）（PM3_Strong+PM2+PP3+PP4）。

【诊断】

泛酸激酶相关性神经变性疾病。

【讨论】

泛酸激酶相关性神经变性疾病（PKAN）是一种罕见的神经系统变性疾病，曾称为

Hallervorden-Spatz 病或 Hallervorden-Spatz 综合征，全球范围内发病率为（1～3）/100 万，是脑组织铁沉积神经变性病（neurodegeneration with brain iron accumulation，NBIA）最常见的一种，约占 NBIA 的 50%，为 PANK2 基因突变所致。PANK2 基因编码的泛酸激酶 2（pantothenate kinase 2，PANK2）是线粒体中调节辅酶 A 合成的限速酶，辅酶 A 在合成和氧化脂肪酸及三羧酸循环氧化丙酮酸的过程中均起重要作用，是机体生物代谢产生能量的关键物质。PKAN 患者因 PANK2 基因突变导致 PANK2 缺乏，从而影响辅酶 A 的生成，进而导致机体产生的能量不足，而大脑对能量的缺乏最为敏感。因而 PKAN 患者以中枢神经系统功能障碍最为突出。

PKAN 按临床症状可分为：①典型 PKAN，也称早发型 PKAN，90% 的患者在 6 岁以前发病，平均发病年龄 3 岁 4 个月。最常见临床表现为肌张力障碍、构音障碍、帕金森综合征及视野缺损，早期出现皮质脊髓束损害，如踝阵挛、腱反射亢进、病理征阳性，动作笨拙容易摔倒，多合并注意力缺陷及精神运动发育迟缓。约 2/3 的患者出现视网膜色素变性，表现为夜盲和（或）视野缺损，部分患者可进展至全盲，亦可有眼球运动障碍，视神经萎缩相对少见。此型起病早、进展快，大多数患者在 10 岁左右丧失独立行走能力而需要借助轮椅生活。病程中病情可突然恶化，持续 1～2 个月后进入较长时间的相对稳定期，反复交替，晚期患者因严重的口咽肌张力障碍导致吞咽困难而出现严重营养不良，部分患者可出现肌张力障碍持续状态。该型预后差，多数在 20 岁前死亡，大多死于严重并发症（如严重营养不良导致的免疫力低下、吸入性肺炎等），少数死于肌张力障碍持续状态。②非典型 PKAN：也称晚发型 PKAN，多在 10 岁以上起病，平均发病年龄 13 岁零 8 个月，临床表现较典型 PKAN 更为多变，以语言障碍（语句重复、语速急促和构音障碍等）为主要甚至唯一表现。此型患者常有精神症状，如性格改变，或抽动症、强迫行为、精神分裂症样表现。认知功能损害较晚、较少发生。通常该型患者运动功能受累更晚，进展更慢，更多表现为动作笨拙，亦常有皮质脊髓束受累的表现，并最终影响行走能力，大多数在起病后 15～40 年逐渐丧失独立行走能力，部分患者亦出现帕金森综合征，如肌强直、静止性震颤、慌张步态及姿势不稳等。视网膜病变及视神经萎缩少见。

影像学上，头颅 MRI 在 T_1 序列显示 PKAN 患者双侧苍白球呈对称性的明显低信号，T_2 序列显示苍白球的前内侧低信号中可见对称性的高信号（"虎眼征"）。

PKAN 需与肝豆状核变性（HLD）、青少年型亨廷顿病、神经棘红细胞增多症、多巴反应性肌张力障碍、神经元蜡样质脂褐质沉积症、青少年型帕金森病、Chediak-Higashi 病、髓鞘脱失状态、Lafora 病、Leigh 病、重金属中毒等疾病相鉴别。①HLD：是一种常染色体隐性遗传的先天性铜代谢障碍异常疾病，其致病基因为编码 P 型铜转运 ATP 酶的 ATP7B 基因。影像学上，头颅 MRI 的尾状核和壳核最容易受累，呈长 T_1、长 T_2 异常信号，典型表现为壳核部位呈双侧对称的同心层状 T_2 高信号。②青少年型亨廷顿病：是一种临床表现复杂的运动障碍性疾病，主要依赖遗传学诊断，主要鉴别要点为头颅 MRI 显示对称性纹状体萎缩和基因检测显示 CAG 重复扩增序列。③神经棘红细胞增多症：是一种罕见遗传病，多在 30～40 岁发病，以运动障碍、性格改变、进行性智能减退、周围神经病及外周血棘红细胞增多（3%）为典型临床表现。患者血清肌酸激酶活性增高。其中，外周血棘红细胞增多及血清肌酸激酶活性增高为主要鉴别点。④多巴反应性肌张力障碍：又称 Segawa 病，是一种好发于儿童或青少年的以肌张力障碍或步态异常为首发症状的少见的遗传性疾病，临床表现为症状的昼夜波动性，半数以上患者存在 *GTP-CH1* 基因突变。主要鉴别要点：小剂量多巴制剂有快速、明显疗效和 *GTP-CH1* 基因突变。

PKAN 尚无特效治疗方法，主要是对症治疗，表现为肌张力增高-运动迟缓的帕金森综合征，可用左旋多巴暂时缓解症状；舞蹈-手足徐动症可用苯二氮䓬类药物改善症状；部分肌张力障碍患者可选用 A 型肉毒毒素治疗。内侧苍白球深部电刺激（globus pallidus internal deep brain stimulation，GPi-DBS）对典型和非典型 PKAN 的症状缓解均有一定效果，最近一项随机双盲对照临床试验结果表明，铁螯合剂 Deferiprone 能在一定程度上延缓 PKAN 的进展。

本例患者因"姿势、步态异常 6 个月"入院，以肌张力障碍、构音障碍为主要临床特点，头颅 MRI 呈现典型的"虎眼征"，考虑 PKAN 可能，故而进行了基因检测从而确诊为 PKAN。对患者父母也分别进行了验证，进而证实了患者家族 *PANK2* 基因存在可能致病性 c.1555T＞C（p.F519L）和 c.1607A＞G（p.Y536C）突变。

本例患者在 11 岁 6 个月时发病，从发病年龄分析属于晚发型 PKAN。从临床表现分析，患者起病时以左足不自主内翻、外旋为主要临床症状，这种不自主运动在不到 4 个月的时间迅速进展至右下肢及双上肢，导致患者行走时出现双足内翻、外旋，右腕屈曲，左上肢向后、向外旋，四肢均出现严重的肌张力障碍，因此从临床特点来看更符合早发型 PKAN，这提示早发型与晚发型 PKAN 的临床表现存在重叠，这一点值得临床医生注意。另外，既往研究表明在 PANK2 的 211-570 区间的残基是催化功能的核心区域，同时 517-525 位置高度保守的 VVFVGNFLR 序列是 PANK2 发挥活性的关键序列。因此，这种晚发型（10 岁以后）患者出现早发型 PKAN 的临床表现，也有可能是本患者特殊的基因突变所致。

（徐严明）

参 考 文 献

De Vloo P，Lee DJ，Dallapiazza RF，et al，2019. Deep brain stimulation for pantothenate kinase-associated neurodegeneration：a meta-analysis. Mov Disord，34（2）：264-273.

Hartig MB，Prokisch H，Meitinger T，et al，2012. Pantothenate kinase-associated neurodegeneration. Curr Drug Targets，13（9）：1182-1189.

Hogarth P，Kurian MA，Gregory A，et al，2017. Consensus clinical management guideline for pantothenate kinase-associated neurodegeneration（PKAN）. Mol Genet Metab，120（3）：278-287.

Klopstock T，Tricta F，Neumayr L，et al，2019. Safety and efficacy of deferiprone for pantothenate kinase-associated neurodegeneration：a randomised，double-blind，controlled trial and an open-label extension study. Lancet Neurol，18（7）：631-642.

左侧肢体无力 3 日

患者，男，48 岁，因"左侧肢体无力 3 日"由门诊收入神经内科。

【现病史】

入院前 3 日无明显诱因出现左侧肢体无力，步态不稳，尚能独自行走，持物不稳，病程中略有反应迟钝。曾在外院诊治，静脉滴注改善循环药物 3 日（具体药名、剂量不详），病情无明显好转。病程中不伴有头晕，无恶心、呕吐，无头痛、无视物旋转及视物双影，病程中无言语不清，无意识障碍及大小便失禁，为求进一步诊治就诊。

【既往史】

2 型糖尿病病史 10 年（二甲双胍药物治疗），双耳听力减退 10 余年（左耳较右耳明显）。否认高血压病史。否认药物和食物过敏史。5 年前曾行胆囊摘除手术。无吸烟史，偶有饮酒史。患者姐姐、弟弟均有糖尿病伴耳聋病史。

【体格检查】

生命体征：体温 36.6℃，心率 80 次/分，血压 130/80mmHg，呼吸 20 次/分。一般情况：头、眼、耳、鼻、喉未见异常。双肺呼吸音清，心律齐，未闻及杂音，腹部平软，未触及包块。肠鸣音正常。

【神经系统专科检查】

（1）精神智能状态：神志清楚，语声低微嘶哑。时间、地点、人物和环境定向力完整。MMSE 评分 25 分。

（2）脑神经

第 I 对：未测。

第 II 对：双眼视力、视野粗测正常，眼底视盘边界清楚。

第 III、IV、VI 对：上眼睑无下垂，眼球无外凸及内陷。双侧瞳孔等大同圆，直径 3mm，直接、间接对光反射灵敏，眼动充分，未引出眼震。

第 V 对：轻触觉和针刺觉正常。咀嚼肌有力。

第Ⅶ对：双侧额纹对称，鼻唇沟对称。

第Ⅷ对：左耳听力较右耳差，Weber 试验偏右，Rinne 试验显示双耳气导大于骨导。

第Ⅸ、Ⅹ对：软腭抬举对称，咽反射对称存在。

第Ⅺ对：转颈、耸肩对称有力。

第Ⅻ对：伸舌居中，无舌肌萎缩和纤颤。

（3）运动系统：肌容积正常，四肢肌张力正常。无肌束颤动。左侧肢体肌力 4 级，右侧肢体肌力 5 级。

（4）反射：肱二头肌反射、肱三头肌反射、桡骨膜反射、膝腱反射和跟腱反射减弱，左下肢巴宾斯基征（＋）、查多克征（＋）。

（5）感觉系统：深浅感觉正常对称，复合感觉正常。

（6）脑膜刺激征：颈强直（－），克尼格征（－）。

【辅助检查】

（1）血常规：红细胞 4.27×10^{12}/L，血红蛋白 121g/L，血糖 7.0mmol/L。血清 T-SPORT 检查阴性。甲状腺功能未见异常。肿瘤系列指标正常。心肌酶及肌钙蛋白检查结果见表 11-1。

表 11-1　入院后心肌酶及肌钙蛋白检查结果

时间	肌酸激酶（U/L）	肌酸激酶同工酶（U/L）	乳酸脱氢酶（U/L）	肌钙蛋白（ng/ml）
第 1 日	594	35	613	0.190
第 2 日	617	30	577	0.181
第 5 日	333	25	689	0.144

（2）心电图：窦性心律，ST-T 改变。

（3）胸部 CT：未见异常。

（4）头颅 DWI+ADC+MRA：①右侧颞顶叶新发梗死灶；②腔隙性脑梗死；③脑萎缩；④血管未见明显异常（图 11-1）。

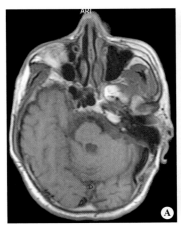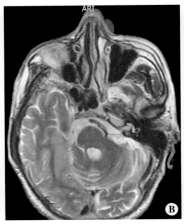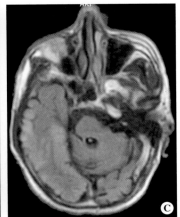

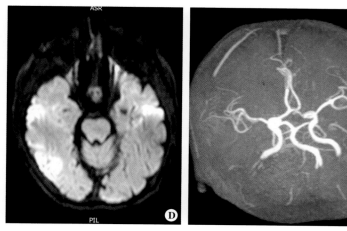

图 11-1 头颅 MRI 和 MRA

A. 头颅 MRI T₁加权像可见病变部分稍低信号；B. 头颅 MRI T₂加权像可见病变部位 MRI 高信号；C.FLAIR 可见病变部位 MRI 示高信号，邻近脑沟回肿胀；D.DWI 示病变部位高信号；E. 头颅 MRA 示未见明显异常

（5）基因检测：结果见表 11-2。

表 11-2　mtDNA 上相关突变位点检测

检测方法	检测结果			
	基因	检测位点	基因型	正常/突变
PCR、基因测序	mtDNA	A3243G	AG	突变
	（NC_0.12920.1）	T3271C	TT	正常
		C3093G	CC	正常
		G3244A	GG	正常
		A3252G	AA	正常
		C3256T	CC	正常
		T3258C	TT	正常
		A3260G	AA	正常
		T3291C	TT	正常

【病情分析】

患者左侧肢体无力，MRI 显示新发脑梗死，心电图、心肌酶和肌钙蛋白提示心肌损伤，经心内科会诊，诊断为"急性冠脉综合征"。入院后给予改善循环、脑保护药物治疗后症状缓解，恢复良好。但是患者 MRI 脑梗死病灶位于颞顶叶，呈斑片状，不符合脑血管病血管分布特点。并且患者肌酸激酶（CK）、乳酸脱氢酶（LDH）水平升高，结合亲属存在听力减退及 2 型糖尿病史，考虑神经系统线粒体脑病可能。行基因检测，显示 mtDNA A3243G 突变，该基因突变是线粒体脑肌病伴高乳酸血症及卒中样发作（MELAS）最常见的突变。结合基因检测，诊断为 MELAS。

【诊断】

线粒体脑肌病伴高乳酸血症及卒中样发作。

【讨论】

线粒体肌病（mitochondrial myopathy）和线粒体脑肌病（mitochondrial encephalom-yopathy）是一组由线粒体 DNA（mitochondrial DNA，mtDNA）或核 DNA（nucleus DNA，nDNA）缺陷导致线粒体结构和功能障碍、ATP 合成不足所致的一组遗传性疾病，不包括其他病因导致的继发性线粒体功能障碍性疾病。其共同特征为轻度活动后即感疲乏无力，休息后症状可缓解。线粒体病的遗传方式主要为母系遗传。我国于 1994 年报道该病。线粒体病的临床表现累及人体多个系统，单独或重叠出现脑病、听神经病、视神经病、心肌病、糖尿病、肾病、肝病、血液病、胃肠肌病、骨骼肌病。

线粒体病中的神经系统疾病分为：①线粒体脑病，包括 Leigh 综合征、Alpers 综合征、脊髓小脑共济失调伴癫痫发作综合征；②线粒体脑肌病，包括 MELAS、肌阵挛性癫痫伴破碎红纤维综合征、Keams-Sayre 综合征、线粒体神经胃肠脑肌病；③线粒体神经病，包括 Leber 遗传性视神经病、神经源性肌萎缩-共济失调-色素视网膜病变综合征、感觉性共济失调神经病伴眼外肌麻痹；④线粒体肌病，包括慢性进行性眼外肌麻痹（chronic progressive external ophthalmoplegia，CPEO）、线粒体肢带型肌病。

MELAS 患者发病年龄多在 10～30 岁，主要临床表现如下。①卒中样发病：可出现在所有患者的任何病程阶段。急性起病，通常发病越早病情越严重。主要表现为肢体轻偏瘫、偏盲或皮质盲、失语等症状。发病后数天症状逐渐缓解，部分患者可以完全恢复。随着发作次数增加，可遗留不同程度的后遗症。②癫痫：90%的患者可出现不同类型癫痫发作形式，其中单纯部分性发作伴或不伴继发全面性发作最为常见。部分患者出现多种类型的癫痫持续状态。③认知与精神障碍：70%～90%的患者可出现认知与精神障碍。认知功能障碍表现为以记忆力和理解力减退为主；精神障碍表现为幻听、幻视、偏执和狂躁等症状。④头痛：是该病的首发症状之一，常发生在卒中样发作期，以典型偏头痛或无视觉先兆的普通型偏头痛为主。⑤肌无力：患者可出现运动后肌肉无力，运动不耐受，可为 MELAS 的首发症状，部分可伴有心率加快、呼吸急促。少数患者可出现眼睑下垂、眼外肌麻痹，出现呼吸肌受累者少见。⑥感音性耳聋：多为双耳高频听力减退。⑦其他症状：部分患者可出现腹胀、便秘、深感觉障碍导致的共济失调、身材矮小、糖尿病、甲状腺素和生长激素分泌减少等。

MELAS 的诊断，主要依靠以下辅助检查。①影像学检查：头颅 CT 显示大脑的顶叶、枕叶、颞叶皮质和皮质下低密度病灶，部分累及双侧大脑半球，少数病例双侧基底核可见钙化。头颅 MRI 示长 T_1、长 T_2 异常信号，DWI 多弥散受限，皮质受累尤为明显，现"花边征"样改变，病灶不符合颅内血管分布的特点。病灶具有进展性、可逆性、多发性及"游走性"特点。②生化测定：80%的患者乳酸、丙酮酸最小运动量试验呈阳性，即运动后 10 分钟血乳酸和丙酮酸仍不能恢复正常，脑脊液（CSF）乳酸含量也可能升高；少数患者血清 CK、LDH 水平也可能升高。③肌肉活检：阳性率可达 95%，骨骼肌冰冻切片典型改变是琥珀酸脱氢酶染色可见破碎蓝染肌纤维和（或）深染的小血管；电镜下可见肌膜下或肌原纤维间可见大量线粒体堆积。④基因检测：约 80% 的 MELAS 患者是由 mtDNA 第 3243 位点发生 A 到 G 的点突变所致，最常见的是 mtDNA 的 A3243G 点突变，其次是 A3243A 点突变。

MELAS 需要与病毒性脑炎、脑小血管炎、烟雾病、静脉血栓形成、癫痫后可逆性脑病、甲基丙二酸血症、高氨血症等鉴别。

目前 MELAS 尚无明确有效的药物治疗，主要采用对症治疗。①卒中样发作：由于 MELAS 综合征会发生 NO 缺乏症，NO 前体 L-精氨酸和 L-瓜氨酸的补充会促进 NO 的产生，因此可能在 MELAS 综合征中具有治疗作用，也可给予依达拉奉、α-硫辛酸等自由基清除剂治疗。②癫痫发作：可给予苯二氮䓬类、拉莫三嗪等药物止痉。③智力减退：可给予多奈哌齐、美金刚治疗。④精神异常：可给予奥氮平治疗。同时服用辅酶 Q10、维生素（维生素 B1、维生素 C、维生素 E）、艾地苯醌、牛磺酸等药物或许可减轻临床症状。

本例患者入院症状符合卒中样发作，头颅 MRI 检查显示"花边征"样改变，同时 CK、LDH 水平轻度升高，血管未见明显异常，结合患者家族遗传听力障碍及糖尿病史，基因检测显示发生了 mtDNA A3243G 突变，从而确诊 MELAS 疾病。后期对患者姐姐和弟弟也分别进行了基因检测，证实此基因突变。因异质性程度不同，该突变与 CPEO、母系遗传性糖尿病伴耳聋（MIDD）等线粒体病也存在相关性，需结合检查综合判断。

（本病例由周金龙医生提供）

（刘　战）

参 考 文 献

北京医学会罕见病分会，北京医学会神经内科分会神经肌肉病学组，中国线粒体病协作组，2020. 中国线粒体脑肌病伴高乳酸血症和卒中样发作的诊治专家共识. 中华神经科杂志，53（3）：171-178.

张晓辉，李晓东，杨亮，等，2018. 线粒体脑肌病伴高乳酸血症和卒中样发作的临床影像及病理特点. 影像研究与医学应用，2（12）：27-29.

中华医学会神经病学分会，中华医学会神经病学分会神经肌肉病学组，中华医学会神经病学分会肌电图与临床神经生理学组，2015. 中国神经系统线粒体病的诊治指南. 中华神经科杂志，48（12）：1045-1051.

El-Hattab AW，Almannai M，Scaglia F，2017. Arginine and citrulline for the treatment of MELAS syndrome. J Inborn Errors Metab Screen，5：10.

Yatsuga S，Povalko N，Nishioka J，et al，2012. MELAS: a nationwide prospective cohort study of 96 patients in Japan. Biochim Biophys Acta，1820（5）：619-624.

病例 12

视物双影，肢体无力伴腹泻、消瘦 2 年余

患者，男，49 岁，因"视物双影，肢体无力伴腹泻、消瘦 2 年余"由门诊收入神经内科。

【现病史】

患者入院前 2 年余无明显诱因逐渐出现视物双影、模糊，伴左侧眼睑上抬无力，继而出现四肢乏力，以下肢为主，仍能持筷端碗、独立行走，伴大便稀溏（大便次数增加，平均 3～4 次/日，无黏液、脓血、恶臭等），伴消瘦，偶伴有脐周隐痛。患病 4 个月后到神经内科就诊，考虑诊断为"慢性炎性脱髓鞘性多发性神经根神经病"，给予丙种球蛋白 0.4g/（kg·d）冲击治疗 5 日，自觉症状无明显缓解，且出院后上述症状缓慢进展，并逐渐出现言语欠清，说话费力。入院前 1 年出现双上肢麻木，偶有饮水呛咳，遂再次入神经内科就诊，考虑诊断同前，给予甲泼尼龙 1000mg/d 冲击治疗 5 日后出院，继续口服泼尼松 1mg/（kg·d），并逐渐减量至 20mg 后维持治疗。患者于激素减量过程中出现肢体无力加重，连续步行距离少于 500 米，未就医。入院前 2 个月自觉症状仍缓慢进展，再次入院后给予环磷酰胺治疗，但症状仍无明显缓解。患者入院前 1 个月自觉肢体无力症状再次明显加重，翻身、下床困难，无法长时间站立，食欲正常情况下明显消瘦。患者患病以来神清，精神欠佳，食量较患病前下降，睡眠正常，体重较患病前减轻约 20kg。

患者入院前 7 年余发现肠鸣音明显，无厌油、腹痛、腹胀、腹泻、恶心、呕吐等，未就医。

【既往史】

2013 年曾行"肠息肉"切除术；患者不育，未行相关检查明确原因；否认传染病史，否认高血压、心脏病、糖尿病等一般内科疾病史；否认外伤、输血、过敏史。长期居住于成都，无地方病地区居住史；无毒物、粉尘、放射物接触史；长期吸烟 30 余年，平均每天 7～8 支；无饮酒史。父母体健，父母及妹妹无类似疾病史。

【体格检查】

生命体征：体温 36.5℃，心率 80 次/分，血压 110/70mmHg，呼吸 18 次/分。一般情况：

头、耳、鼻、喉未见异常。双肺呼吸音清。心律齐，未闻及杂音。极度消瘦，舟状腹，肠鸣音基本正常。

【神经系统专科检查】

（1）精神智能状态：神志清楚，时间、地点、人物定向力完整，记忆力、计算力未见明显异常。

（2）脑神经

第 I 对：未测。

第 II 对：双眼视力、视野粗测正常，眼底视盘边界清楚。

第 III、IV、VI 对：双侧眼睑轻度下垂、眼裂变小。双侧瞳孔等大同圆，直径 3mm，直接、间接对光反射灵敏，双侧眼球各方向运动不到位，眼球基本呈固定位。

第 V 对：轻触觉和针刺觉正常，咀嚼肌有力。

第 VII 对：双侧额纹对称，鼻唇沟对称。

第 VIII 对：Weber 试验居中，Rinne 试验显示双耳气导大于骨导。

第 IX、X 对：软腭抬举对称，咽反射正常。

第 XI 对：耸肩、仰头无力。

第 XII 对：伸舌左偏，无舌肌萎缩和纤颤。

（3）运动系统：四肢肌容积降低，双上肢近端肌力 4 级，远端 3 级，双下肢肌力 3 级，肌张力降低，无肌束震颤。

（4）共济运动：因肢体无力欠配合。

（5）反射：四肢腱反射未引出。双下肢病理征（－）。

（6）感觉系统：深浅感觉正常对称，复合感觉正常。

（7）脑膜刺激征：颈强直（－），克尼格征（－）。

【辅助检查】

（1）完善血常规、肝功能、肾功能、空腹血糖、凝血功能、甲状腺功能、免疫全套、肿瘤标志物、输血前全套、空腹血乳酸浓度、心肌标志物、尿常规、便常规检查，阳性结果见表 12-1。

表 12-1　各时期血液检查阳性结果

2013 年 7 月 10 日	2014 年 5 月 15 日	2015 年 3 月 17 日	2015 年 4 月 22 日	2015 年 5 月 26 日
ANA+1：100 核点型	ALT 59IU/L，AST 53IU/L，CK 334IU/L，LDH 304IU/L	ALT 53IU/L，AST 45IU/L，白蛋白 29.5g/L	LDH 258IU/L，白蛋白 31.3g/L	ALT 187IU/L，AST 65IU/L，白蛋白 28.4g/L；空腹血乳酸浓度 2.5mmol/L；肌钙蛋白-T 31.0ng/L

注：参考值范围为 ALT＜50IU/L、AST＜40IU/L、CK 19～226IU/L、LDH 110～220IU/L、白蛋白 40～55g/L、血乳酸浓度 0.70～2.10mmol/L、肌钙蛋白-T＜0.5ng/L。

（2）胸部 CT（表 12-2）。

表 12-2　各时期胸部 CT 结果

2013 年 7 月 10 日	2014 年 5 月 15 日	2015 年 3 月 17 日	2015 年 5 月 26 日
轻度肺气肿，食管胸段扩张	慢性支气管肺炎，肺气肿征，右肺上叶及中叶少许感染灶，双肺下叶少许纤维灶，食管胸段稍扩张	慢性支气管肺炎，肺气肿征，右肺上叶少许炎症，双肺下叶少许纤维灶，食管胸段扩张	慢性支气管肺炎，肺气肿征，伴肺大疱；双肺散在淡薄斑片、结节、实变及条索影，双下肺显著，食管胸段扩张积气

（3）双眼 CT：未见异常。

（4）心电图：正常窦性心律。

（5）肌电图：上、下肢神经及双侧面神经重复电刺激均未见异常（2013 年 7 月 10 日）。上、下肢呈周围神经源性损害，表现为脱髓鞘合并轴索损害（2015 年 3 月 17 日）。

（6）腹部彩超及心脏彩超：未见明显异常。

（7）结肠镜及胶囊内镜：结直肠多发性息肉，结肠憩室。结直肠多发性息肉电切术病理：（距肛 30cm 及 6cm）增生性息肉，（距肛 20cm 及 15cm）炎性息肉。小肠息肉。

（8）脑脊液：细胞数未见明显增多，蛋白质增高，阳性结果见表 12-3。

表 12-3　各时期脑脊液阳性结果

2013 年 7 月 10 日	2014 年 5 月 15 日	2015 年 3 月 17 日	2015 年 5 月 26 日
白蛋白 1.19g/L	白蛋白 1.16g/L	白蛋白 1.18g/L	白蛋白 1.49g/L

注：脑脊液白蛋白参考浓度为 0.15～0.45g/L。

（9）头颅 MRI：双侧丘脑、放射冠、半卵圆中心及脑干见多发长 T_2 信号，水抑制序列呈高信号，增强扫描未见明显异常强化灶；双侧侧脑室旁脑白质可见 T_2 片状高信号；脑中线结构居中，脑室无扩张，脑沟回略增宽（图 12-1）。

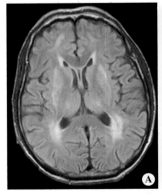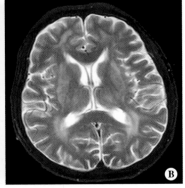

图 12-1　头颅 MRI FLAIR 像和 T_2 加权像

【病情分析】

本例为中年男性，慢性病程，以"肢体无力"为主要临床表现，脑脊液提示蛋白-细胞分离，肌电图提示周围神经病变（脱髓鞘合并轴索损害），既往考虑诊断为"慢性炎性脱髓鞘性多发性神经根神经病（chronic inflammatory demyelinating polyradiculoneuropathy，CIDP）"。本次入院后回顾其病史，考虑患者病程长，病情进行性加重，既往激素、免疫抑制剂及丙种球蛋白治疗基本无效，是以"眼外肌麻痹、胃肠道症状、恶病质、周围神经病及脑白质病变"表现为主的临床综合征，且患者肝酶、肌酶、空腹血乳酸水平轻度增高，胸部 CT 提示食管下段扩张、积气，肠镜提示肠憩室，有"不育"病史，考虑可能为线粒体脑肌病，且为线粒体神经胃肠型脑肌病（mitochondrial neurogastrointestinal encephalopathy disease，MNGIE）或类 MNGIE（MNGIE-like）可能性大，进一步完善肌肉活检及基因检测。

（1）肌肉活检：送检骨骼肌呈慢性肌源性肌病改变，并可见散在破碎红肌纤维，不能排除为线粒体肌病的骨骼肌改变。HE 染色：肌纤维直径 25～100μm（变异度中），散在变性、坏死、再生肌纤维。Gomori 染色：散在破碎红纤维。琥珀酸脱氢酶（SDH）染色：深染肌纤维。环氧化酶（COX）染色：染色缺失肌纤维（彩图 1～彩图 4）。

（2）基因检测：全外显子测序及线粒体 DNA 检测示该患者未携带 MNGIE 的致病基因——*TYMP* 基因的致病突变，而检测到 *POLG* 基因外显子区域两处杂合突变：近外显子 23，c.3643+1G＞A（剪切突变）；外显子 14，c.2396C＞A（p.S799Y）。患者父母去世，未行验证。在人类基因数据库，如 DYDF、外显子组整合数据（Exome Aggregation Consortium，ExAC）、千人基因组（1000 Genomes，1000G）、基因组聚合数据库（Genome Aggregation Database，gnomAD）等，以及在 500 例健康中国人样本中均未发现这两个变异。其中第一个变异为剪切位点突变，对蛋白功能影响可能较大；第二个变异，我们应用 Polyphen-2、SIFT 和 Mutation taster 等软件进行蛋白质功能预测，其结果表明该错义突变很可能致病。按照美国医学遗传学与基因组学学会变异分类指南，这组复合杂合变异应评为可能致病性变异（PM1+PM2+ PP3+PP4）。

结合患者起病年龄、方式、症状、体征，辅助检查、肌肉活检及基因检测结果，目前诊断定位：脑白质、周围神经、肌肉、胃肠道；定性：遗传性。

【诊断】

线粒体脑肌病（类线粒体神经胃肠型脑肌病综合征）。

【讨论】

线粒体病是因线粒体呼吸链功能异常导致的一组临床异质性综合征，其发病机制为核基因 DNA 或线粒体 DNA 编码的基因发生突变所致。线粒体病可能在任何年龄段发病，可累及单个器官组织（如 Leber 遗传性眼神经病），但更多的是累及多系统而表现为一组临床症候群。线粒体病的常见临床表现包括眼睑下垂、眼外肌麻痹、肌病、运动耐量下降、心肌病、耳聋、视神经萎缩、糖尿病等，中枢神经系统表现包括卒中样发作、癫痫、痴呆、舞蹈症、共济失调等。

线粒体病中的 MNGIE 主要临床表型：①进行性的胃肠动力障碍（食欲下降、恶心呕吐、胃食管反流、腹痛腹泻、肠憩室等）；②恶病质；③眼睑下垂、眼外肌麻痹；④脑白质病变；⑤感觉运动神经病。该病由编码胞质胸苷磷酸化酶的 *TYMP* 基因致病性变异所致，为常染色体隐性遗传病，同时伴有胸苷磷酸化酶活性明显降低，血浆胸苷（＞3mol/L）和脱氧尿苷（＞5mol/L）水平升高。

本例患者在临床表现及影像学上符合 MNGIE 的表型，基因检测未发现 *TYMP* 基因的致病性变异，而发现 *POLG* 基因的复合杂合突变，该基因编码的聚合酶 γ 参与线粒体 DNA 复制，对线粒体 DNA 复制至关重要，其突变可导致广泛的线粒体肌病。

POLG 相关性疾病包含了一系列具有重叠临床表型的综合征，发病年龄从婴儿期至成年不等，主要包括以下表型：①Alpers-Huttenlocher 综合征（Alpers-Huttenlocher syndrome，AHS）；②MCHS 综合征（myocerebrohepatopathy spectrum disorder，MCHS）；③肌阵挛性癫痫肌病感觉性共济失调（myoclonic epilepsy myopathy sensory ataxia，MEMSA）；④共济失调神经病谱（ataxia neuropathy spectrum disorder，ANS）；⑤常染色体隐性渐进性眼外肌麻痹（autosomal recessive progressive external ophthalmoplegia，ARPEO）；⑥常染色体显性进行性眼外肌麻痹（autosomal dominant progressive external ophthalmoplegia，ADPEO）。近年来，随着二代基因测序技术的普及，除上述临床症候群外，新的 *POLG* 基因致病变异的报道还在增加，基因型-表型谱也随之不断扩大，如发现 *POLG* 基因致病变异与腓骨肌萎缩症 2 型（charcot-marie-tooth neuropathy type 2，CMT 2）及 Leigh 综合征相关，以及 *POLG* 基因 CAG 重复区域的改变与帕金森病及 Friedreich 共济失调相关。

伴或不伴有脑白质病变的类 MNGIE 综合征也被报道与 *POLG* 基因变异有关。相关疾病最早于 2003 年由 Gert Van Goethem 等首次报道，该患者除不伴有脑白质病变外，其余临床表现符合经典 MNGIE 表型。随后，Tang 等通过对 92 例携带两个致病 *POLG* 等位基因的非家系患者进行临床特征的分析后发现，其中 3 例分别携带 2 个 *POLG* 基因突变的患者符合 MNGIE 的临床特征，占全部患者的 3.3%。但以上患者均为脑白质病变。近期，有学者报道了 1 例日本患者中 *POLG* 基因突变所致类 MNGIE 综合征，与本例患者类似，该患者同时合并脑白质病变。

在临床表现上，MNGIE 或类 MNGIE 综合征需要与 CIDP 和腓骨肌萎缩症（charcot-marie-tooth disease，CMT）相鉴别，尤其在胃肠道症状不典型而以肢体无力为主要表现时；而在脑白质病变上，需与其他脑白质疾病相鉴别。CIDP 的诊断是排除性诊断，符合以下 5 点可以考虑：①症状呈慢性进展或缓解后复发，超过 8 周；②表现为不同程度的肢体无力，腱反射降低或消失，伴有深、浅感觉异常；③脑脊液蛋白-细胞分离；④电生理提示周围神经传导速度减慢、传导阻滞或异常波形离散；⑤排除其他原因引起的周围神经病；⑥糖皮质激素治疗有效。Bedlack 等总结了 5 例曾被误诊为 CIDP 的 MNGIE 患者，认为 MNGIE 患者近端无力较 CIDP 更少见，而 CIDP 患者合并高乳酸血症、胃肠道症状及恶病质的情况罕见。而腓骨肌萎缩症的经典表现为儿童或青春期起病，由下肢远端开始的对称性肌无力、肌萎缩，感觉障碍和腱反射减弱或消失，可见弓形足、锤状趾等足部畸形，可见下肢"倒立的香槟酒瓶样"萎缩改变，一般不累及脑神经，比获得性周围神经病的进展速度慢。

目前尚无明确有效的药物治疗类 MNGIE（*POLG* 相关性疾病）综合征。线粒体病的治疗包括饮食、物理、药物支持治疗及对症治疗。针对线粒体功能障碍的药物包括辅酶 Q_{10}、艾地苯醌、牛磺酸、硫辛酸、精氨酸等。鉴于严重的胃肠道症状，有条件者可考虑适当的肠外营养。

　　本例患者因"视物双影、肢体无力伴腹泻、消瘦 2 年余"入院，初诊时因胃肠道及眼外肌麻痹症状轻微，以肢体无力为主要症状，考虑诊断为 CIDP，予激素、丙种球蛋白多次治疗无效，病程中胃肠道症状呈进行性加重并逐渐表现为恶病质，结合其眼外肌麻痹、周围神经病表现，以及生化、影像学表现，考虑不排除线粒体脑肌病的可能，进行了肌肉活检及基因检测从而确诊为类 MNGIE 综合征。对于这类患者，需仔细梳理病史，长期随访其治疗及疾病进展情况，留意其多系统受损的特点，以避免漏诊、误诊。

（徐严明）

参 考 文 献

卢家红，崔丽英，蒲传强，等，2010. 中国慢性炎性脱髓鞘性多发性神经根神经病诊疗指南. 中华神经科杂志，43（8）：586-588.

袁云，2015. 中国神经系统线粒体病的诊治指南. 中华神经科杂志，48（12）：1045-1051.

Hirano M，Nishigaki Y，Martí R，2004. Mitochondrial neurogastrointestinal encephalopathy（MNGIE）：a disease of two genomes. Neurologist，10（1）：8-17.

Stumpf JD，Saneto RP，Copeland WC，2013. Clinical and molecular features of POLG-related mitochondrial disease. Cold Spring Harb Perspect Biol，5（4）：a011395.

Tang S，Dimberg EL，Milone M，et al，2012. Mitochondrial neurogastrointestinal encephalopathy（MNGIE）-like phenotype：an expanded clinical spectrum of POLG1 mutations. J Neurol，259（5）：862-868.

Van Goethem G，Schwartz M，Löfgren A，et al，2003. Novel POLG mutations in progressive external ophthalmoplegia mimicking mitochondrial neurogastrointestinal encephalopathy. Eur J Hum Genet，11（7）：547-549.

Wong LJ，2012. Mitochondrial syndromes with leukoencephalopathies. Semin Neurol，32（1）：55-61.

Yasuda K，Murase N，Yoshinaga K，et al，2019. Leukoencephalopathy with a case of heterozygous POLG mutation mimicking mitochondrial neurogastrointestinal encephalopathy（MNGIE）. J Clin Neurosci，61：302-304.

病例 13

胸痛 5 个月，双下肢麻木 4 个月，双下肢无力 1 周

患者，女，30 岁，因"胸痛 5 个月，双下肢麻木 4 个月，双下肢无力 1 周"由门诊收入神经内科。

【现病史】

入院前无明显诱因出现胸部疼痛，伴腹胀感，未予重视，2 周后胸部疼痛部位出现麻木症状，4 个月前出现双下肢麻木，遂来笔者医院就诊，头颅 MRI 示脑内异常信号，考虑脱髓鞘病变；胸椎 MRI 示 $T_{5\sim8}$ 脊髓及 $T_7 \sim L_{11}$ 椎体水平脊膜异常信号，在笔者医院住院治疗，初步诊断为"多发性硬化"，由于不可抗拒原因，腰椎穿刺及相关检查未能进行，给予甲泼尼龙及营养神经药物治疗。治疗 10 余日后患者症状消失，复查胸椎 MRI 仍有部分异常信号，出院后规律口服甲泼尼龙。1 周前患者出现双下肢无力，不能行走，伴有尿潴留、排便不能，病程中不伴有头晕，无恶心、呕吐，无头痛，无视物旋转、视物双影、视物模糊，病程中无言语不清，无意识障碍，为求进一步诊治来笔者医院。

【既往史】

重症肌无力病史 5 年，胸腺结节切除术后 5 年。否认高血压、糖尿病及冠心病病史。否认药物、食物过敏史。无吸烟史，偶有饮酒史。否认家族遗传病史。

【体格检查】

生命体征：体温 36.8℃，脉搏 92 次/分，呼吸 18 次/分，血压 135/81mmHg。一般情况：满月脸，眼、耳、鼻、喉未见异常。双肺呼吸音清，心律齐，未闻及杂音，腹部平软，未触及包块。肠鸣音减弱。

【神经系统专科检查】

（1）精神智能状态：神志清楚，语言流利，查体合作。

（2）脑神经

第 I 对：正常。

第 II 对：双眼视力、视野粗测正常，眼底视盘边界清楚。

第 III、IV、VI 对：上眼睑无下垂，眼球无外凸及内陷。双侧瞳孔等大同圆，直径 3mm，直接、间接对光反射灵敏，眼动充分，未引出眼震。

第 V 对：轻触觉和针刺觉正常，咀嚼肌有力。

第 VII 对：双侧额纹对称，鼻唇沟对称。

第 VIII 对：Weber 试验居中，Rinne 试验显示双耳气导大于骨导。

第 IX、X 对：软腭抬举对称，咽反射对称存在。

第 XI 对：转颈、耸肩对称有力。

第 XII 对：伸舌居中，无舌肌萎缩和纤颤。

（3）运动系统：双上肢肌力 5 级，肌张力正常；双下肢肌力 0 级，肌张力减低。

（4）反射：双上肢腱反射对称，双下肢腱反射略亢进。

（5）感觉系统：左侧 T_4 以下痛温觉减退，右侧 T_5 以下痛温觉减退，双下肢深感觉略减退。

（6）脑膜刺激征：颈强直（－），克尼格征（－）。

【辅助检查】

（1）血常规正常。血生化正常。甲状腺功能正常。术前八项正常。血清 T-SPORT 检查阴性。肿瘤指标检测正常。风湿、类风湿指标检测正常。抗核抗体谱阴性。抗心磷脂抗体（IgG、IgM）阴性。抗中性粒细胞胞质抗体阴性。

（2）脑脊液：无色透明，压力 145mmH$_2$O，细胞数 0.016×10^9/L，蛋白定性（－）。TORCH（－）。墨汁染色（－）。特殊细菌涂片。单纯疱疹病毒 I 型、II 型 DNA 定性（－）。脑脊液 IgG 指数 0.59（参考值≤0.7），脑脊液寡克隆区带（－）。脑脊液 24h 鞘内合成率 1.7mg/dl（参考值范围-9.9～3.3mg/dl）。脑脊液水通道蛋白 4（AQP4）抗体检测见表 13-1。

表 13-1　脑脊液 AQP4 抗体检测

检测方法	检测结果	参考区间
ELISA	抗 AQP4 抗体 IgG：53.23U/ml	<3.0U/ml，阴性
		≥3.0U/ml，阳性

（3）多发性硬化相关检查：血清中抗 MOG 抗体为阴性。脑脊液 MBP 抗体为阴性。

（4）头颅 MRI：脑内异常信号（图 13-1）。

（5）胸椎 MRI：脊髓内炎性脱髓鞘病变可能性大（图 13-2）。

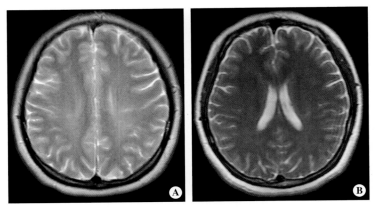

图 13-1　头颅 MRI

A、B. 2020 年 3 月 27 日和 7 月 20 日的头颅 MRI T$_2$ 加权像检查，双侧半卵圆中心可见长 T$_2$ 高信号；图 B 较图 A 脑内异常信号明显增多

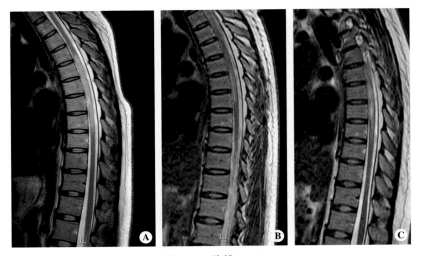

图 13-2　胸椎 MRI

A、B. 2020 年 3 月 27 日（治疗前）和 4 月 10 日（治疗后）胸椎 MRI T$_2$ 加权像检查，T$_2$ 加权像呈高信号，图 B 较图 A 病灶明显减小。C. 2020 年 7 月 20 日病情加重后胸椎 MRI T$_2$ 加权像检查，图 C 较图 B 病灶明显扩大

【病情分析】

本例患者为青年女性，既往重症肌无力 5 年。首次入院因"胸痛 1 个月，双下肢麻木 1 周"收入院。患者入院后完善头颅及胸椎 MRI 检查可见多发脱髓鞘病变，考虑脱髓鞘，曾不排除多发性硬化可能，当时由于不可抗拒原因未能行腰椎穿刺检查。给予甲泼尼龙 240mg 静脉滴注 3 日，之后改为 80mg 静脉滴注 3 日，出院后给予口服甲泼尼龙治疗，患者临床症状消失。4 个月后患者出现双下肢无力，双下肢肌力 0 级，同时伴有 T$_4$、T$_5$ 以下感觉障碍，再次给予激素治疗，同时给予腰椎穿刺检查，检测 AQP4 抗体阳性，诊断明确。

【诊断】

视神经脊髓炎谱系疾病。

【讨论】

视神经脊髓炎（neuromyelitis optica，NMO）是一种免疫介导的以视神经和脊髓受累为主的中枢神经系统炎性脱髓鞘疾病。NMO 是不同于多发性硬化（multiple sclerosis，MS）的独立疾病，病因主要与 AQP4-IgG 相关。最初认为 NMO 临床上多以严重的视神经炎和纵向延伸的长节段横贯性脊髓炎为特征表现。随着研究发现，NMO 还包括一些非视神经和脊髓表现。这些病变多分布于室管膜周围 AQP4 高表达区域，如延髓最后区、丘脑、下丘脑、第三和第四脑室周围、脑室旁、胼胝体、大脑半球白质等。

2015 年国际 NMO 诊断小组取消了 NMO 的单独定义，将 NMO 整合进入更广义的视神经脊髓炎谱系疾病（neuromyelitis optical spectrum disorders，NMOSD）范畴中，并制订了新的 NMOSD 诊断标准。它是一组主要由体液免疫参与的抗原-抗体介导的中枢神经系统（CNS）炎性脱髓鞘疾病谱。由于 AQP4-IgG 具有高度的特异度和较高的敏感度，国际 NMO 诊断小组将 NMOSD 进行分层诊断，分为 AQP4-IgG 阳性组和 AQP4-IgG 阴性组，并分别制订了相应的诊断细则。NMOSD 的发病率为（1～5）/10 万，女性高发，女男患病比例高达（9～11）：1，各年龄段均可发病，青中年较多，复发率及致残率高。

NMOSD 有 6 组核心临床症候（表 13-2），需要注意的是每组核心临床症候与影像同时对应存在时支持 NMOSD 的诊断特异度最高。可以合并或不合并 AQP4 抗体阳性。NMOSD 临床主要需与 MS 进行鉴别（表 13-3）。

表 13-2　NMOSD 的临床与 MRI 影像特征

疾病	临床表现	MRI 影像特征
视神经炎	可为单眼、双眼同时或相继发病。多起病急，进展迅速。视力多显著下降，甚至失明，多伴有眼痛，也可发生严重视野缺损。部分病例治疗效果不佳，残余视力<0.1	更易累及视神经后段及视交叉，病变节段可大于 1/2 视神经长度。急性期可表现为视神经增粗、强化，部分伴有视神经强化等。慢性期可以表现为视神经萎缩，形成双轨征
急性脊髓炎	多起病急，症状重，急性期多表现为严重的截瘫或四肢瘫，尿便障碍，脊髓损害平面常伴有根性疼痛或 Lhermitte 征，高颈髓病变严重者可累及呼吸肌导致呼吸衰竭。恢复期较易发生阵发性痛性或非痛性痉挛、长时期瘙痒、顽固性疼痛等	脊髓病变多较长，纵向延伸的脊髓长节段横贯性损害是 NMOSD 最具特征性的影像学表现，矢状位多表现为连续性病变，其纵向延伸通常超过 3 个椎体节段，少数病例可纵贯全脊髓，颈髓病变可向上与延髓最后区病变相连。轴位病变多累及中央灰质和部分白质，呈圆形或 "H" 形，脊髓后索易受累。急性期，病变可以出现明显肿胀，呈长 T_1 长 T_2 表现，增强扫描后部分呈亮斑样或斑片样，线样强化，相应脊膜亦可强化。慢性恢复期：可见脊髓萎缩、空洞，长节段病变可转变为间断、不连续长 T_2 信号。少数脊髓病变首次发作可以小于 2 个椎体节段，急性期多表现为明显肿胀及强化
延髓最后区综合征	可为单一首发症候。表现为顽固性呃逆、恶心、呕吐，不能用其他原因解释	延髓背侧为主，主要累及最后区域，呈片状或线状长 T_2 信号，可与颈髓病变相连

续表

疾病	临床表现	MRI 影像特征
急性脑干综合征	头晕、复视、共济失调等，部分病变无明显临床表现	延髓背盖部，四脑室周边，弥散性病变
急性间脑综合征	嗜睡、发作性睡病样表现、低钠血症、体温调节异常等。部分病变无明显临床表现	位于丘脑、下丘脑、三脑室周边弥漫性病变
大脑综合征	意识水平下降，认知、语言等高级皮质功能减退及头痛等，部分病变无明显临床表现	不符合典型 MS 影像学特征，幕上部分病变体积较大，呈弥散云雾状，无边界，通常不强化，可以出现散在点状、泼墨状病变。胼胝体病变多较为弥散，纵向可大于 1/2 胼胝体长度。部分病变可沿基底核、内囊后肢、大脑脚锥体束走行，呈长 T_2、高 FLAIR 信号。少部分病变亦可表现为类急性播散性脑脊髓炎、肿瘤样脱髓鞘或可逆性后部脑病样特征

表 13-3　NMOSD 与 MS 的鉴别诊断

	NMOSD	MS
种族	非白种人	白种人
发病年龄中位数（岁）	39	29
性别比（女：男）	（9～11）：1	（1.5～2.0）：1
严重程度	中重度多见	轻度多见
早期功能障碍	早期可致盲或截瘫	早期功能正常
临床病程	＞90%为复发型，无继发进展型	85%为复发-缓解型，最后半数发展成继发进展型，15%为原发进展型
血清 AQP4-IgG 阳性	70%～80%	＜5%
CSF 寡克隆区带阳性	＜20%	＞70%～95%
IgG 指数	多正常	多增高
CSF 白细胞	多数＞10×10^6/L，部分患者＞50×10^6/L，可见中性粒细胞，甚至可见嗜酸细胞	多数正常，少数轻度增多，＜10×10^6/L，以淋巴细胞为主
脊髓 MRI	脊髓＞3 个椎体节段，急性期多明显肿胀，亮斑样强化，轴位呈中央对称横贯性损害，缓解期脊髓萎缩、空洞	脊髓＜2 个椎体节段，轴位多呈非对称性部分损害，脊髓病变短节段、非横贯，无肿胀、无占位效应
脑 MRI	延髓最后区、第三和第四脑室周围、下丘脑、丘脑病变，皮质下或深部较大融合的白质病变，胼胝体病变较长较弥散（＞1/2 胼胝体）、沿锥体束走行对称较长病变	脑室旁（直角征）、近皮质、圆形、类圆形病变，小圆形开环样强化

　　并且常与一些自身免疫性疾病发生共病现象，如干燥综合征、慢性淋巴细胞性甲状腺炎、系统性红斑狼疮。本例患者既往有重症肌无力病史，是否能导致 NMOSD 疾病目前尚无相关报道。

　　NMOSD 常需要进行以下检查。①脑脊液检查：多数患者急性期 CSF 白细胞＞10×10^6/L，约 1/3 的患者急性期 CSF 白细胞＞50×10^6/L，但很少超过 500×10^6/L。CSF 寡克隆区带阳性率＜20%，CSF 蛋白多明显增高，可大于 1g/L。②血清及 CSF：AQP4-IgG 是 NMOSD 特有的生物免疫标志物。③血清其他自身免疫抗体检测：约 50% NMOSD 患者合并其他免疫抗体阳性，如抗 SSA 抗体、抗核抗体（ANA）、抗 SSB 抗体、抗甲状腺抗体等。④NMOSD 的视功能相关检查：a.视力下降，部分患者视力小于 0.1；b.视野，可为单眼或双眼视野缺损；c.视觉诱发电位，多为 P100 波幅减低及潜伏期延长。

NMOSD 治疗应该遵循在循证医学证据的基础上，结合患者的经济条件和意愿，进行早期、合理治疗。①急性期治疗：目的为减轻急性期症状、缩短病程、改善残疾程度和防止并发症。主要药物有糖皮质激素、血浆置换、静脉注射大剂量免疫球蛋白、激素联合免疫抑制剂。②序贯治疗（免疫抑制治疗）：目的为预防复发，减少神经功能障碍累积。一线药物包括硫唑嘌呤、吗替麦考酚酯、甲氨蝶呤、利妥昔单抗等；二线药物包括环磷酰胺、他克莫司、米托蒽醌。

本例患者是典型的 NMOSD，头颅 MRI 可见多发脱髓鞘病变，颈胸椎 MRI 可见 3 个椎体节段以上病变，脑脊液 AQP4 抗体阳性，激素类药物治疗敏感，并且具有复发性特点。患者出院时良好，能够独自行走，仍有感觉障碍，大小便正常，仍需进一步随访。

（张卓伯）

参 考 文 献

中国免疫学会神经免疫学分会，中华医学会神经病学分会神经免疫学组，中国医师协会神经内科分会神经免疫专业委员会，2016. 中国视神经脊髓炎谱系疾病诊断与治疗指南. 中国神经免疫学和神经病学杂志，23（3）：155-166.

Birnbaum J，Atri NM，Baer AN，et al，2017. Relationship between neuromyelitis optica spectrum disorder and sjögren's syndrome：central nervous system extraglandular disease or unrelated，co-occurring autoimmunity? Arthritis Care Res（Hoboken），69（7）：1069-1075.

Weinshenker BG，Wingerchuk DM，2008. Neuromyelitis optica：clinical syndrome and the NMO-IgG autoantibody marker. Curr Top Microbiol Immunol，318：343-356.

头痛 2 日，左侧面部麻木、右侧上睑下垂 1 日

患者，女，47 岁，因"头痛 2 日，左侧面部麻木、右侧上睑下垂 1 日"由门诊收入神经内科。

【现病史】

两日前患者午后与其爱人因琐事争吵，当日 21 时出现全头部跳痛，并伴有呕吐胃内容物 1 次。一日前晨起患者自觉左侧面部麻木及舌部麻木，左眼先天性外斜视较前加重及右侧上睑下垂。病程中不伴肢体活动及言语障碍，不伴饮水呛咳及吞咽困难，不伴意识障碍及尿便失禁，不伴耳鸣及听力减退，为求明确诊治来笔者医院。发病以来，饮食睡眠正常，大小便正常。

【既往史】

高血压 10 年，平素血压 140～160/80～90mmHg，不规律服用苯磺酸氨氯地平治疗。先天性左眼外斜视。否认糖尿病及冠心病病史。无吸烟、饮酒史。否认药物、食物过敏史。否认家族遗传病史。

【体格检查】

生命体征：体温 36.5℃，脉搏 94 次/分，呼吸 18 次/分，血压 192/102mmHg。一般情况：眼、耳、鼻、喉未见异常。双肺呼吸音清，心律齐，未闻及杂音，腹部平软，未触及包块。肠鸣音减弱。

【神经系统专科检查】

（1）精神智能状态：神志清楚，言语流利，查体配合。
（2）脑神经
第Ⅰ对：未测。
第Ⅱ对：双眼视力、视野粗测正常，眼底视盘边界清楚。
第Ⅲ、Ⅳ、Ⅵ对：右侧上睑下垂，左眼外斜视，左眼内收及上视不能，右眼内收及上视不全，双侧瞳孔不等大，左∶右 ≈ 2.0mm∶4.0mm，左侧瞳孔光反射减弱，右侧瞳孔光反射灵敏。
第Ⅴ对：咀嚼有力，左侧面部浅感觉减退。

第Ⅶ对：双侧额纹对称，鼻唇沟对称。

第Ⅷ对：双侧听力粗测正常。

第Ⅸ、Ⅹ对：软腭抬举对称，咽反射对称存在。

第Ⅺ对：转颈、耸肩对称有力。

第Ⅻ对：伸舌居中，无舌肌萎缩和纤颤。

（3）运动系统：四肢肌力 5 级，肌张力正常。

（4）反射：四肢跟腱反射对称，双下肢巴宾斯基征（±）。

（5）感觉系统：深浅感觉正常对称，复合感觉正常。

（6）脑膜刺激征：颈强直（+），克尼格征（+）。

【辅助检查】

（1）血常规正常。生化指标正常。甲状腺功能正常。术前八项正常。肿瘤指标正常。风湿、类风湿指标正常。抗核抗体谱阴性。抗心磷脂抗体两项阴性。抗中性粒细胞胞质抗体阴性。

（2）脑脊液：无色透明，压力 170mmH$_2$O，蛋白定性（−），细胞计数 10×10^6/L，氯离子 129.8mmol/L，糖 3.8mmol/l，蛋白 0.28g/L。脑脊液 IgG 0.001g/L，IgA 0.001g/L，IgM 0.001g/L。抗酸杆菌涂片（−），墨汁染色（−），TORCH（−）。

（3）头颅 MRI：右侧丘脑、中脑及脑桥可见斑片状长 T$_2$高信号，T$_1$加权像呈略低信号，以右侧大脑脚为著，中线略左移（图 14-1）。

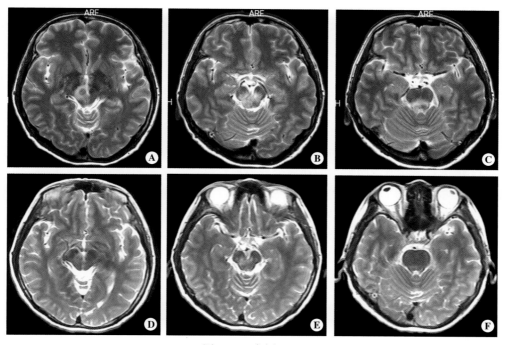

图 14-1 头颅 MRI

A～C. 2017 年 9 月 28 日头颅 MRI，可见右侧丘脑、中脑及脑桥斑片状长 T$_2$信号。D～F. 治疗后复查（2017 年 10 月 9 日）头颅 MRI，可见病灶明显缩小

（4）头颅 MRA+MRV：未见异常。

【病情分析】

本例为中年女性患者，生气后出现急性颅内高压及局灶性神经功能缺损症状，入院时血压明显升高，立即给予患者起始尼莫地平 1mg/h 静脉滴注，并根据血压调整药物剂量，在平稳降压的同时完善相关检查。患者头颅 MRI 示丘脑、脑干多发异常信号，考虑炎症可能。脑血管及脑脊液检测均未见异常。患者血压平稳下降后，其头痛及右侧上睑下垂症状迅速消失，仅留有左面部轻度麻木，两周后复查头颅 MRI 见病灶明显缩小。

【诊断】

可逆性后部脑病综合征。

【讨论】

可逆性后部脑病综合征（posterior reversible encephalopathy syndrome，PRES）是一种可逆的临床影像学综合征，与多种疾病和危险因素有关，其临床表现主要包括急性和亚急性头痛、癫痫发作、精神状态改变、视觉障碍和局灶性神经系统症状。

PRES 典型头颅 MRI 特征是可逆性血管源性水肿，如果及时诊断和正确治疗，PRES 的临床和影像学异常可以完全逆转。否则，一些患者会发展为脑出血、缺血、大面积梗死，甚至引起死亡。

目前 PRES 的确切发病机制不明，主要有以下学说。①高血压高灌注学说：血压严重且迅速升高同时大脑自动调节反应不足时，将导致血脑屏障破坏和灌注过度继发性血管源性水肿。后循环交感神经的相对缺乏是 PRES 更易累及大脑后部的可能机制。高血压高灌注理论支持的是及时治疗高血压后临床和影像学表现可迅速得到改善。②细胞毒性学说和免疫原性学说：临界高血压、正常血压、低血压和没有血压波动患者都有发生 PRES 的可能，因此提出以上两种学说。前者认为主要的损伤来自内源性刺激物或外源性毒素，如感染、败血症、化疗或免疫抑制剂，引起的内皮功能障碍。后者则假设 T 淋巴细胞活化和细胞因子释放导致内皮功能障碍和紊乱的自我调节反应。③神经肽学说：内皮素-1、前列环素和血栓素 A2 等强血管收缩剂的释放会导致血管痉挛、缺血和脑水肿。④其他：近年来有研究发现精氨酸加压素（AVP）轴在 PRES 中发挥作用。脑 AVP 受体（V1aR）的激活会导致脑血管收缩、内皮功能障碍和脑缺血，而外周（肾）受体（V2R）的激活可能导致高血压、肾损害，并导致易感患者的 PRES 症状和并发症。

与 PRES 相关的常见危险因素（表 14-1）包括血压突然升高、肾损害、子痫前期/子痫、自身免疫性疾病、感染、移植和化疗药物等。

表 14-1　与 PRES 相关的常见危险因素

妊娠产褥期疾病	子痫前期、子痫
血压波动	高血压，自主神经功能不全，如吉兰-巴雷综合征、颈动脉内膜切除术后再灌注综合征；诱发性高血压，如蛛网膜下腔出血血管痉挛治疗；药物戒断，如可乐定、曲安奈德、哌唑嗪；中枢兴奋剂，如苯丙醇胺、麻黄碱、伪麻黄碱、安非他明、可卡因

续表

感染	败血症，休克
肾疾病	溶血性尿毒综合征、急性肾小球肾炎、急慢性肾衰竭、实质性疾病、肾动脉狭窄
免疫抑制剂、化疗药物	环孢霉素 A、他克莫司/FK-506、甲氨蝶呤、西罗莫司、α-干扰素、静脉注射用免疫球蛋白、顺铂、长春新碱、阿糖胞苷、吉西他滨、奥沙利铂、依普利单抗、硼替佐米、沙利度胺、阿帕提尼、利妥昔单抗、促红细胞生成素、白细胞介素，HIV 抗逆转录病毒治疗药物（如恩地那韦、伊夫拉定），粒细胞刺激因子，酪氨酸激酶抑制剂（如帕佐帕尼、索拉非尼、舒尼替尼），大剂量类固醇（如甲泼尼龙）
自身免疫性疾病	系统性红斑狼疮、干燥病、血管炎、硬皮病、冷球蛋白血症、结节性多动脉炎、韦格纳肉芽肿病、白塞综合征、桥本甲状腺炎、原发性硬化性胆管炎
血液系统疾病	血栓性血小板减少性紫癜、过敏性紫癜、白血病和淋巴瘤、镰状细胞贫血、溶血性尿毒综合征
内分泌紊乱	嗜铬细胞瘤、原发性醛固酮增多症
电解质紊乱	高钙血症、低镁血症
其他	急性卟啉病、输血、锂中毒

PRES 多为急性或亚急性起病。有关 PRES 临床症状的文献多为回顾性研究，症状的发生频率取决于研究的样本量和诱发因素。不同程度脑病（28%～94%）和癫痫发作（74%～87%）是 PRES 最常见症状，其次是头痛（50%）、视觉障碍（39%）和局灶性神经功能障碍（19%）。

在结合临床症状和影像学特征下排除其他诊断条件是做出 PRES 准确诊断的关键。表 14-2 列出 PRES 的影像学表现。病灶主要分布在双侧顶叶后部及枕叶，脑干、基底核分布的中央型少见。高波教授及国外报道的以脑干受累为主的 PRES 多存在临床放射学分离的模式，即临床症状相对较轻甚至完全没有症状但影像学改变明显。

表 14-2　PRES 的影像学表现

常见症状	不常见症状
血管源性脑水肿	脑干（中央）变异型
顶枕型	单侧 PRES 型
全半球分水岭型	增强扫描强化
额叶和颞叶受累	微出血
皮质下白质	脑出血
双侧，多较对称	蛛网膜下腔出血
T_2 加权像和 FLAIR 序列高信号	ADC 低信号
DWI 等、低或高信号，ADC 高信号	
血管源性脑水肿	单侧 PRES 型

PRES 需与以下疾病相鉴别：①可逆性脑血管收缩综合征（RCVS）：女性多见。诱发因素较多，如妊娠，接触选择性 5-羟色胺再摄取抑制剂、毒品和血液制品等。临床表现多为剧烈头痛，癫痫发作，可伴有局灶性神经功能缺损症状。脑血管影像学是诊断要点，血管节段性出现局限性狭窄与扩张，呈串珠样、腊肠样表现，多数在 3 个月内血管恢复正常。

脑脊液检查无明显异常。可给予血管扩张及对症治疗，预后良好。②颅内静脉和静脉窦血栓形成：临床表现多为头痛、视盘水肿、局灶性神经功能缺损甚至意识障碍。与 PRES 具有一些共同危险因素，如妊娠、服用激素、感染和自身免疫性疾病等。脑脊液压力增高及 D-二聚体增高有助于其诊断。CT 血管成像（CTA）或全脑血管造影术（DSA）可明确诊断。③后循环缺血：临床表现为头晕/眩晕、肢体及头面部麻木、肢体无力、视觉障碍、步态不稳等，多有高血压、糖尿病等基础疾病。DSA 可明确颅内外大血管病变。④神经系统感染：急性起病，出现头痛、局灶性神经功能缺损症状，甚或意识障碍。脑脊液检测细胞数增多，分子生物学可见病毒和（或）细菌证据。脑影像学可表现为单侧或双侧损伤。

及时确认 PRES 的触发因素对患者的治疗和预后非常重要，措施主要为病因治疗和对症治疗。①去除或减少触发因素，但这对于应用化疗药物或免疫抑制剂的 PRES 患者是一个具有挑战性的问题，应该个体化处理。②对于急性高血压患者，应逐渐降低血压（最初几小时内不超过 20%～25%），以避免发生脑缺血、冠状动脉缺血和肾缺血。目标是将平均动脉压维持在 105～125mmHg。首选静脉给药以避免血压波动。一线药物包括尼卡地平、拉贝洛尔、尼莫地平，二线药物可选用硝普钠。③肾衰竭患者应及时透析，积极纠正电解质紊乱。

本例患者争吵后数小时出现急性头痛、呕吐等颅内压增高相关症状，次日出现左侧面舌部麻木和右侧上睑下垂局灶性神经功能缺损症状，头颅 MRI 显示右侧丘脑及脑桥广泛受累，存在明显的临床放射学分离。给予患者降压治疗后临床症状明显减轻，复查 MRI 病灶明显减小。出院 3 个月后电话随访，临床症状完全消失，复查 MRI 病灶完全吸收，支持可逆性后部脑病综合征诊断。

（马　驰）

参 考 文 献

高波，吕翠，李瑞生，等，2012. 以累及脑干为主的可逆性后部脑病综合征 6 例临床、影像学分析. 临床放射学杂志，31（4）：582-584.

宋捷，赵重波，卢家红，2014. 可逆性后部脑病综合征的研究现状与进展. 中国临床神经科学，22（4）：433-437.

Bartynski WS，2008. Posterior reversible encephalopathy syndrome，part 2：controversies surrounding pathophysiology of vasogenic edema. AJNR Am J Neuroradiol，29（6）：1043-1049.

Fugate JE，Claassen DO，Cloft HJ，et al，2010. Posterior reversible encephalopathy syndrome：associated clinical and radiologic findings. Mayo Clin Proc，85（5）：427-432.

Granata G，Greco A，Iannella G，et al，2015. Posterior reversible encephalopathy syndrome-insight into pathogenesis，clinical variants and treatment approaches. Autoimmun Rev，14（9）：830-836.

Largeau B，Le Tilly O，Sautenet B，et al，2019. Arginine vasopressin and posterior reversible encephalopathy syndrome pathophysiology：the missing link? Mol Neurobiol，56（10）：6792- 6806.

头晕伴发热 10 日，胡言乱语 1 日

患者，男，17 岁，因"头晕伴发热 10 日，胡言乱语 1 日"由门诊收入神经内科。

【现病史】

入院前 10 日无明显诱因出现头晕，伴有发热，为午后低热，偶有盗汗，无头痛及恶心呕吐，无肢体活动障碍，无言语障碍，无抽搐发作及意识障碍，自服阿奇霉素、克林霉素治疗，未见好转。患者于入院前一日上午出现胡言乱语，测体温 38.9℃，未行处置，为求明确诊治遂来笔者医院，门诊以"脑炎？发热待查"收入院。近 10 日患者饮食量略减少，大小便正常。

【既往史】

癫痫病史 2 年，口服卡马西平，控制良好无发作。肺结核病史 2 年。否认高血压、糖尿病、乙肝结核病史。无手术、外伤及输血史，无食物与药物过敏史。否认家族遗传病史。长期居住于原籍，高中生。否认吸烟、饮酒史。否认毒品接触史。

【体格检查】

生命体征：体温 38.3℃，脉搏 90 次/分，呼吸 18 次/分，血压 120/76mmHg。一般情况：皮肤、巩膜无黄染，肝掌及蜘蛛痣阴性，心律齐，各瓣膜区未闻及杂音，双肺听诊呼吸音清，未闻及明显干湿啰音，腹部平软，无反跳痛及肌紧张，肝脾肋下未触及，肝区叩击痛阴性，肾区叩击痛阴性，移动性浊音阴性。

【神经系统专科检查】

（1）精神智能状态：神志清楚，言语流利，查体欠配合。
（2）脑神经
第Ⅰ对：未测。
第Ⅱ对：双眼视力、视野粗测正常，眼底视盘边界清楚。
第Ⅲ、Ⅳ、Ⅵ对：上眼睑无下垂，眼球无外凸及内陷。双侧瞳孔等大同圆，直径 3mm，直接、间接对光反射灵敏。
第Ⅴ对：轻触觉和针刺觉不配合。

第Ⅶ对：双侧额纹对称，鼻唇沟对称。

第Ⅷ对：双侧听力粗测正常。

第Ⅸ、Ⅹ对：软腭抬举对称，咽反射对称存在。

第Ⅺ对：双侧胸锁乳突肌和斜方肌力量佳。

第Ⅻ对：伸舌居中，无舌肌萎缩和纤颤。

（3）运动系统：四肢肌力 5 级，肌张力正常。

（4）反射：四肢腱反射对称引出，双下肢巴宾斯基征（+）。

（5）感觉系统：不配合。

（6）脑膜刺激征：颈强直（+），克尼格征（+）。

【辅助检查】

（1）血常规示白细胞 $10.88 \times 10^{12}/L$，单核细胞百分数 110.20%。生化指标正常。甲状腺功能正常。术前八项正常。肿瘤指标正常。风湿、类风湿指标正常。抗核抗体谱阴性。抗心磷脂抗体两项阴性。抗中性粒细胞胞质抗体阴性。

（2）脑脊液：无色透明，压力 $210mmH_2O$，蛋白定性（±），细胞计数 $0.045 \times 10^9/L$，糖 2.0mmol/L，氯离子 114.8mmol/L，蛋白 1.44g/L。免疫球蛋白：IgG 0.147/L，IgA 0.045g/L，IgM 0.020g/L。单纯疱疹病毒Ⅰ型、Ⅱ型定性（-），TORCH 八项（-），3 次查抗酸杆菌涂片（-），结核杆菌 DNA 定性（+）。

（3）头颅 MRI+DWI：双侧脑室后角旁可见对称性斑片状长 T_2 高信号，T_1 加权像呈略低信号。胼胝体可见斑片状长 T_2 信号，T_1 加权像呈略低信号。DWI 示胼胝体斑片状高信号（图 15-1）。

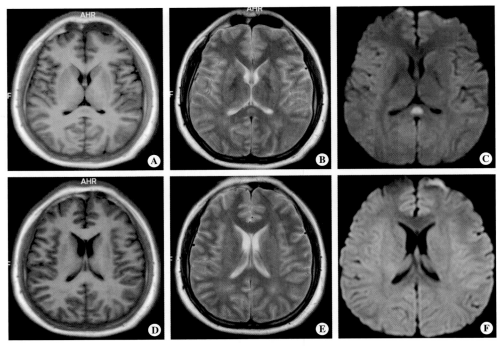

图 15-1 头颅 MRI+DWI

A～C. 患者入院时头颅 MRI+DWI 检查；D～F. 治疗 1 个月后复查

（4）头颅 MRA+MRV：未见异常。

【病情分析】

本例为年轻男性，近 10 日头晕伴午后低热、盗汗，脑膜刺激征阳性，脑脊液压力增高，细胞计数增高，糖、氯化物水平降低，虽然抗酸杆菌涂片阴性，但也高度提示结核性脑膜炎诊断。根据结核性脑膜炎治疗原则，患者临床症状、体征及实验室检查高度提示本病应立即开始抗结核治疗，给予患者利福平、吡嗪酰胺和链霉素联合治疗 4 周，患者精神异常明显好转，复查 MRI 胼胝体异常信号完全消失。

【诊断】

可逆性胼胝体压部病变综合征，结核性脑膜炎。

【讨论】

可逆性胼胝体压部病变综合征（reversible splenial lesion syndrome，RESLES）是近年来提出的一种由多种病因引起的累及胼胝体压部（SCC）的临床影像综合征。目前 RESLES 发病机制尚不明确，基于 RESLES 的神经影像学特点，推测兴奋性神经毒性细胞水肿是本病重要的病理生理学机制。由于谷氨酸释放增加或再吸收减少，细胞外间隙兴奋性氨基酸谷氨酸数量增加，谷氨酸和非 N-甲基-D-天冬氨酸（NMDA）受体结合介导钠离子进入细胞内从而产生细胞毒性水肿。由于胶质细胞和神经鞘中也存在谷氨酸的再摄取，故可出现髓鞘内和髓鞘间隙水肿，而对神经纤维束无破坏，因此随着致病因素的消除而逐渐好转。此外，胼胝体压部相对胼胝体其他区域缺乏肾上腺素能，使得该区域易受缺氧性血管扩张和自身调节功能衰竭的影响。RESLES 病因：癫痫发作和抗癫痫药物的使用、病毒或细菌感染、代谢紊乱、高原性脑水肿等，其中癫痫发作和抗癫痫药物血药浓度的明显波动是 RESLES 的最常见病因。

RESLES 特征性的影像学表现为胼胝体压部且多位于中心区域的局限性类圆形、非强化病变，如出现整个胼胝体压部受累的条状病变，称为"回旋镖征"。病变也可出现在胼胝体膝部、体部，甚至胼胝体外，如脑室旁白质、皮质下白质和基底核区。经相应治疗多数病灶可完全消失。

RESLES 的临床表现无特异性，多表现为脑炎或脑病症状，可仅表现为发热、头痛头晕、精神异常、意识状态改变和癫痫发作。此外，可能出现视觉相关症状，如视幻觉、视野缺损等，但很少被患者描述。

Garcia Monco 等于 2011 年提出了 RESLES 的诊断标准：①患者有神经系统功能受损；②头颅 MRI 可见胼胝体压部病变，且在随访过程中可完全消失或者显著改善；③伴或不伴胼胝体以外的病变。他们认为，胼胝体压部以外的其他部位出现病变并不能排除 RESLES 的诊断，只要其主要病变位于胼胝体压部就需考虑到本病的可能。但是，累及胼胝体压部的急性弥漫性脑病和其他常见的脱髓鞘或肿瘤性疾病并不能诊断为 RESLES。

RESLES 需与以下疾病进行鉴别。①可逆性后部脑病综合征：患者多伴原发疾病，如高血压、肾疾病、子痫等，MRI 示病变主要位于大脑后部，DWI 呈等或低信号，ADC 高信号，无强化。②多发性硬化（MS）：病灶常见于侧脑室前角与后角、半卵圆中心及胼胝体，病灶多垂直于脑室壁，开环强化是其典型特征。③后循环卒中：胼胝体压部供血动脉为大脑后动脉，因此胼胝体压部梗死多伴枕叶、颞叶内侧面、丘脑梗死等，且患者多有脑血管病危险因素。④原发性中枢神经系统淋巴瘤（PCNSL）：最常侵犯脑中央深部结构，包括胼胝体、基底核和侧脑室周围白质。DWI 呈高信号，ADC 为等或低信号，几乎均有明显强化。

目前 RESLES 治疗无特异性，主要针对病因进行治疗。临床上 RESLES 大多无神经系统功能障碍后遗症，但早期出现昏迷、胼胝体外病变及脑电图出现弥漫性慢波时多提示预后不良。有些病因，如低血糖若不能及时发现并干预，可导致胼胝体不可逆损伤。

该患者此次发病前每日规律口服卡马西平 0.4g，因发热自行服用阿奇霉素和克林霉素，其中克林霉素为细胞色素 P4503A4（CYP3A4）强抑制剂，而 CYP3A4 又是卡马西平活性代谢产物 10, 11-环氧卡马西平主要起催化作用的酶，因此在应用卡马西平的同时服用克林霉素，会导致卡马西平血浆浓度增高，引起 RESLES。此外 Makoto Hirotani 等曾报道过一例结核性脑膜炎患者在胼胝体压部、双侧基底核和内囊出现 DWI 高信号且无强化，抗结核治疗后异常影像学信号完全消失。也有结核性脑膜炎引起双侧丘脑可逆性对称性病变的报道，推测结核感染诱发的免疫机制参与了短暂存在的细胞或髓鞘内水肿，其中涉及 IL-6、细胞因子和抗原抗体反应等。

因此该患者的可逆性胼胝体压部病变可能是由卡马西平血药浓度变化或结核感染中某一原因引起，或是二者共同作用。停用克林霉素和积极的抗结核治疗均为针对可能病因的治疗。

（马　驰）

参 考 文 献

方玮，章殷希，丁美萍，2016. 可逆性胼胝体压部病变综合征. 中华神经科杂志，49（3）：258-260.

沈东辉，吴秀娟，刘亢丁，2015. 可逆性胼胝体压部病变综合征 24 例病例分析. 中风与神经疾病杂志，32（6）：547-548.

Garcia-Monco JC, Cortina IE, Ferreira E, et al, 2011. Reversible splenial lesion syndrome（RESLES）: What's in a Name? J Neuroimaging，21（2）：e1-e14.

病例 16

乏力、恶心、呕吐 2 日

患者，男，26 岁，因"乏力、恶心、呕吐 2 日"由门诊收入神经内科。

【现病史】

入院前 2 日无明显诱因出现乏力、恶心、呕吐多次，呕吐物为胃内容物，并出现精神萎靡、四肢乏力，未予重视。入院当日晨起出现发热，自测体温 39℃，并伴有双下肢大腿皮肤发红，病程中不伴有腹痛，无头晕、意识障碍及尿便失禁，不伴有耳鸣及听力减退，在笔者医院急诊就诊，血常规示白细胞 26.14×10^9/L，中性粒细胞百分数 91.80%；血生化示肌酐 149.1μmol/L、肌酸激酶 19 544.0U/L，急诊以"横纹肌溶解？"收入发热隔离病房。

入院后给予比安培南 0.3g，每日 2 次静脉滴注，赖氨匹林 0.9g，每日 1 次静脉滴注。20 小时后患者出现谵妄、胡言乱语，自行拔除留置针，并出现攻击性行为。给予右美托咪定药物后患者谵妄症状缓解，同时给予更昔洛韦、乌司他丁药物治疗，完善腰椎穿刺、头颅 MRI 检查。2 日后精神症状稳定，转入神经重症病房后继续治疗。

【既往史】

阑尾炎术后 20 余年。否认高血压及冠心病史。否认黑便、便血史，否认药物、食物过敏史。否认手术史。否认家族遗传病史。

【体格检查】（转入后）

生命体征：体温 39℃，心率 132 次/分，血压 106/65mmHg，呼吸 20 次/分。一般情况：头、眼、耳、鼻、喉未见异常。双肺呼吸音清，四肢及后背部可见皮下散在淤血点。右大腿外侧可见 10mm×12mm 创口，深度约 5mm，可达肌层，周边 15mm 皮肤红肿，皮温增高，无明显触痛。心脏听诊心律齐，未闻及杂音。腹部平软，未触及包块。肠鸣音正常。

【神经系统专科检查】（转入后）

（1）精神智能状态：神志清楚，精神萎靡，语声低微，查体合作。时间、地点、人物和环境定向力完整。

（2）脑神经

第 I 对：未测。

第Ⅱ对：双眼视力、视野粗测正常，眼底视盘边界清楚。

第Ⅲ、Ⅳ、Ⅵ对：上眼睑无下垂，眼球无外凸及内陷。双侧瞳孔等大同圆，直径 3mm，直接、间接对光反射灵敏，眼动充分，未引出眼震。

第Ⅴ对：轻触觉和针刺觉正常，咀嚼肌有力。

第Ⅶ对：双侧额纹对称，鼻唇沟对称。

第Ⅷ对：双耳听力粗测正常，Weber 试验居中，Rinne 试验显示双耳气导大于骨导。

第Ⅸ、Ⅹ对：软腭抬举对称，咽反射对称存在。

第Ⅺ对：转颈、耸肩对称有力。

第Ⅻ对：伸舌右偏，无舌肌萎缩和纤颤。

（3）运动系统：四肢肌力 4+级，肌张力正常。

（4）反射：四肢跟腱反射对称，双下肢巴宾斯基征（−）、查多克征（−）。

（5）感觉系统：深浅感觉正常对称，复合感觉正常。

（6）脑膜刺激征：颈强直（−），克尼格征（−）。

【辅助检查】

（1）入院后血常规检查见表 16-1，血生化系列检查见表 16-2，血培养未见细菌生长。肿瘤指标未见异常。

（2）尿常规：茶色，尿常规潜血（+++），蛋白质（+），酮体（−）。

（3）脑脊液：无色透明，压力 180mmH$_2$O。细胞数 2×10^6/L，氯离子 116.0mmol/L，蛋白 0.14g/L。脑脊液免疫球蛋白（IgA、IgG、IgM）在正常范围内。单纯疱疹病毒Ⅰ型、Ⅱ型定性（−）。墨汁染色（−）。

表 16-1 入院后血常规检查

项目	入院第 1 日	入院第 2 日	入院第 3 日	入院第 4 日
白细胞（$\times 10^9$/L）	26.14	20.34	12.31	7.78
中性粒细胞（%）	91.80	95.74	84.10	76.40
淋巴细胞百分数（%）	1.80	1.62	5.60	13.00

表 16-2 入院后血生化系列检查

项目	第 1 日	第 3 日	第 4 日	第 5 日	第 6 日	第 7 日	第 8 日	第 10 日
Cr（μmol/L）	149.1	160.4	114.1	104.2	86.7	80.6	79.6	74.7
CK（U/L）	19 544.0	99 200.0	103 996.0	10 300.0	25 762	11 007.0	3611.0	407.0
CK-MB（U/L）	349.0	5613.0	3578.0	2529.0	271.0	155.0	51.0	16.0
LDH（U/L）	2729	14 525	8124	5233	2981	1118	783	527

注：Cr. 肌酐；CK. 肌酸激酶；CK-MB. 肌酸激酶同工酶；LDH. 血清乳酸脱氢酶。

（4）头颅 CT：未见异常。

（5）头颅 MRI+DWI（入院第 2 日）：左侧颞叶内侧及胼胝体新发脑梗死（图 16-1）。头颅 MRI+DWI（入院第 12 日）：未见异常（图 16-2）。

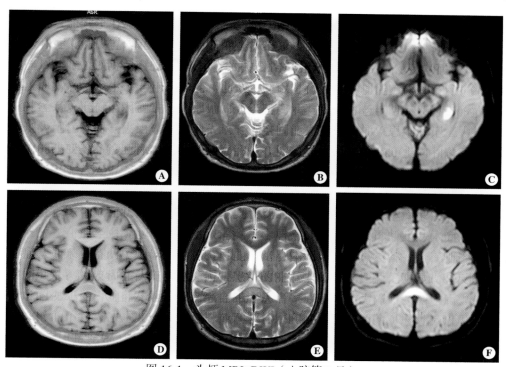

图 16-1　头颅 MRI+DWI（入院第 2 日）

A～C. 可见左侧颞叶长 T_1、T_2 信号，DWI 呈高信号；D～F. 左侧颞叶长 T_1、T_2 信号，DWI 呈高信号

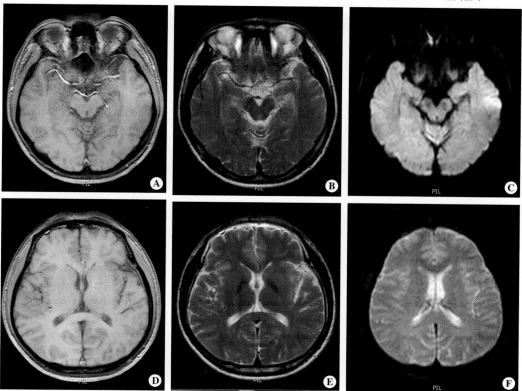

图 16-2　头颅 MRI+DWI（入院第 12 日）

（6）头颅 MRA：未见明显异常。

（7）创口分泌物培养：可见金黄色葡萄球菌。

（8）下肢肌肉及软组织 MRI：①双侧大腿肌肉异常信号，考虑渗出性改变。②双侧大腿皮下软组织渗出性改变，双侧大腿肌间隙内积液（图 16-3）。

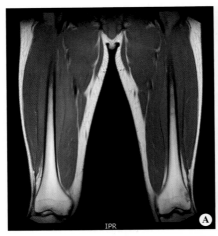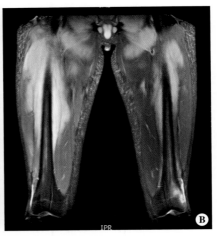

图 16-3　下肢肌肉及软组织 MRI

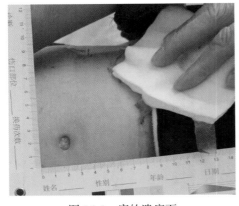

图 16-4　痈的溃疡面

【病情分析】

患者在急诊行血常规、血生化检查，见白细胞、肌酐、肌酸激酶等指标明显升高，尿液呈茶色，考虑"横纹肌溶解"，入院后可见双下肢及背部散在出血点，右大腿外侧可见痈肿，创口达肌肉组织（图 16-4），考虑局部感染导致双下肢横纹肌溶解。入院后 2 日出现谵妄，头颅 MRI 可见新发梗死病灶，入院第 12 日后梗死病灶消失，考虑可逆性后部白质脑病。

【诊断】

横纹肌溶解，可逆性后部脑病综合征，痈。

【讨论】

横纹肌溶解（rhabdomyolysis，RM）是指各种病因导致横纹肌细胞被破坏后，细胞内物质释放到细胞外液和血液循环中，进而引起的相应的临床表现。该病典型表现为肌痛、肌无力、茶色尿三联征，严重者可导致急性肾损伤等严重问题，甚至危及生命。导致横纹肌溶解的病因众多，如严重创伤或长时间肌肉受压、剧烈运动、癫痫的持续状态、代谢性肌病、高热、药物、酒精中毒、蛇咬伤或蜂蜇伤、内分泌疾病、感染、电解质紊乱等。其中感染最常见的是病毒感染，如流感病毒、巨细胞病毒、柯萨奇病毒等，以及严重的细菌感染均可引起横纹肌溶解。本例患者发病前曾有大腿外侧皮肤疖痈病史多月，未予重视。并且发病前期睡觉时使用过电热毯，不排除加重疖痈感染可能，通过肌肉筋膜间隙导致双下肢横纹肌损伤，出现横纹肌溶解的发生。

可逆性后部脑病综合征（posterior reversible encephalopathy syndrome，PRES）是以头痛、精神改变、癫痫发作、视觉障碍为主要临床表现，以大脑后部白质血管源性水肿为主要影像学表现，临床症状和影像学表现可逆的一组少见的临床神经影像综合征。

目前 PRES 的确切发病机制不明，发病机制主要有以下学说：①高血压高灌注学说；②细胞毒性学说和免疫原性学说；③神经肽学说；④精氨酸加压素（AVP）轴机制学说。具体可参考病例 14 描述。

RPES 的病变多在白质，最常累及头颅顶部及枕部，但也常累及大脑灰质部位，如额部、颞部和小脑等，病理上主要表现为血管源性水肿。在头颅 CT 上表现为等或低密度灶，在 MRI 上以后部白质为主，T_1 加权像呈等或低信号，T_2 加权像、ADC、FLAIR 呈高信号，DWI 多呈等或低信号，如果 DWI 上出现高信号表明病灶已由血管源性水肿发展为细胞毒性水肿。RPES 尚无明确诊断标准，临床症状缺乏特异性，故诊断多依赖于头部影像学检查。如经过治疗后临床表现及影像学异常在短期内恢复，则更支持 RPES 诊断。国外曾有报道甲型流感患者出现横纹肌溶解，后继发急性肾损伤并引起 RPES。方敩等曾报道过 1 例 13 岁患儿剧烈运动后出现横纹肌溶解继发 RPES，李晖等也曾报道过 1 例 35 岁患者因服药后出现横纹肌溶解 RPES 的病例，并且两例患者都伴有高血压，他们推测病因如下：①可能由于急性高血压引起脑血流量迅速增加，超过了脑血管的调节能力，局部血管内静水压升高从而引起脑组织水肿；②肌细胞释放肌红蛋白致活性氧渗漏产生氧自由基、炎性介质等可直接损伤脑血管内皮细胞，进而导致脑水肿。

本例患者为 26 岁的免疫功能正常的男性，早期患者出现恶心、呕吐症状，并伴有双下肢肌背部散在出血点，白细胞及肌酸激酶明显升高，右侧大腿可见 10mm×12mm 创口，深度可达肌层。头部 CT 扫描未见急性颅内病理表现。患者入院后出现谵妄，检查头颅 MRI 时考虑新发脑梗死，给予对症治疗 12 日后 MRI 病灶消失，可见其表现与 PRES 一致。但是本例患者在病程中并没有出现过血压升高的表现，我们考虑其病因可能是单纯的肌红蛋白产生氧自由基、炎性介质等直接损伤脑血管内皮细胞，进而导致疾病的发生。

临床上对于横纹肌溶解综合征患者早期进行积极扩容治疗，防止靶器官损伤，如病情持续进展，建议尽早透析治疗。

（刘　战　徐文鑫）

参 考 文 献

方敩，袁文华，魏二虎，等，2016. 合并可逆性后部白质脑病综合征的横纹肌溶解症一例. 中国小儿急救医学，23（12）：868-870.
李晖，张玉虎，黄智恒，等，2019. 横纹肌溶解合并可逆性后部脑病综合征一例. 中华神经科杂志，52（3）：223-225.
Fearnley RA，Lines SW，Lewington AJP，et al，2011. Influenza A-induced rhabdomyolysis and acute kidney injury complicated by posterior reversible encephalopathy syndrome. Anaesthesia，66（8）：738-742.

病例 17

言语笨拙 20 日，四肢无力 15 日

患者，女，87 岁，因"言语笨拙 20 日，四肢无力 15 日"由门诊收入神经内科。

【现病史】

20 日前无明显诱因出现言语笨拙，尚能表达语意，在外院就诊，头颅 MRI+DWI 示腔隙性脑梗死（未见新发梗死），给予患者丹参川芎嗪、依达拉奉、阿加曲班等药物静脉滴注。15 日前患者出现四肢无力，持物及行走费力，症状进行性加重，5 日前患者出院。出院时患者言语笨拙，不能持物及行走，病程中不伴有头晕、恶心、呕吐，无意识障碍及尿便失禁，近期进食水差。为求进一步诊治来笔者医院就诊。

【既往史】

患者有甲状腺功能亢进病史，未系统服药；心房颤动、心力衰竭病史 2 年；腔隙性脑梗死多年（行动缓慢，能独自行走及持物）。否认高血压及糖尿病病史。否认手术史。否认家族遗传病史。

【体格检查】

生命体征：体温 36.3℃，心率 82 次/分，血压 110/70mmHg，呼吸 18 次/分。一般情况：头、眼、耳、鼻、喉未见异常。双肺呼吸音清，心律不齐，短绌脉，腹部平软，未触及包块。肠鸣音正常。

【神经系统专科检查】

（1）精神智能状态：神志清楚，不完全混合性失语，查体不合作。时间、地点、人物定向力检查不配合。

（2）脑神经

第 I 对：未测。

第 II 对：双眼视力、视野粗测正常，眼底视盘边界清楚。

第 III、IV、VI 对：上眼睑无下垂，眼球无外凸及内陷。双侧瞳孔等大同圆，直径 3mm，直接、间接对光反射灵敏，双眼向左侧视不全。眼震（+）。

第 V 对：轻触觉和针刺觉正常。咀嚼肌有力。

第 Ⅶ 对：双侧额纹对称，鼻唇沟对称。

第 Ⅷ 对：检查不配合。

第 Ⅸ、Ⅹ 对：软腭抬举对称，咽反射减弱。

第 Ⅺ 对：检查不配合。

第 Ⅻ 对：伸舌居中，无舌肌萎缩和纤颤。

（3）运动系统：左上肢肌力 3 级，右上肢近端肌力 0 级，远端肌力 2 级，双下肢肌力 3 级，肌张力低。

（4）反射：双侧跟腱反射对称，双下肢巴宾斯基征（+），查多克征（+）。

（5）共济运动：检查不配合。

（6）感觉系统：双侧感觉检查不配合。

（7）脑膜刺激征：颈强直（-），克尼格征（-）。

【辅助检查】

（1）血常规示白细胞 2.72×10^9/L，中性粒细胞百分数 75.00%，血红蛋白 112g/L。血生化：血糖 8.62mmol/L，白蛋白 31.3g/L，N 末端-前 B 型钠尿肽 21700pg/ml，肌钙蛋白 I 0.044ng/ml。甲状腺功能五项：游离三碘甲状腺素（FT$_3$）14.37pmol/L（参考值范围 3.1～6.8pmol/L），游离甲状腺素（FT$_4$）39.01pmol/L（参考值范围 11.5～22.7pmol/L），促甲状腺激素（TSH）0.015μIU/ml（参考值范围 0.27～4.2μIU/ml），甲状腺球蛋白抗体（TGAb）25.5U/ml（参考值范围 0～60U/ml），甲状腺过氧化物酶抗体（TPOAb）75.4U/ml（参考值范围 0～60U/ml）。术前八项正常。

（2）心脏彩超：室壁运动减弱不协调，双心房扩大，二尖瓣反流（少量），三尖瓣反流（中度），肺动脉高压（中度），左心室收缩功能略减低，心律不齐。射血分数（EF）45%。

（3）头颅 CT：腔隙性脑梗死。

（4）头颅 MRI+FIAIR：①腔隙性脑梗死；②脑白质退变；③脑萎缩；④右侧上颌窦炎（图 17-1）。

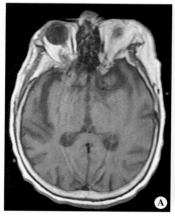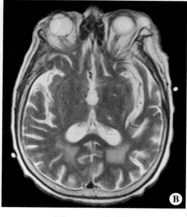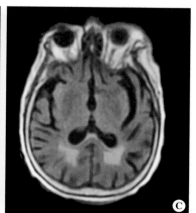

图 17-1 头颅 MRI

（5）头颅 MRA：①双侧 $A_1 \sim A_3$ 段、右侧 $M_1 \sim M_2$ 段、双侧 C_6 段、双侧 $P_1 \sim P_3$ 段局限性狭窄；②双侧 M_2 段以远闭塞。

（6）胸部 CT：①双肺间质性改变，考虑坠积性改变；②左肺钙化灶；③双侧胸膜肥厚，双侧胸腔少量积液；④甲状腺左右叶增大。

（7）全腹部 CT：①肝弥漫性脂肪浸润，肝囊肿；②胆囊结石、胆囊炎；③考虑副脾；④左侧肾上腺结节；⑤子宫密度不均。

【病情分析】

患者曾在外院接受改善循环、抗凝等药物治疗，住院期间再次出现四肢无力，头颅 MRI 检查未见新发脑梗死病灶，诊断为脑梗死。患者症状无好转后出院。收入笔者科室后重新复查头部 MRI，未见新发梗死灶，结合患者入院后进行的相关检查，无法解释其目前症状，结合甲状腺功能异常，考虑甲状腺抗体相关性脑病，给予甲泼尼龙 80mg/d，静脉滴注 5 日，丙硫氧嘧啶口服。治疗后第 3 日患者肢体力量明显好转，第 4 日可说话并进行交流，8 日后出院，出院时患者言语欠流利，可以无明显障碍交流，四肢肌力约 4 级。

【诊断】

桥本脑病，甲状腺功能亢进，腔隙性脑梗死，脑动脉狭窄，心房颤动，心力衰竭，肺动脉高压。

【讨论】

甲状腺是成年人最大的内分泌腺，能够分泌甲状腺激素，其主要作用是促进机体新陈代谢，维持机体的正常生长发育，并且促进机体氧化还原反应。对于中枢神经系统而言，甲状腺激素异常不仅可以通过甲状腺激素及其代谢物直接影响中枢神经，还可以通过下丘脑-垂体-甲状腺轴反馈作用，引起一系列代谢相关的中枢神经系统症状。

成人甲状腺相关性脑病分为甲状腺功能亢进症（甲亢）性脑病、甲状腺功能减退症（甲减）性脑病和甲状腺抗体相关性脑病。甲状腺抗体相关性脑病也称为桥本脑病（Hashimoto's encephalopathy，HE）。由于本例患者伴有甲亢和甲状腺抗体异常，这里主要探讨甲亢性脑病和 HE。

甲亢性脑病又称甲状腺毒性脑病，是甲亢神经系统损害的一种严重类型，可与甲亢危象并存，易误诊为病毒性脑炎和脑梗死。本病多于中青年发病，起病可急可缓，但急性起病者多见；最常见的诱因为不规律服用抗甲状腺药或停药。

甲亢性脑病的发病机制尚不明确，临床症状和影像学表现无特异性，呈现多样性。其发病机制可能与以下因素相关：①大量甲状腺激素使脑细胞线粒体氧化过程加速，消耗大量能量，导致神经细胞缺氧及能量不足，但成年人的脑、脾和睾丸等组织的线粒体缺乏甲状腺激素受体，因此这一推测有待进一步证实；②甲状腺激素是胎儿和新生儿脑发育的关键激素，可以增加中枢神经系统的兴奋性，为亲脂性激素，易透过血脑屏障损伤脑组织或者是由于代谢亢进，甲状腺激素代谢产物直接引起脑损伤。

甲亢性脑病可与甲亢危象并存，也可独立存在而不合并甲亢危象。而甲亢危象是一种可危及生命的疾病，需要紧急救治。日本甲状腺协会提出以 5 个临床表现为基础诊断甲亢危象。诊断的前提：存在 FT_3 或 FT_4 水平升高的甲状腺毒症。临床表现：①中枢神经系统表现，如躁动、谵妄、精神异常、嗜睡、昏睡、昏迷（格拉斯哥昏迷量表评分≤14 分）；②体温≥38℃；③心动过速，心率≥130 次/分或心房颤动时心室率≥130 次/分；④充血性心力衰竭，表现为肺水肿、心源性休克或 Killip 分级Ⅳ级或≥Ⅲ级；⑤胃肠道/肝脏症状，如恶心、呕吐、腹泻或总胆红素水平≥3.0mg/dl。甲亢患者若有中枢神经系统症状，加上上述条件中"②③④⑤"中的任意一条可以确诊甲亢危象。如果没有中枢神经系统症状，在甲亢的基础上出现上述条件中"②③④⑤"中至少 3 条也可以确诊甲亢危象。

甲亢性脑病的诊断标准：①有甲亢或甲亢危象的临床表现；②有四碘甲状腺原氨酸（T_4）、三碘甲状腺原氨酸（T_3）升高的实验室证据；③有神经系统局限性或弥漫性损害的证据；④抗甲亢治疗有效。

HE 由 Lord Brain 于 1966 年首次报道，是一种甲状腺抗体水平升高、伴卒中样发作、对激素敏感的脑病，发病率为 2.1/10 万。临床上 HE 伴甲状腺功能减退者约占 55%，甲状腺功能正常者约占 30%，甲状腺功能亢进者约占 7%。目前关于 HE 的发病机制，主要有以下几个学说：①自身免疫介导的中枢神经系统血管炎；②血管源性水肿学说；③促甲状腺激素释放激素（TRH）在中枢神经系统促甲状腺激素的毒性作用；④自身抗神经细胞抗体或 α-烯醇化酶（NAE）抗体对甲状腺组织和中枢神经系统共有抗原的自身免疫反应。

HE 最常见神经系统症状有认知功能障碍（36%～100%）、震颤（28%～84%）、意识障碍（26%～85%）、一过性失语（73%～84%）、癫痫发作（52%～66%）、肌阵挛（37%～65%）、步态异常/共济失调（28%～65%）、局灶性缺损（27%～67%）、卒中样发作（18%～31%）。精神异常表现有妄想症、视觉障碍、幻觉和情绪不稳。目前认为 HE 主要由自身免疫异常导致，发现时还可伴有其他免疫性疾病，如重症肌无力、肾小球肾炎、类风湿关节炎、系统性红斑狼疮、干燥综合征等。少数 HE 可能是副肿瘤疾病的一种表现。

对于 HE 的诊断目前尚无统一的标准。1991 年，Shaw 等提出对于不能解释的急性或亚急性脑病，反复卒中样发作，肌阵挛和震颤，脑脊液蛋白水平升高，甲状腺抗体阳性，如影像学、脑脊液、脑电图检查均无其他特异性异常，排除其他疾病，若对糖皮质激素治疗反应良好，应该考虑 HE 的诊断。2016 年 Graus 等在《柳叶刀神经病学》（*Lancet Neurol*）中将 HE 作为自身免疫性脑炎中一种独立疾病列出，提出了 HE 的诊断标准，满足以下 6 项可诊断：①伴有癫痫、肌阵挛、幻觉或卒中样发作的脑病；②亚临床或轻度的甲状腺疾病（通常是甲状腺功能减退）；③脑 MRI 正常或无特异性异常；④存在血清甲状腺抗体（TPOAb、TGAb）；⑤血清和脑脊液中无特征性的神经元抗体；⑥合理排除其他疾病。

临床上成人甲状腺相关性脑病少见，误诊率高。目前学术界对将 HE 作为一种独立的疾病存在争议，主要是由于 HE 病程中可伴随其他自身免疫性疾病。

HE 在临床上需与以下疾病进行鉴别。①病毒性脑炎：常表现为意识障碍、癫痫发作、局灶性神经功能缺失等，多数患者伴有发热、头痛等症状，脑脊液检查淋巴细胞数增高，MRI 可见丘脑、小脑、皮质下等稍长 T_1、长 T_2 信号，多数伴有明显均匀强化，偶有脑膜局部强化。②副肿瘤相关脑病：通常为亚急性起病，进展性认知及行为改变，并伴有局灶性神经功能缺损等症状，实验室检查可见抗神经元抗体阳性或脑脊液中特异性肿瘤生物标志物，患者常伴有肺癌、甲状腺癌、睾丸癌等肿瘤及副肿瘤疾病。

针对 HE 的治疗方法几乎包括所有用于治疗其他自体免疫疾病的方法。①糖皮质激素：目前认为，对于 HE 患者可给予大剂量糖皮质激素治疗，成人甲泼尼龙 0.5～1.0g/d 静脉滴注，儿童 30mg/kg 体重，共 3～5 日，之后逐渐减少剂量。在耐药病例中，一些学者推荐糖皮质激素与其他免疫抑制剂联合使用，如硫唑嘌呤、甲氨蝶呤和利妥昔单抗。②甲状腺激素：对于 HE，甲状腺激素不仅可作为替代治疗，还可用于非类固醇免疫调节和抑制高泌乳素血症，以及其他催乳素抑制剂。③血浆置换和静脉注射免疫球蛋白（IVIG）：塞尔维亚曾报道了一例对糖皮质激素治疗反应不良的 HE 患者在接受 IVIG 治疗后 7 年的持续缓解。血浆置换术也被成功应用于对类固醇无反应者和应用皮质类固醇后病情恶化的患者，可能是因为从血液中清除了某些自身抗体或炎症介质。

就本例患者而言，同时出现甲亢和甲状腺抗体异常，综合 Shaw 和 Graus 等提出的诊断标准：不能解释的急性或亚急性脑病，反复卒中样发作，甲状腺抗体阳性，影像学无特异性异常，对甲泼尼龙治疗反应良好，则符合 HE 的诊断。基于患者胸部和全腹部 CT、肿瘤指标检查，可基本排除肿瘤性疾病可能。同时患者无发热、心动过速等甲亢性脑病的特点，可排除甲亢性脑病的诊断。遗憾的是，由于患者年龄较大，未能进行脑脊液及其自身免疫性脑炎相关抗体检查。本例患者 2 个月后随访时已经可以在搀扶下行走。

（朱春雨）

参 考 文 献

郭永华，李亚琴，刘旭，等，2019. 甲状腺相关成人脑病研究进展. 解放军医学杂志，44（2）：176-180.

章娅，王冬梅，汪鸿浩，等，2016. 桥本脑病的研究进展. 中国免疫学杂志，32（5）：752-756.

Akamizu T，Satoh T，Isozaki O，et al，2012. Diagnostic criteria，clinical features，and incidence of thyroid storm based on nationwide surveys. Thyroid，22（7）：661-679.

Akamizu T，2018. Thyroid storm：a Japanese perspective. Thyroid，28（1）：32-40.

Churilov LP，Sobolevskaia PA，Stroev YI，2019. Thyroid gland and brain：enigma of Hashimoto's encephalopathy. Best Pract Res Clin Endocrinol Metab，33（6）：101364.

右侧偏身不自主运动 10 日

患者，女，77 岁，因"右侧偏身不自主运动 10 日"由门诊收入神经内科。

【现病史】

10 日前因右侧肢体不自主运动于外院就诊，主要表现为头部及右侧肢体持续性扭动，以上肢远端运动为主，右侧下肢呈不自主抖动，并伴有不自主地挤眉弄眼，影响进食、饮水、行走等日常生活；同时伴有睡眠差、情绪躁动，无恶心、呕吐，无排汗增多等。外院头颅 CT 示双侧基底核高密度影，腔隙性脑梗死。静脉血糖为 20.2mmol/L，诊断：脑出血不除外。住院期间给予脑蛋白水解物注射液等药物静脉滴注，未给予降糖治疗。住院 10 日后症状不见明显好转，遂转入笔者医院神经科继续治疗。

【既往史】

高血压病史 10 年，口服倍他乐克治疗（具体剂量不详）；2 型糖尿病 10 余年，接受中药治疗（成分不详），血糖控制不佳。否认手术史。否认家族遗传病史。

【体格检查】

生命体征：体温 36.2℃，心率 72 次/分，血压 138/75mmHg，血氧饱和度 97%，呼吸 18 次/分。一般情况：头、眼、耳、鼻、喉未见异常。双肺呼吸音清，心律齐，未闻及杂音，腹部平软，未触及包块。肠鸣音正常。

【神经系统专科检查】

（1）精神智能状态：神志清楚，言语欠流利。时间、地点、人物和环境定向力完整。MMSE 评分 30 分。

（2）脑神经

第 I 对：未测。

第 II 对：双眼视力粗测减退、视野正常，眼底视盘边界清楚。

第 III、IV、VI 对：上眼睑无下垂，眼球无外凸及内陷。双侧瞳孔等大同圆，直径 3mm，直接、间接对光反射灵敏，眼动充分，未引出眼震。

第 V 对：轻触觉和针刺觉正常，咀嚼肌有力。

第 VII 对：双侧额纹对称，鼻唇沟对称。

第 VIII 对：双耳听力粗测正常。

第 IX、X 对：软腭抬举对称，咽反射对称存在。

第 XI 对：转颈、耸肩对称有力。

第 XII 对：伸舌居中，无舌肌萎缩和纤颤。

（3）运动系统：面部可见挤眉、撇嘴、伸舌，右侧上肢手腕部屈曲、翻转，前臂前后扭转等不自主运动，右下肢可见膝关节以下内收、外展动作，左侧肢体肌力 5 级，右侧肢体肌力 4 级，双侧肌张力减低。

（4）反射：肱二头肌反射、肱三头肌反射、桡骨膜反射、膝腱反射和跟腱反射减弱，双侧病理征未引出。

（5）感觉系统：深浅感觉正常对称。

【辅助检查】

（1）血液检查：空腹血糖 12.25mmol/L，糖化血红蛋白 18%。尿常规：尿糖（+++），酮体（−）。电解质、肝功能、肾功能、血常规、红细胞沉降率、甲功五项、抗链球菌溶血素 O（ASO）、类风湿因子、C 反应蛋白等未见明显异常。

（2）头颅 CT（发病第 1 日，自带）：双侧基底核片状高密度影，腔隙性脑梗死（图 18-1）。

（3）头颅 MRI+DWI（发病第 11 日）：腔隙性脑梗死，基底核区稍长 T_1 长 T_2 信号（图 18-2）。

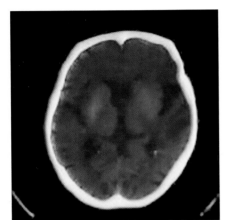

图 18-1　头颅 CT

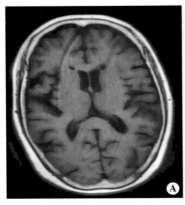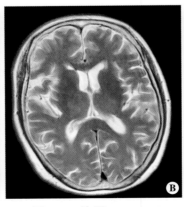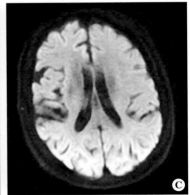

图 18-2　头颅 MRI+DWI

A. MRI T_1 加权像示双侧基底核略低信号，B. T_2 加权像高信号，C. DWI 像示双侧基底核信号基本对称

【病情分析】

发病第 1 日头颅 CT 提示双侧基底核区片状高密度影，外院不排除脑出血可能。入院

后复查头颅 CT，影像学表现无明显变化，由于患者肢体抖动，暂时无法进行 MRI 检查。入院后考虑为非酮症高血糖性偏侧舞蹈症，予以控制血糖，给予胰岛素降糖并监测血糖变化，患者血糖波动在 6.0～11.0mmol/L。胰岛素降糖 1 日后，患者不自主运动明显减少，住院 3 日后给予氟哌啶醇 2mg、每日 3 次口服治疗，病情好转期间进行头颅 MRI 检查，排除脑出血，对症处理 12 日后患者病情明显减轻，要求出院。

【诊断】

非酮症高血糖性偏侧舞蹈症，2 型糖尿病，高血压。

【讨论】

Bedwell 等于 1960 年最先报道非酮症高血糖性偏侧舞蹈症（hemichorea associated with non-ketotic hyperglycemia，HC-NH），该病病变部位与基底神经核有关，病变累及苍白球、尾状核、壳核、丘脑底核，临床表现为肢体不自主、无规律的舞蹈样动作等。HC-NH 是一种罕见的糖尿病并发症，可以是糖尿病的初始表现，也可以在急性高血糖事件后发病，多数出现在糖尿病病程中。HC-NH 常见于 2 型糖尿病血糖控制差的老年女性，平均发病年龄为 71 岁，男女比例为 1：1.8，但在 1 型糖尿病患者中也有报道。

HC-NH 的发病机制目前尚不完全清楚，主要有以下几种学说。①代谢紊乱学说：当 HC-NH 患者处于高血糖状态时，导致血脑屏障破坏，细胞内酸中毒，三羧酸循环受到抑制，乙酰乙酸为 γ-氨基丁酸（γ-aminobutyric acid，GABA）再合成的物质，非酮症高血糖患者缺乏乙酰乙酸，导致 GABA 大量消耗，作为抑制性神经递质的 GABA 产生减少导致基底核区功能受损，出现偏侧舞蹈症。②脑缺血损伤学说：高血糖会引起血液高渗状态，使微小血管自身调节功能受损，基底核区片状缺血性坏死，导致非酮症高血糖性偏侧舞蹈症；部分学者认为头颅 MRI 的 T_1 加权像呈高信号者，由于高血糖引起的脑缺血导致星形胶质细胞的增殖和表达，并引起顺磁性物质沉积。也有学者证实缺血损伤可诱发锰离子在大鼠纹状体星形胶质细胞中累积，导致顺磁性物质沉积。③多巴胺能神经系统学说：有研究表明，高血糖可上调多巴胺受体水平，抑制多巴胺代谢率，造成豆状核、尾状核区域神经环路紊乱，导致偏侧舞蹈症。应用多巴胺受体拮抗剂，如氟哌啶醇，可缓解舞蹈症症状，这一结果已在动物和临床试验中得到证实。④雌激素减退学说：随着老年女性患者体内雌激素水平减低，纹状体内多巴胺受体被激活，功能亢进。

HC-NH 常急性起病，临床表现为突然出现一侧或双侧肢体不自主、无规律、迅速的舞蹈样动作，严重时可呈投掷动作，面部可表现为不自主地挤眉弄眼、咬牙、伸舌、努嘴等异常表情，部分患者可有语言增多表现。上肢不自主运动发作频率多高于下肢，病变多累及单侧肢体，有时也可伴认知功能低下、精神障碍等。舞蹈症状在精神紧张时加重，安静时减轻，睡眠时消失。

诊断 HC-NH 需完善的辅助检查：①血液检查，患者血糖、糖化血红蛋白多明显升高，同时尿中酮体阴性，部分可见酮体阳性。曾有研究报道 HC-NH 发病时平均血糖水平 26.75mmol/L，平均糖化血红蛋白水平 14.4%。②头颅 CT，早期表现为尾状核、壳核和（或）苍白球的高密度影，病灶可在较短时间内（1～6 个月）消失。③头颅 MRI，T_1 加权像表现为病灶部位的片状高信号，T_2WI 表现为低信号或高信号，病灶边界清晰，无明显水肿和占位效应。DWI 为低信号。FLAIR 序列显示以等或低信号为主，少数为高、低混合信号，增强扫描无强化。MRS 分析可见患侧基底核区 N-乙酰天冬氨酸/肌酐（NAA/Cr）比值降低，胆碱/肌酐（Cho/Cr）比值增高，并可出现乳酸峰，分别提示病灶处存在神经元破坏、胶质细胞增生及缺血改变。SWI 可呈病灶低信号改变，提示该处可能有顺磁性物质沉积。少数患者 CT/MRI 上无异常表现。

　　HC-NH 需与脑血管疾病、颅内占位、神经系统变性疾病、感染、代谢性疾病、免疫性疾病及遗传性疾病等其他可引起舞蹈症的疾病进行鉴别，本部分主要讨论与以下几种常见疾病的鉴别。①脑出血：患者多有高血压病史，急性起病，迅速出现局限性神经功能缺损症状及头痛、呕吐等颅高压症状，头颅 CT 上高密度出血灶周围可有水肿带、占位效应。②小舞蹈病：多见于儿童和青少年，患者有溶血性链球菌前驱感染史，表现为急性或亚急性起病的舞蹈症，伴有肌张力低下、肌无力和（或）精神症状，病程呈自限性。③肝豆状核变性：为常染色体隐性遗传，多见于青少年，表现为进行性加重的锥体外系症状、精神症状、肝硬化、肾损害和角膜 K-F 环，以及血清铜蓝蛋白水平降低、血清铜水平降低和尿铜水平升高。④亨廷顿病：呈常染色体显性遗传，表现为慢性进行性舞蹈样动作、精神异常和痴呆，基因检测 CAG 重复序列拷贝数大于 40 有助于诊断。

　　HC-NH 的主要治疗手段为积极控制血糖，一旦诊断明确，应立即给予胰岛素降糖治疗，可有效缩短患者症状改善或消失的时间。舞蹈症状严重者，可加用多巴胺受体拮抗剂如硫必利、奋乃静、氟哌啶醇、氯丙嗪等药物降低脑组织兴奋性，并可联合苯二氮䓬类药物控制舞蹈症状。需要注意的是，一些患者可能会因为服用多巴胺受体拮抗剂而出现震颤、迟发性运动障碍等副作用，应注意药物使用剂量，采取个体化治疗方案。大多数 HC-NH 患者预后良好，少数患者症状持续存在。

　　结合本例患者特点及文献报道，HC-NH 具有以下几个特点：以偏身不自主舞蹈样运动起病，并伴有高血糖，头颅 CT 或 MRI 示病变累及基底核区，特别是豆状核、尾状核的典型影像学表现（头颅 MRI 的 T_1 加权像呈高信号或相应病变部位 CT 高密度影），治疗上多数患者的舞蹈症状在数天或数周内逐渐好转，多可随血糖的控制而消失。临床上遇到急性发作的偏侧舞蹈症患者，无论既往有无糖尿病病史，均应常规急查血糖，避免漏诊、误诊。

（刘丽娜）

参 考 文 献

胡雅岑，周亚芳，易芳，等，2017. 非酮症高血糖偏侧舞蹈症 3 例临床特征分析并文献复习. 中南大学学报（医学版），42（11）：1341-1347.

王晓宇，张玉婷，杨帆，等，2019. 非酮症高血糖相关性舞蹈症临床特征分析. 临床荟萃，34（10）：921-926.

Zheng W，Chen L，Chen JH，et al，2020. Hemichorea associated with non-ketotic hyperglycemia: a case report and literature review. Front Neurol，11：96.

阵发性不自主哭泣 5 年，左侧肢体无力 2 个月

患者，女，56 岁，因"阵发性不自主哭泣 5 年，左侧肢体无力 2 个月"就诊。

【现病史】

5 年前在一次与亲戚的争吵后开始出现阵发性不自主哭泣，表现为在听到令自己伤心难过的事情后出现情绪激动、紧张、不自主哭泣，病程呈慢性进行性进展。1 年前患者上述症状发作的次数明显增多。入院后问及患者"心情好不好时"，患者开始出现上述症状，表现为情绪激动，不自主哭泣，面色通红，嘴角向两侧裂开。停止询问 2~3 分钟后，上述症状自行缓解。2 个月前患者无明显诱因出现左侧肢体无力，上楼、起床费力，行动困难，病程中无四肢麻木、疼痛，无大小便障碍，无吞咽困难，偶有饮水呛咳。曾在当地医院就诊，行头颅 MRI 检查示双侧基底核区、半卵圆中心及小脑半球对称性异常钙化信号，诊断为"脑动脉硬化供血不足；颅内多发钙化"，给予改善循环等对症支持治疗后，病情稍有缓解。为进一步诊治，门诊以"颅内钙化"收入院。

发病后患者精神较差，饮食、睡眠可，出汗多，大小便基本正常。家属诉患者近一年来运动较迟缓，情绪波动大，易发脾气，易哭泣。

【既往史】

10 年前诊断为"系统性红斑狼疮"，未规律服药。2 个月前诊断为"糖尿病"。发现血压升高 1 月余。无吸烟、饮酒史，患者职业为农民，无农药、毒物接触史。10 年前行"阑尾切除术"。否认家族遗传病史。

【体格检查】

生命体征：体温 36.4℃，心率 94 次/分，卧位血压 148/89mmHg，脉搏血氧饱和度 99%，呼吸 20 次/分。一般情况：头、眼、耳、鼻、喉未见异常。双肺呼吸音粗，少许湿啰音，心律齐，未闻及杂音，腹部平软，未触及包块。肠鸣音正常。

【神经系统专科检查】

（1）精神智能状态：神志清楚，语声低微嘶哑，言语清晰，近记忆力、计算力正常，理解力下降。时间、地点、人物和环境定向力完整。MMSE 评分 28 分。

（2）脑神经

第Ⅰ对：未测。

第Ⅱ对：双眼视力、视野粗测正常，眼底视盘边界清楚。

第Ⅲ、Ⅳ、Ⅵ对：上眼睑无下垂，眼球无外凸及内陷。双侧瞳孔等大同圆，直径3mm，直接、间接对光反射灵敏，眼动充分，未引出眼震。

第Ⅴ对：轻触觉和针刺觉正常，咀嚼肌有力。

第Ⅶ对：额纹对称，左侧鼻唇沟变浅。

第Ⅷ对：双耳听力粗测正常。

第Ⅸ、Ⅹ对：软腭抬举对称，悬雍垂居中，咽反射减弱。

第Ⅺ对：转颈、耸肩对称有力。

第Ⅻ对：伸舌稍左偏，无舌肌萎缩和纤颤。

（3）运动系统：正常肌容积，左上肢肌力5-级，左下肢肌力4级，右侧上、下肢肌力5级，四肢肌张力正常。

（4）反射：双侧肱二头肌反射、肱三头肌反射、肱桡肌腱反射活跃，双侧膝腱反射和跟腱反射亢进。双侧霍夫曼征（+），左侧巴宾斯基征（+）、查多克征（+），右侧巴宾斯基征加强试验（+），余病理征（-）。

（5）感觉系统：深浅感觉正常对称，复合感觉正常。

（6）脑膜刺激征：颈强直（-），克尼格征（-）。

【辅助检查】

（1）血液检查：钙2.04mmol/L（参考值范围2.1～2.7mmol/L），镁0.72mmol/L（参考值范围0.67～1.04mmol/L），无机磷1.59mmol/L（参考值范围0.81～1.45mmol/L）。甲状旁腺激素（PTH）1.06pmol/L（参考值范围1.60～6.90pmol/L），25-羟基维生素D 18.77nmol/L（参考值范围47.7～144mmol/L），红细胞3.75×10^{12}/L，血红蛋白101g/L，白细胞2.81×10^{12}/L，白蛋白30.5g/L。自身免疫性抗体检测：抗核抗体（ANA）阳性，抗双链DNA抗体阳性，抗SSA抗体阳性，抗SSB抗体可疑阳性，抗Rib抗体阳性。肾功能、甲状腺功能、铁蛋白、转铁蛋白未见明显异常。

（2）尿电解质检查：24小时尿钙2.04mmol/L（参考值范围2.5～7.5mmol/L），24小时尿镁1.27mmol/L（参考值范围3.0～5.0mmol/L），24小时尿磷22.22mmol/L（参考值范围22～48mmol/L）。

（3）心电图：窦性心律，非特异性T波异常。

（4）头颅CT：颅内广泛钙化灶（图19-1）。

（5）胸部CT：慢性支气管炎征象，双肺少许淡片状影、条索及小结节影，多为炎症。双侧胸腔少量积液，心包少量积液，肺动脉干增宽，双侧腋窝淋巴结增多。

（6）头颅MRI：双侧半卵圆中心、尾状核、豆状核及丘脑、齿状核对称分布稍短T$_1$稍长T$_2$信号，增强扫描后见强化；双侧半卵圆中心及侧脑室轴位见片状异常信号，T$_1$加权像呈等及低信号，T$_2$WI呈高信号，FLAIR呈高信号，增强扫描未见强化，另颅内散在少许点状长T$_1$长T$_2$信号，各脑室、脑池形态、大小未见异常，中线结构无偏移。颅骨信号未见明显异常。

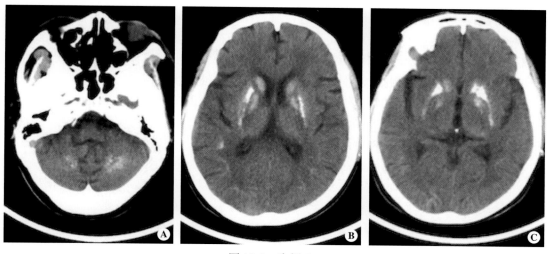

图 19-1　头颅 CT
A. 头颅 CT 示双侧小脑对称性钙化；B、C. 双侧基底核和皮质下区域对称性钙化

（7）量表检查：MMSE 28 分，MoCA 为中度认知功能损害，HAMA 14 分（肯定有焦虑），HAMD 18 分（中度抑郁）。

【病情分析】

本例为中年女性，慢性起病，主要表现为精神行为异常，精神异常表现为性格改变、认知功能降低、抑郁焦虑，行为异常主要表现为沉默寡言、表情呆滞、易哭。入院血电解质检查提示血钙浓度轻度降低，血无机磷浓度轻度升高，甲状旁腺激素水平下降，头颅 CT 提示颅内双侧基底核区、小脑、皮质下多发钙化灶。

【诊断】

甲状旁腺功能减退，颅内多发钙化灶，慢性支气管炎。

【讨论】

甲状旁腺功能减退主要表现为低钙、高磷酸盐和低甲状旁腺激素。本例患者甲状旁腺功能减退似乎不太可能是继发因素造成的，因为患者的肾功能和镁水平正常，从未服用过与甲状旁腺激素缺乏有关的药物，也没有表现出白内障、面部畸形、甲状腺肿、掌骨/跖骨缩短或其他提示假性甲状旁腺功能减退的骨骼异常。最初看到患者的头颅 CT 时，本科室也考虑了 Fahr 病。Fahr 病是指特发性基底核钙化，该病无继发性病因，且血钙、磷、甲状旁腺激素水平正常。然而，本例患者实验室检查结果显示，其有低钙血症、高磷血症和甲状旁腺激素缺乏症，且对治疗反应良好。另外，Fahr 病一般有家族遗传倾向，而患者的亲属没有类似的症状。也曾考虑为该患者进行基因检测，但由于患者经济困难，其家庭拒绝。综上，该患者更有可能被诊断为特发性甲状旁腺功能减退症。

原发性甲状旁腺功能减退症相对于术后继发性甲状旁腺功能减退症罕见，且部分患者没有低钙血症所致肌肉抽搐的典型症状，可以以精神和行为异常为首发症状隐匿起病。当患者出现精神行为异常时，医生应常规进行血钙和血磷检查。常规头颅 CT 扫描发现颅内钙化对帮助我们做出正确诊断而不是误诊为原发性精神疾病至关重要。此外，如果精神障碍患者对抗精神病药物或抗抑郁药物治疗无效，即使他们在出现精神症状前没有出现低钙血症，临床医生也应考虑特发性甲状旁腺功能减退症的可能性。

针对原发性甲状旁腺功能减退症引起的精神行为异常的治疗，分为原发病的治疗及精神行为异常的对症治疗。原发病的治疗主要以外源性补充钙、甲状旁腺激素为主。同时根据患者的精神症状给予抗精神病药物对症治疗。

特发性甲状旁腺功能减退症患者在出现其他该病典型症状（如低钙血症）之前，最初可能出现心理和行为异常。在与原发性精神和行为障碍鉴别诊断时，如患者表现出异常的钙和磷代谢，以及颅内钙化，则应考虑特发性甲状旁腺功能减退症的可能性。

（徐严明）

参 考 文 献

Abate EG，Clarke BL，2016. Review of Hypoparathyroidism. Front Endocrinol（Lausanne），7：172.

Aggarwal S，Kailash S，Sagar R，et al，2013. Neuropsychological dysfunction in idiopathic hypoparathyroidism and its relationship with intracranial calcification and serum total calcium. Eur J Endocrinol，168（6）：895-903.

Ang WK，Ko SM，Tan CH，1995. Calcium，magnesium，and psychotic symptoms in a girl with idiopathic hypoparathyroidism. Psychosom Med，57（3）：299-302.

Bilezikian JP，Brandi ML，Cusano NE，et al，2016. Management of hypoparathyroidism: present and future. J Clin Endocrinol Metab，101（6）：2313-2324.

Bohrer T，Krannich JH，2007. Depression as a manifestation of latent chronic hypoparathyroidism. World J Biol Psychiatry，8（1）：56-59.

Lawlor BA，1998. Hypocalcemia，hypoparathyroidism，and organic anxiety syndrome. J Clin Psychiatry，49（8）：317-318.

Rosa RG，Barros AJ，de Lima AR，et al，2014. Mood disorder as a manifestation of primary hypoparathyroidism: a case report. J Med Case Rep，8：326.

Shoback DM，Bilezikian JP，Costa AG，et al，2016. Presentation of hypoparathyroidism: etiologies and clinical features. J Clin Endocrinol Metab，101（6）：2300-2312.

Wodarz N，Becker T，Deckert J，1995. Musical hallucinations associated with postthyroidectomy hypoparathyroidism and symmetric basal ganglia calcifications. J Neurol Neurosurg Psychiatry，58（6）：763-764.

乏力 1 年，四肢不自主运动 40 余日

患者，女，41 岁，因"乏力 1 年，四肢不自主运动 40 余日"由门诊收入神经内科。

【现病史】

患者 1 年前因胸闷、心慌伴头痛在外院心内科就诊，住院期间检查发现肾功能异常，血清肌酐最高达 188μmmol/L，给予尿毒清、金水宝药物治疗，半年后患者肾功能不全症状加重，肌酐升至 726.4μmol/L，给予规律透析治疗。患者 40 余日前在外院透析 3 小时后出现四肢及躯干不自主运动和言语模糊，头颅 CT 示双侧基底核密度略减低，血尿素氮浓度 15.65mmol/L，血肌酐浓度 779.7μmol/L，自行静脉滴注 2 日甘露醇后不自主运动明显好转。30 余日前患者在透析医院住院治疗，头颅 MRI 示双侧豆状核对称片状异常影，不除外肝豆状核变性，给予血滤透析，以及丹参川芎嗪、甘油果糖、B 族维生素等药物治疗，患者症状略有好转，为求进一步诊治就诊于笔者医院。

【既往史】

2 型糖尿病病史 10 年（目前使用甘精胰岛素、门冬胰岛素降糖），糖尿病视网膜病变、糖尿病周围神经病变病史 5 年；慢性浅表性胃炎病史；甲状腺结节病史；高血压病史 10 余年，目前间断口服苯磺酸左旋氨氯地平、倍他乐克治疗。否认肝炎、结核病史。否认手术史。否认家族遗传病史。

【体格检查】

一般情况：头、眼、耳、鼻、喉未见异常。双肺呼吸音略粗，心律齐，未闻及杂音，腹部平软，未触及包块。肠鸣音正常。

【神经系统专科检查】

（1）精神智能状态：神志清楚，构音障碍，时间、地点、人物和环境定向力完整。MMSE 评分 30 分。

（2）脑神经

第 I 对：未测。

第 II 对：双眼视力、视野粗测正常，眼底视盘边界清楚。

第Ⅲ、Ⅳ、Ⅵ对：上眼睑无下垂，眼球无外凸及内陷。双侧瞳孔等大同圆，直径3mm，直接、间接对光反射灵敏，眼动充分，眼震（±）。

第Ⅴ对：轻触觉和针刺觉正常，咀嚼肌有力。

第Ⅶ对：双侧额纹对称，鼻唇沟对称。

第Ⅷ对：Weber试验居中，Rinne试验双耳气导大于骨导。

第Ⅸ、Ⅹ对：软腭抬举对称，反射正常。

第Ⅺ对：胸锁乳突肌和三角肌力量正常。

第Ⅻ对：伸舌居中，无舌肌萎缩和纤颤。

（3）运动系统：四肢及躯干可见不自主运动，呈舞蹈症，四肢肌肉略有萎缩，四肢肌张力减低，无肌束颤动，四肢肌力4+级。

（4）步态：不能完成。

（5）反射：四肢跟腱反射减弱。

（6）感觉系统：深浅感觉正常对称。

（7）脑膜刺激征：颈强直（－），克尼格征（－）。

【辅助检查】

（1）血液检查（自带）：血常规示白细胞8.08×10⁹/L；血生化示尿素氮17.56mmol/L，肌

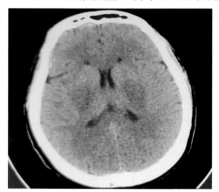

图20-1　头颅CT

酐901.60μmol/L，脂蛋白（a）390mg/L，钙2.78mmol/L，磷2.19mmol/L。甲状腺功能正常；肿瘤系列（指标）正常；甲状旁腺激素53.08pg/ml（参考值范围15.00～65pg/ml）；铜蓝蛋白（免疫比浊法）0.26g/L（参考值范围0.2～0.6g/L）。

（2）胸部CT（自带）：双肺少许炎症。

（3）脑地形图（自带）：α频带功率尚可，θ频带功率稍增高，β频带功率稍增高。轻度异常脑地形图。

（4）角膜K-F环：阴性。

（5）头颅CT（发病第2日）：双侧基底核密度略减低（图20-1）。

（6）头颅MRI+FLAIR（发病第24日）：双侧豆状核区对称性片状异常影（图20-2）。

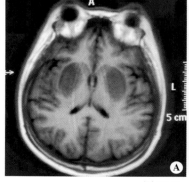
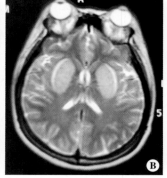
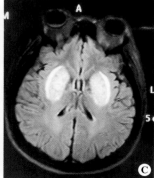

图20-2　头颅MRI+FLAIR（发病第24日）

A.T₁加权像示双侧基底核区对称性低信号；B.T₂加权像示双侧基底核区对称性高信号；C.FLAIR示双侧基底核区对称性高信号

（7）头颅 MRI+FLAIR+MRS（发病第 35 日）：脑内基底核区灰质核团异常信号并少量水肿，考虑代谢性脑病所致（图 20-3，图 20-4）。

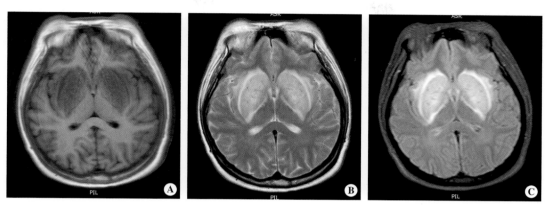

图 20-3　头颅 MRI+FLAIR（发病第 35 日）

MRI 示双侧基底核区病变范围较第 24 日扩大，水肿加重

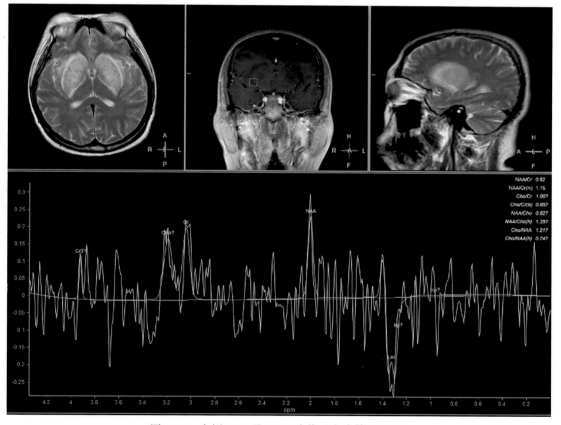

图 20-4　头颅 MRI 及 MRS 成像（发病第 35 日）

右侧基底核灰质核团 Cho 峰及 Cr 峰略升高，NAA 峰略减低；左侧基底核灰质核团 Cho 峰及 Cr 峰升高，NAA 峰略减低

【病情分析】

本例患者为中年女性，2型糖尿病病史多年，血糖控制不理想。透析后出现四肢肢体不自主运动及言语模糊，头颅 CT 示双侧基底核密度减低，考虑透析所致脑部损伤，给予药物治疗后患者临床症状略有减轻。外院曾不排除肝豆状核变性，入院后结合肝功能、角膜 K-F 环、血清铜蓝蛋白等检查，排除肝豆状核变性疾病。住院期间静脉滴注 B 族维生素、甘油果糖等药物后症状缓解，不自主运动、走路不稳程度减轻，自诉走路有踩棉花感，并出现少语、情绪改变等症状。之后在笔者医院进一步行 MRI 检查，提示病变部位水肿、扩大，并有典型豆状核叉状征，符合急性透析性脑病的特点。

【诊断】

急性透析性脑病，慢性肾病V期，2型糖尿病，高血压。

【讨论】

尿毒症患者未行透析即出现神经系统损害则称为尿毒症性脑病，若患者在透析过程或透析后出现以神经系统损害为主要表现的综合征则称为透析性脑病。透析疗法是目前肾衰竭最为有效的治疗措施之一，包括血液透析和腹膜透析。透析性脑病临床主要分为急性透析性脑病（也称为尿素逆转综合征）和透析性痴呆两种。有的学者也将透析后出现的脑梗死、脑出血及韦尼克（Wernicke）脑病归入透析性脑病范畴。

急性透析性脑病又称失衡综合征，是发生于透析过程或透析后 24 小时内的急性精神神经系统障碍疾病，症状可以持续数小时，部分症状可在持续几天后缓解，是一种自限性疾病，患者大多预后良好。发病机制主要为血液透析时血液内尿素氮水平迅速下降，由于血脑屏障的存在，脑内尿素氮下降缓慢，从而形成血浆与脑脊液间的渗透浓度差，水分则由血浆渗入脑脊液和脑细胞，形成脑脊液压力增高和脑水肿，从而出现神经症状。另外，透析治疗后，血液中代谢性酸中毒程度改善，CO_2 很快通过血脑屏障透出，而 HCO_3^- 不能透过而与 H^+ 形成 H_2CO_3，脑脊液的 PCO_2 增高，出现颅内酸中毒，这也加重了神经系统症状。透析性脑病还与透析不充分、透析次数减少、透析技术不熟练或透析时间过短有关。

急性透析性脑病的临床特点：①多发生在首次透析 3～4 小时后，以血液透析常见，腹膜透析发生率相对较低；②表现为头痛、呕吐、兴奋躁动、易激动或谵妄、癫痫发作、肌阵挛、精神异常，重者可出现意识障碍；③影像学上少数患者可以出现豆状核叉状征。豆状核叉状征是一种特征性神经影像学改变，头颅 MRI T_2 加权像和 FLAIR 像上表现为双侧豆状核基本对称的高信号，其形态看起来像西方进餐时常用的叉子，故而得名。叉子的干是由水肿的外部和内侧囊融合而成；中间臂一分为二，内部和外部髓质薄片将豆状核划分为三个部分（壳核、苍白球外侧、苍白球内侧）；相关的弥漫性脑水肿也可以出现；限制扩散不是典型的特征之一。

治疗时首先可以适当延长透析时间，用高钠透析液透析。如出现脑水肿，可静脉滴注溶质，增加血浆渗透压。重者可用甘露醇、白蛋白等。若出现癫痫发作、肌阵挛，可给予地西泮治疗，苯妥英钠及苯巴比妥通常无效。若出现精神症状应给予氟哌啶醇药物治疗。

透析性痴呆见于长期透析患者，多于透析 14～36 个月时发生，呈亚急性起病、进行性发展，可有周期性波动。多数学者认为透析性脑病为血清铝对神经系统的毒性作用所致，血清铝来源于透析液。主要临床表现：①语言障碍，如言语含糊、运动性失语、命名性失语、失读和书写障碍等；②认知功能障碍，如近记忆力下降、定向力障碍（时间、地点、人物），认知功能障碍可能为永久性损害；③运动障碍，如肌阵挛、震颤、步态异常、癫痫、手足徐动症等；④精神行为异常，如易激惹、易怒、欣快感、暴力、抑郁、冷漠、无动性缄默等；⑤其他，如少数患者可以出现偏瘫、面瘫等症状。辅助检查：血液检查示部分患者血清铝水平升高。脑电图出现弥漫性多灶性慢波及额中区双侧同步性棘慢综合波。

值得注意的是，透析患者还容易出现药物性脑病，表现为癫痫、抽搐、震颤等神经系统症状，其原因主要是使用 β-内酰胺类抗生素，由于该类抗生素本身具有广谱、高效、低毒的优点，因此临床应用广泛，而在透析的情况下，其在血清中浓度升高会导致一系列神经系统损害，通常认为这与其干扰神经递质 γ-氨基丁酸活性有关。出现药物性脑病相关症状后应立即停止使用相关抗生素，可更换其他种类的抗生素。

急性透析性脑病需与以下疾病相鉴别。①CO 中毒后迟发性脑病：是指 CO 中毒患者在急性中毒症状恢复后数天或数周表现正常或接近正常的"假愈期"再次出现以急性痴呆、精神障碍为主要表现，伴有锥体外系症状的脑功能障碍。头颅 MRI 可见双侧对称性大脑皮质、白质和基底核脱髓鞘改变。根据前期 CO 中毒病史可鉴别。②亚急性坏死性脑脊髓病（Leigh 综合征）：是线粒体脑肌病的一种类型，为进行性神经系统变性疾病，多发生对称性脑干、基底核灰质核团的局灶变性坏死，婴幼儿起病，可出现喂食困难和精神运动性障碍，伴有听力和视力丧失、癫痫、痉挛和共济失调等症状；头颅 MRI 可见双侧基底核（或）脑干对称性长 T_1 长 T_2 病变，尾状核也常见低密度影。根据家族史和基因检测可进行鉴别。③甲醇中毒性脑病：甲醇中毒后可出现头昏、乏力、视物模糊或复视、失明，甚至意识障碍等症状，头颅 MRI 可见双侧基底核、海马和弥漫性异常信号。④其他：如肝豆状核变性、高血糖性脑病、颅内静脉血栓形成、颅内动静脉瘘和霉甘蔗中毒等都可出现双侧基底核病变。

本例患者规律透析半年，透析 3 小时后出现不自主运动，伴有构音障碍，头颅 MRI T_1 加权像示低信号，T_2 加权像示高信号，发病过程中无痴呆等高级智力减退的表现，符合急性透析性脑病的诊断。遗憾的是，本例患者没能进行血清铝浓度测定。6 个月后回访，患者仍有少许上肢不自主运动，下肢走路接近正常。

（徐文鑫）

参 考 文 献

陈颖，2018. 透析性脑病. 重庆：重庆医科大学.
李岫，刘凯，高远，等，2019. 急性透析性脑病 1 例及其鉴别诊断. 中国卒中杂志，14（10）：1056-1059.
王志军，李连朝，2016. 急性透析性脑病一例及其头颅 MRI 影像表现. 中华神经科杂志，49（4）：322-323.
Chen Y，Tian X，Wang XF，2018. Advances in dialysis encephalopathy research：a review. Neurol Sci，39（7）：1151-1159.

右侧额面部红斑水疱 7 日，视物双影 1 日

患者，女，48 岁，因"右侧额面部红斑水疱 7 日，视物双影 1 日"由皮肤科转入神经内科。

【现病史】

7 日前右侧额面部出现少量红斑及水疱，伴疼痛，未进行任何治疗，红斑及水疱逐渐增多，沿神经呈带状分布，疼痛加剧，就诊于皮肤科，给予膦甲酸钠 3.0g/d、复方三维 B 静脉滴注 4 日。1 日前患者出现头痛，双眼向左侧视物时出现视物双影伴视物模糊、头晕、恶心症状，病程中不伴发热、畏寒，无咳嗽、咳痰等其他不适，为求进一步诊治转入神经内科继续治疗。近两年患者常有加班、熬夜等情况。

【既往史】

否认高血压、糖尿病病史。否认农药、毒物接触史。否认手术史。否认吸烟、饮酒史。否认家族遗传病史。

【体格检查】

生命体征：体温 36.3℃，心率 80 次/分，血压 125/65mmHg，呼吸 18 次/分。一般情况：头、眼、耳、鼻、喉未见异常。双肺呼吸音清，心律齐，未闻及杂音，腹部平软，未触及包块。肠鸣音正常。右侧头面部沿神经呈带状分布大小不等红斑，可见簇集性粟粒大小水疱，局部皮肤破损。

【神经系统专科检查】

（1）精神智能状态：神志清楚，言语流利。时间、地点、人物和环境定向力完整。MMSE 评分 30 分。

（2）脑神经

第Ⅰ对：未测。

第Ⅱ对：双眼视力、视野粗测正常，眼底视盘边界清晰。

第Ⅲ、Ⅳ、Ⅵ对：上眼睑无下垂，眼球无外凸及内陷。双侧瞳孔等大同圆，直径 3mm，

直接、间接对光反射灵敏，左眼外展受限，眼震（＋）。

第Ⅴ对：右侧面部三叉神经眼支区域痛觉过敏，第二、三支区域痛温觉减退。咀嚼肌有力。

第Ⅶ对：双侧额纹对称，鼻唇沟对称。

第Ⅷ对：双耳听力粗测正常。

第Ⅸ、Ⅹ对：软腭抬举对称，咽反射对称存在。

第Ⅺ对：转颈、耸肩对称有力。

第Ⅻ对：伸舌居中，无舌肌萎缩和纤颤。

（3）运动系统：正常肌容积，四肢肌力 5 级，四肢肌张力未见异常。

（4）共济运动：双侧指鼻、跟膝胫试验稳准。

（5）反射：四肢腱反射对称，双下肢巴宾斯基征（－）、查多克征（－）。

（6）感觉系统：右侧面部三叉神经眼支区域痛觉过敏，第二、三支区域及右侧肢体痛温觉减退。

（7）脑膜刺激征：颈强直（＋）、克尼格征（＋）。

【辅助检查】

（1）血液检查：白细胞 7.69×10^9/L，血清 T-SPORT 检查阴性，抗核抗体系列正常，风湿、类风湿抗体系列正常；TORCH（血清）：单纯疱疹病毒 IgG 1.64 S/CO。

（2）脑脊液无色透明，压力 130mmH$_2$O，细胞数 68×10^6/L，脑脊液蛋白 0.55g/L，IgA 0.007g/L，IgG 0.070g/L，单纯疱疹病毒Ⅰ型、单纯疱疹病毒Ⅱ型定性（－），墨汁染色（－），结核杆菌 DNA 定性（－）。

（3）头颅 CT：未见明显异常。

（4）头颅 MRI：脑内少许缺血灶。

（5）头颅 MRI 增强扫描：脑内少许缺血灶（图 21-1）。

（6）脑电图：大致正常脑电图。

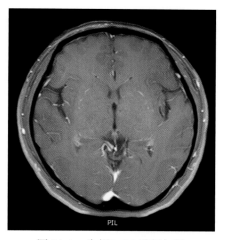

图 21-1　头颅 MRI 增强扫描

【病情分析】

患者的带状疱疹分布在三叉神经第一支（眼支），转科前曾在皮肤科接受抗病毒药物、复合维生素静脉滴注 4 日，患者带状疱疹症状略有缓解，部分伴有结痂。转科前 1 日出现视物双影伴视物模糊、头晕、恶心症状，神经科会诊时可见结膜充血、左眼外展受限、眼震（＋）、颈强直（＋）、克尼格征（＋），考虑颅内感染可能。转科后给予腰椎穿刺检查以明确诊断，并同时给予膦甲酸钠 3.0g，每日 2 次，静脉滴注。病程中同时给予复合维生素、神经生长因子皮下注射，甲泼尼龙 80mg/d 静脉滴注治疗，患者视物双影症状逐渐消失，带状疱疹结痂，病情好转后出院。

【诊断】

病毒性脑膜脑炎，带状疱疹。

【讨论】

带状疱疹是由长期潜伏在脊髓后根神经节或颅神经节内的水痘-带状疱疹病毒（varicella-zoster virus，VZV）经再激活引起的感染性皮肤病。其特点是疱疹呈带状分布，具有一定的传染性。

VZV 属于人类疱疹病毒 α 科，是一种 DNA 病毒，为人类疱疹病毒Ⅲ型。VZV 可经飞沫和接触传播，原发感染主要引起水痘；VZV 可沿感觉神经轴突逆行，或经感染的 T 淋巴细胞与神经元细胞融合，转移到脊髓后根神经节或脑神经节内并潜伏。当机体抵抗力下降时，VZV 特异性细胞免疫力下降，潜伏的病毒被激活，通过感觉神经轴突转移到皮肤引起带状疱疹。

带状疱疹的典型临床表现为发疱疹前 1～5 日患者可有轻度乏力、低热、食欲差、头痛等全身症状。前驱期后皮肤出现成簇样的丘疱疹和水疱，大小不定，外周绕以红晕。疱疹沿受累神经周围神经区域呈带状分布，且多发生在肢体一侧，通常不超过中线。疱疹期间一般会出现神经痛，患处皮肤自觉烧灼感和神经痛，疼痛呈钝痛、抽搐痛或跳痛，触之疼痛明显。疱疹消退后会形成结痂，部分可出现色素沉着。病程一般为 2～4 周，老年人持续时间较长。出疹后持续 3 个月以上的疼痛称为带状疱疹后遗神经痛。典型的好发部位为肋间神经（53%）、颈神经（20%）、三叉神经（15%）及腰骶部神经（11%）。

带状疱疹除以上典型表现外，还可有以下不典型表现。①眼带状疱疹：表现为单侧眼睑肿胀、结膜充血，部分可累及角膜形成溃疡性角膜炎；②耳带状疱疹：病变累及面神经和听神经，表现为外耳道疱疹及疼痛，如病变同时累及膝状神经节，可出现肌阵挛性小脑协调障碍；③顿挫型带状疱疹：仅出现红斑、丘疹，而不出现水疱；④带状疱疹性脑膜脑炎：病毒侵犯中枢神经系统，发生病毒性脑炎和脑膜脑炎；⑤如病毒侵犯内脏神经可导致急性胃肠炎、膀胱炎；⑥无疹型带状疱疹：仅有疼痛，无疱疹；⑦播散型带状疱疹：对于年老体弱或伴有免疫系统缺陷的患者，病毒可经血液传播导致广泛性水疱样疹，并侵犯肺脏和脑等器官；⑧其他还有出血性、大疱性和坏疽性带状疱疹。

带状疱疹合并脑膜脑炎在临床上并不常见。刘金耀等曾对 45 例带状疱疹合并脑膜脑炎患者进行回顾性研究，发现大多数患者在 60 岁以前发病，上呼吸道感染、过度劳累、肿瘤、化疗及长期使用大剂量糖皮质激素治疗是导致带状疱疹性脑膜脑炎的重要因素。并且有多篇文献曾报道在获得性免疫缺陷综合征（AIDS）患者中，VZV 可以直接侵犯中枢神经系统导致脑膜脑炎而无带状疱疹的临床症状，说明其发病机制可能是病毒直接侵犯脑组织，或者免疫机制缺陷导致。

带状疱疹前驱期无皮损仅有疼痛时诊断较困难，需注意鉴别，主要从以下两方面进行鉴别诊断：①从皮肤表现及疱疹方面，带状疱疹需要与单纯性疱疹、接触性皮炎、丹毒、虫咬皮炎、大疱性类天疱疮等疾病进行鉴别。②从疼痛部位方面，胸部疼痛需要与心绞痛、肋间神经痛、肋软骨炎等相鉴别；腹部疼痛需要与胆囊炎、胆结石、肾结石、腰椎间盘突出等疾病进行鉴别。

带状疱疹主要以抗病毒药物治疗为主，包括阿昔洛韦、伐昔洛韦、泛昔洛韦和膦甲酸钠。糖皮质激素治疗带状疱疹目前存在争议，对于年龄大于 50 岁、出现大面积皮疹及重度疼痛、累及头面部的带状疱疹、疱疹性脑膜炎及内脏播散性带状疱疹患者，可使用糖皮质激素，但因存在一定的副作用，临床上糖尿病、消化性溃疡、高血压及骨质疏松患者需要谨慎使用。对于有免疫抑制的患者需用干扰素、胸腺肽等药物。

本例患者最早出现三叉神经眼支带状疱疹，考虑其曾长期加班、熬夜，可能为免疫力低下导致 VZV 侵犯中枢神经系统，发生病毒性脑膜炎。病情加重后，由于本例患者及时增加了抗病毒药物和营养神经药物等的剂量，回访预后良好。笔者也曾见过一例三叉神经带状疱疹后出现急性球后视神经炎的患者，由于未能得到及时救治最终导致双眼失明。这些病例提示在临床查体时除了皮肤疱疹，还需要注意是否存在脑神经受损、颈强直和克尼格征等神经系统症状，详细的查体可以避免漏诊、误诊。

（刘丽娜）

参 考 文 献

刘金耀，郭淑兰，赵克宁，等，2002. 45 例带状疱疹并脑膜脑炎的回顾性研究. 中国麻风皮肤病杂志，18（2）：115-117.

钱庆芳，冯学敏，崔乐祥，等，2016. 病毒性脑炎合并急性视网膜坏死综合征 2 例报告. 中风与神经疾病杂志，33（9）：850-851.

中国医师协会皮肤科医师分会带状疱疹专家共识工作组，2018. 带状疱疹中国专家共识. 中华皮肤科杂志，51（6）：403-408.

右上肢无力伴高热、意识障碍 5 个月

患者，男，30 岁，因"右上肢无力伴高热、意识障碍 5 个月"由门诊收入神经内科。

【现病史】

5 个月前无明显诱因全身乏力、精神萎靡后出现右上肢无力，以远端为主，表现为持物不能，3 天内逐渐发展为右上肢近端肌无力，表现为上抬困难，并出现高热、意识丧失，最高体温达 40℃，病程中不伴肢体抽搐、双眼凝视、口吐白沫等不适，就诊于外院，诊断不详。对症支持治疗（具体药物不详）后，未再发热，意识恢复，但右上肢无力加重，之后转至某院就诊，检查乙型脑炎 IgM 抗体阳性，考虑"病毒性脑膜脑炎、流行性乙型脑炎？"，予以抗病毒治疗，右上肢无力无好转，逐渐出现右上肢近端肌肉萎缩，4 个月内逐渐发展至远端肌肉萎缩，偶可有右侧拇指麻木不适感。病程中不伴有饮水呛咳、吞咽障碍、尿便障碍、肢体麻木等不适，于当地医院行针灸、康复等对症治疗，病情仍未见好转，遂再次以"肌无力"收入笔者医院神经内科。患者起病以来，精神、饮食、睡眠一般，大小便正常，起病 1 个月内体重下降 10kg，后未再变化。

【既往史】

既往体健，否认高血压、糖尿病、乙肝及肿瘤病史，否认手术、头部外伤史，否认输血史、药物过敏史及毒物接触史，否认家族遗传病史。

【体格检查】

生命体征：体温 36.5℃，心率 80 次/分，血压 125/70mmHg，呼吸 18 次/分。一般情况：头、眼、耳、鼻、喉未见异常。双肺呼吸音清，心律齐，未闻及杂音，腹部平软，未触及包块，肠鸣音正常。

【神经系统专科检查】

（1）精神智能状态：清醒安静，语声低微嘶哑，时间、地点、人物和环境定向力完整。MMSE 评分 30 分。

（2）脑神经

第Ⅰ对：未测。

第Ⅱ对：双眼视力、视野粗测正常，眼底视盘边界清楚。

第Ⅲ、Ⅳ、Ⅵ对：上眼睑无下垂，眼球无外凸及内陷。双侧瞳孔等大同圆，直径3mm，直接、间接对光反射灵敏，眼动充分，未引出眼震。

第Ⅴ对：轻触觉和针刺觉正常，咀嚼肌有力。

第Ⅶ对：双侧额纹对称，鼻唇沟对称。

第Ⅷ对：左耳听力较右耳差。Weber试验偏右，Rinne试验显示双耳气导大于骨导。

第Ⅸ、Ⅹ对：软腭抬举对称，咽反射对称存在。

第Ⅺ对：胸锁乳突肌和三角肌力量正常。

第Ⅻ对：伸舌居中，无舌肌萎缩和纤颤。

（3）运动系统：右上肢肌张力下降，右上肢肌力2级，左侧肢体肌张力正常，肌力5级。右侧胸锁乳突肌、肩胛肌、冈上肌、冈下肌、三角肌、肱二头肌、肱三头肌、旋前肌、大鱼际肌、拇指间肌均可见萎缩，余肌肉未见萎缩。

（4）反射：右上肢腱反射减弱，余肢体腱反射活跃，霍夫曼征（－），掌颌反射（－），下颌反射（－），胸大肌反射（－）。双下肢巴宾斯基征（－）、查多克征（－）。

（5）感觉系统：四肢轻触觉、针刺觉、振动觉、本体感觉对称存在。

（6）脑膜刺激征：颈强直（－），克尼格征（－）。

【辅助检查】

1. 入院前辅助检查结果

（1）血常规、肝肾功能、电解质、凝血功能、甲状腺功能、肿瘤系列指标、免疫系列指标等未见明显异常。

（2）脑脊液无色透明，乙脑IgM抗体阳性；脑脊液生化检查示微量蛋白0.94g/L。脑脊液常规未见异常，涂片查细菌、真菌、隐球菌、结核抗体及细菌培养均未见。

（3）心电图、腹部彩超、泌尿系彩超、心脏彩超均未见异常。

（4）肌电图：上下肢呈周围神经源性损害（右上肢为主）。

2. 笔者医院辅助检查结果

（1）血常规、肝肾功能、电解质、凝血功能、甲状腺功能、肿瘤系列指标、免疫系列指标检查均未见明显异常。

（2）脑脊液无色透明，脱落细胞检查见少量淋巴细胞。脑脊液常规、生化结果未见异常。涂片查细菌、真菌、隐球菌、结核抗体及细菌培养均未见。抗神经节苷脂抗体阴性。

（3）头颅MRI、右侧臂丛神经MR水成像、颈椎MRI未见异常。

（4）肌无力肌电图，$C_5 \sim T_1$脊髓前角或前根损害可能（右侧$C_5 \sim T_1$，左侧$C_{5,6}$水平）。

【病情分析】

本例为中年男性，急性起病，病程中伴高热、意识障碍，曾在外院住院且根据脑脊液乙型脑炎抗体阳性诊断为流行性乙型脑炎，予以抗病毒等相关治疗后意识障碍好转，但出

现右上肢无力，并且在后续治疗中肢体无力未见好转，之后再次入住笔者科室。头颅
MRI、右侧臂丛神经 MR 水成像、颈椎 MRI 均未见异常。肌无力肌电图：$C_5 \sim T_1$ 脊髓
前角或前根损害可能（右侧 $C_5 \sim T_1$，左侧 $C_{5,6}$ 水平），给予相关营养神经治疗，患者肢体
无力仍无明显好转。

【诊断】

流行性乙型脑炎，周围神经病。

【讨论】

流行性乙型脑炎（简称乙脑）是由乙脑病毒引起的急性中枢神经系统传染病。乙脑病
毒经蚊媒传播，于夏秋季流行。

临床上此病起病急骤，在某些情况下，发热可能是感染的唯一表现，急性脑炎综合征
发病前 3～4 日可出现鼻炎、腹泻等非特异性症状，发热 2～3 日后可出现中枢神经系统症
状，表现为意识模糊、头痛、呕吐，常伴有癫痫，重者有惊厥及昏迷，并留有不同程度后
遗症。有报道认为，20%～60% 的乙脑患者也可表现出神经系统异常，如感觉改变、癫痫、
局灶性神经功能障碍、急性弛缓性瘫痪、短暂的帕金森病特征和肌张力障碍（四肢、轴向、
面部）。局灶性神经系统体征变化多样，能反映损伤的解剖部位。帕金森病特征包括面具样
的凝视脸和震颤，反映了基底核的参与，其他运动障碍包括呙嘴、磨牙症、舞蹈手足徐动
症和偏瘫。脊髓灰质炎样弛缓性瘫痪表明脊髓前角细胞受损，脑神经症状包括面瘫、上睑
下垂和眼球运动异常。患者可出现明显的全身性强直-阵挛性发作，在某些情况下也可观察
到细微的运动性发作，特别是处于疾病进展期的儿童。神经系统以外的症状包括肺水肿（可
为脑干受累引起的神经源性水肿），肝脾大，肝酶轻度升高，血小板减少。有研究表明，1/3
的乙脑患者可出现全身或局灶性无力，1/4 的患者表现出手、足和颈部屈肌的肌肉萎缩。另
一项研究也认为，在许多乙脑患者中，前角细胞不同程度地参与其中，导致局灶性或全身
无力和肌肉萎缩，本例患者感染乙脑病毒后表现为右肢弛缓性瘫痪，这与既往报道的乙脑
患者可出现下运动神经元损伤的症状一致。

乙脑患者血常规示红细胞（10～20）$\times 10^9$/L，中性粒细胞百分数在 80% 以上，可有核
左移。脑脊液压力高，外观清亮或微混，白细胞（5～50）$\times 10^6$/L，个别可达 1000×10^6/L。
脑脊液蛋白定量常轻度增高，氯化物水平正常，糖水平正常或略高。血清学检查测定患者
双份血清特异性抗体，恢复期抗体效价比急性期升高 4 倍以上有诊断价值。应用酶联免疫
吸附试验或微量免疫荧光等检测特异性 IgM 阳性率达 90%，有重要诊断意义。

临床上乙脑主要与以下疾病相鉴别：①化脓性脑膜炎，其中枢神经系统表现与乙脑相
似，但多以脑膜炎的表现为主，脑实质病变的表现不突出，脑脊液呈细菌性脑膜炎改变，
涂片和培养可找到细菌。②结核性脑膜炎，此病无季节性，患者常有结核病史，起病缓慢，
病程长，脑膜刺激征比较明显，而脑实质病变表现较轻，脑脊液蛋白水平明显增高，氯化
物水平明显下降，糖水平降低，其薄膜涂片或培养可检出结核杆菌。必要时可行胸部 X 线
片和眼底检查以发现结核病灶。③格林-巴利综合征，常有前驱感染史，急性起病，进行性
加重，通常有对称性肢体和延髓支配肌肉、面部肌肉无力，可伴有感觉异常和自主功能障

碍，辅助检查中脑脊液可呈蛋白-细胞分离现象。

迄今为止，尚无任何针对乙脑的特定治疗方法被证明有效。然而，支持性治疗对乙脑患者是有益的，而且该病的一些增加死亡风险的并发症是可以治疗的。例如癫痫，其出现与颅内压升高有关，且预后差，如果出现顽固性癫痫发作或癫痫持续状态，则预后更差。对于有顽固性癫痫发作或其他颅内压升高症状的乙脑患者，通常使用皮质类固醇或甘露醇等药物治疗。其他并发症，如压疮和挛缩，应通过良好的护理加以预防。同时，应注意保持体液平衡，避免水合不足和水合过度。对于无意识的患者，临床应警惕吸入性肺炎。支持治疗还包括通风、降温等。对于高热可采用综合性降温措施，如物理降温和药物降温；对高热伴抽搐者可应用亚冬眠疗法；因痰阻呼吸致脑缺氧者应及时吸痰、给氧，必要时进行气管切开或气管插管等。

目前针对乙脑治疗的随机临床试验很少，Ⅰ型干扰素和利巴韦林可在体外抑制乙脑病毒的复制，但单独试验时这两种药物都不能改变乙脑患者的结局，且这类实验往往规模小，证据不充分。一项通过静脉注射免疫球蛋白来中和病毒和抗感染的初步研究表明，这种方法是安全可行的，但该研究并未得到明显改善的结果。目前，针对乙脑治疗药物的研究仍需继续。

（徐严明）

参 考 文 献

Chung CC，Lee SSJ，Chen YS，et al，2007. Acute flaccid paralysis as an unusual presenting symptom of Japanese encephalitis：a case report and review of the literature. Infection，35（1）：30-32.

Griffiths MJ，Turtle L，Solomon T，2014. Japanese encephalitis virus infection. Handb Clin Neurol，123：561-576.

Morita K，Nabeshima T，Buerano CC，2015. Japanese encephalitis. Rev Sci Tech，34（2）：441-452.

Misra UK，Kalita J，2010. Overview：Japanese encephalitis. Prog Neurobiol，91（2）：108-120.

Misra UK，Kalita J，1997. Anterior horn cells are also involved in Japanese encephalitis. Acta Neurol Scand，96（2）：114-117.

Solomon T，Kneen R，Dung NM，et al，1998. Poliomyelitis-like illness due to Japanese encephalitis virus. Lancet，351（9109）：1094-1097.

Turtle L，Solomon T，2018. Japanese encephalitis - the prospects for new treatments. Nat Rev Neurol，14（5）：298-313.

病例 23

头晕、头痛半个月

患者，男，36 岁，因"头晕、头痛半个月"由门诊收入神经内科。

【现病史】

半个月前无明显诱因出现头晕、头痛，偶有恶心、视物模糊及耳鸣，呕吐胃内容物一次，就诊于当地医院。腰椎穿刺术测脑脊液压力 330mmH$_2$O，诊断为"脑膜炎"，给予抗生素（具体不详）治疗，人类免疫缺陷病毒（HIV）抗体初筛阳性。为求进一步明确诊断来笔者医院就诊，急诊以"脑膜炎，HIV 阳性"收入院。病程中，患者无发热，无咳嗽咳痰，睡眠减少，大小便正常，体重无明显改变。

【既往史】

乙肝病史 18 年，曾用干扰素治疗。否认高血压、糖尿病、心脏病病史。否认手术、外伤及输血史，否认食物、药物过敏史。长期居住于原籍，无业。吸烟史 10 年，平均每日半包；偶有饮酒。否认毒品接触史。有一男性性伴侣。否认家族遗传病史。

【体格检查】

生命体征：体温 36.6℃，脉搏 74 次/分，呼吸 18 次/分，血压 120/80mmHg。一般情况：皮肤、巩膜无黄染，肝掌及蜘蛛痣阴性，心律齐，各瓣膜区未闻及杂音，双肺听诊呼吸音清，未闻及明显干湿啰音，腹部平软，无反跳痛及肌紧张，肝脾肋下未触及，肝区叩击痛阴性，肾区叩击痛阴性，移动性浊音阴性。

【神经系统专科检查】

（1）精神智能状态：正常。
（2）脑神经
第Ⅰ对：正常。
第Ⅱ对：双眼视力、视野粗测正常，眼底视盘边界清楚。
第Ⅲ、Ⅳ、Ⅵ对：上眼睑无下垂，眼球无外凸及内陷。双侧瞳孔等大同圆，直径 3mm，直接、间接对光反射灵敏，眼动充分，未引出眼震。

第Ⅴ对：轻触觉和针刺觉正常，咀嚼肌有力。

第Ⅶ对：双侧额纹对称，鼻唇沟对称。

第Ⅷ对：双耳听力粗测正常。

第Ⅸ、Ⅹ对：软腭抬举对称，咽反射对称存在。

第Ⅺ对：转颈、耸肩对称有力。

第Ⅻ对：伸舌居中，无舌肌萎缩和纤颤。

（3）运动系统：四肢肌力 5 级，肌张力正常。

（4）反射：腱反射对称存在，双下肢巴宾斯基征（－）、查多克征（－）。

（5）感觉系统：深浅感觉正常对称，复合感觉正常。

（6）脑膜刺激征：颈强直（＋），克尼格征（＋）。

【辅助检查】

（1）血液检查：血常规示白细胞 $2.55×10^{12}/L$，红细胞 $3.69×10^{12}/L$，血红蛋白 102g/L，血小板 $80×10^9/L$。血生化示钾离子 3.48mmol/L，钠离子 136.1mmol/L，氯离子 91.4mmol/L，糖 2.3mmol/L。红细胞沉降率 55mm/h。T 辅助/诱导淋巴细胞绝对值 69/μl（参考值范围 410～1590/μl）。血 TORCH 八项（－）。HIV 抗体确证（＋）。

（2）脑脊液无色透明，压力 $300mmH_2O$。常规：蛋白定性（±），细胞数 $46×10^6/L$。生化：蛋白 0.67g/L，糖 2.3mmol/L，氯离子 118.1mmol/L。墨汁染色（＋）。

（3）头颅 MRI：未见异常。

（4）头颅 MRA+MRV：未见异常。

【病情分析】

本例为青年男性患者，为同性恋者，出现急性头晕头痛症状，脑脊液压力高，HIV 抗体初筛阳性，初步考虑 HIV 相关颅内感染。患者查体仅有脑膜刺激症状，无精神异常，头颅影像学检查未见异常，HIV 抗体确证阳性，结合脑脊液蛋白浓度高、糖浓度低及墨汁染色阳性，诊断明确。

【诊断】

新型隐球菌性脑膜炎，获得性免疫缺陷综合征。

【讨论】

隐球菌病是一种机会性真菌感染，在 30 余种真菌中，目前发现与人类疾病相关的只有新型隐球菌和格特隐球菌两种。大多数隐球菌病都是在 HIV 阳性的情况下被发现，其他一些情况也使患者容易发生症状性隐球菌感染，如实体器官移植、特发性 CD4⁺T 淋巴细胞减少症、单核细胞减少症、带有粒细胞-巨噬细胞集落刺激因子自身抗体的自身免疫性疾病和应用某些免疫信号通路的小分子激酶抑制剂。

新型隐球菌性脑膜炎（cryptococcal meningitis，CM）是新型隐球菌所致中枢神经系统感染，主要影响晚期 AIDS 患者。近年来，包括发达国家在内的 HIV/AIDS 人群中，CM

的病死率可高达 30%。CM 一般起病隐匿，进展缓慢，但 HIV/AIDS 患者可急性发病，表现为发热、头痛、视物模糊、意识不清等。仅 25% 的患者出现典型的脑膜刺激征，25% 的患者会出现烦躁不安、人格改变等精神状态，多提示预后不良。

CM 患者脑脊液检查可见压力升高，白细胞计数增多，且以淋巴细胞为主，蛋白浓度升高，糖浓度降低。目前临床确诊该病主要采用病原学检查方法，即脑脊液墨汁染色或真菌培养检出隐球菌，但阳性率均相对较低，需要反复多次检查。而 HIV 相关的 CM，因隐球菌含量高，墨汁染色阳性率可达 70%～80%。血清隐球菌抗原（CrAg）可在患者出现临床症状前数周被检测出，其敏感度和特异度均高于真菌培养和墨汁染色。WHO 要求所有 CD4≤200/µl 的 HIV 阳性患者在开始抗逆转录病毒治疗前进行 CrAg 筛查。CM 影像学检查缺乏特异性，早期无变化，后期可帮助诊断脑积水。

结合患者慢性消耗性疾病或 HIV/AIDS 病史、临床表现、脑脊液隐球菌病原学检测和血清隐球菌抗体阳性，可明确诊断 CM。临床上 CM 极易被误诊为结核性脑膜炎（tuberculous meningitis，TBM）。TBM 的临床表现和脑脊液常规及生化检查与新型隐球菌脑膜炎非常相似，但 TBM 患者多有结核病史或接触史，脑脊液涂片找到抗酸杆菌或培养出结核杆菌可确诊。

CM 的治疗包括抗真菌治疗、抗逆转录病毒治疗（antiretroviral therapy，ART）和控制颅内压治疗。

及时、合理、有效的抗真菌治疗对 HIV 相关 CM 管理至关重要。HIV 相关 CM 治疗可分为 2 周的诱导期、8 周的巩固期和至少 1 年的维持期。诱导阶段的目标是尽快减少脑脊液中的真菌含量，这对患者的生存至关重要。表 23-1 为目前国际主流指南推荐的成人抗真菌方案。2018 年 3 月 WHO 更新 HIV 相关 CM 首选诱导治疗方案指南，将两性霉素 B（AmB）+ 氟胞嘧啶（5-FC）应用 2 周或 AmB+氟康唑（Flu）应用 2 周，改为应用 1 周 AmB+5-FC，然后应用 1 周 Flu。这种改变不仅可降低治疗药物毒性，还能在保持疗效的同时降低治疗费用。我国 HIV 相关 CM 治疗的临床观察（特别是肾功能指标）发现小于 0.7mg/（kg·d）剂量的 AmB 脱氧胆酸盐（AmB-D）更适合中国患者，因此中华医学会（CMA）制订的相关指南建议诱导期采用每日低剂量 AmB-D、治疗至少 4 周的方案。

表 23-1　国际主流指南推荐的成人首选抗真菌治疗方案

	诱导期	巩固期	维持期
WHO	AmB-D 1.0mg/（kg·d）+ 5-FC 100mg/（kg·d）治疗 1 周，之后用 Flu 1200mg/d 治疗 1 周	Flu 800mg/d 治疗至少 8 周	Flu 200mg/d 直至有证据表明免疫重建成功
美国传染病学会（IDSA）	L-AmB 3～4mg/（kg·d）+ 5-FC 100mg/（kg·d）治疗至少 2 周 AmB-D 0.7～1.0mg/（kg·d）+ 5-FC 100mg/（kg·d）治疗至少 2 周（适用于肾衰竭风险较低的患者）	Flu 400mg/d 治疗至少 8 周	Flu 200mg/d 治疗至少 1 年

续表

	诱导期	巩固期	维持期
欧洲艾滋病临床学会（EACS）	L-AmB 3mg/（kg·d）+ 5-FC 100mg/（kg·d）治疗至少 2 周 AmB-D 0.7mg/（kg·d）+ 5-FC 100mg/（kg·d）治疗至少 2 周	Flu 400mg/d 治疗至少 8 周	Flu 200mg/d 治疗至少 1 年
中华医学会	AmB-D 0.5～0.7mg/（kg·d）+ 5-FC 100mg/（kg·d）治疗至少 4 周	AmB-D 0.5～0.7mg/（kg·d）±5-FC 100mg/（kg·d）治疗至少 6 周 Flu 600～800mg/d±5-FC 100mg/（kg·d）治疗至少 6 周	Flu 200mg/d 治疗至少 1 年

注：5-FC. 5-氟胞嘧啶；AmB-D. 两性霉素 B 脱氧胆酸盐；Flu. 氟康唑；L-AmB. 两性霉素 B 脂质体。

ART 是 HIV 感染者最重要的治疗方法。对于 CM 患者，及时给予 ART 和有效的抗真菌治疗在加速真菌清除和降低复发风险方面具有协同作用。未接受过 ART 治疗的 HIV 相关 CM 患者何时启动 ART 治疗是目前主要争议点。最近对 294 例患者的荟萃分析表明，早期启动（抗真菌治疗 4 周内）ART 可增加患者的全因死亡率。WHO 相关指南建议抗真菌治疗后 4～6 周开始抗逆转录病毒治疗。

颅内压升高可降低患者生存率，因此必须积极主动控制这一并发症的发生。WHO 的指导方针指出，一旦艾滋病患者被怀疑患有 CM，就应该接受反复的腰椎穿刺来监测颅内压的波动，当发现颅内压升高时，应及时放出脑脊液。对于不能耐受重复腰椎穿刺或持续性脑水肿的患者，可进行脑脊液分流。甘露醇和乙酰唑胺等药物因缺乏足够的支持证据尚不推荐用于颅内压控制。

本例患者急性起病，出现头痛、脑膜刺激征、脑脊液压力增高、蛋白浓度增高、糖浓度降低，以及墨汁染色阳性，可明确诊断为 CM。我们立即采用两性霉素 B 0.7mg/（kg·d）+ 5-FC 100mg/（kg·d）联合治疗 4 周的诱导期方案进行治疗。1 周后患者氨基转移酶升高（天冬氨酸转氨酶 56U/L，丙氨酸转氨酶 240U/L），立即调整两性霉素 B 剂量为 0.5mg/（kg·d），并给予注射用还原型谷胱甘肽进行保肝治疗，每日监测肝肾功能。治疗 2 周时，患者头痛缓解，复测脑脊液压力 235mmH₂O，墨汁染色阳性。治疗 4 周后，患者无明显头痛，复测脑脊液压力 170mmH₂O，墨汁染色阳性。指导患者出院后口服氟康唑（600mg/d），每周门诊复查肝肾功能，建议 6 周后住院复查，并考虑开始抗真菌维持期治疗及启动 ART。

（马　驰）

参 考 文 献

中华医学会感染病学分会艾滋病丙肝学组，中国疾病预防与控制中心，2018. 中国艾滋病诊断和治疗指南（2018 年版）. 中华内科杂志，57（12）：867-884.

Prabhu S，Harwell JI，Kumarasamy N，2019. Advanced HIV：diagnosis，treatment，and prevention. Lancet HIV，6（8）：e540-e551.

Williamson PR，Jarvis JN，Panackal AA，et al，2017. Cryptococcal meningitis：epidemiology，immunology，diagnosis and therapy. Nat Rev Neurol，13（1）：13-24.

Wu XY，Shen YZ，2019. Management of human immunodeficiency virus-associated cryptococcal meningitis：current status and future directions. Mycoses，62（10）：874-882.

头痛、恶心 2 周，右半身无力 1 周

患者，女，30 岁，因"头痛、恶心 2 周，右半身无力 1 周"由门诊收入感染科。

【现病史】

患者 2 周前无明显诱因出现头部胀痛，伴恶心，无呕吐。近 1 周出现右上肢无力，逐渐累及右下肢。病程中伴咳嗽，咳少量白痰，无发热及胸闷气短，无腹痛及腹泻，尿微黄，尿量无明显改变，就诊于当地医院，检查发现 HIV 阳性，MRI 示颅内异常占位，考虑淋巴瘤。为明确诊治，患者来笔者医院门诊就诊，以"获得性免疫缺陷综合征，头痛待查"收入院。患者自发病以来伴失眠，饮食量较前减少，大小便正常，体重无明显改变。

【既往史】

体健，否认乙肝结核病史，否认外伤、手术及输血史，否认食物和药物过敏史。长期居住于原籍，无业，初中学历。吸烟史 5 年，平均每日半包，偶有饮酒史。否认毒物接触史。5 年前在夜总会与多名男性发生性关系。父母体健，否认家族遗传病史。

【体格检查】

生命体征：体温 36.8℃，脉搏 92 次/分，呼吸 18 次/分，血压 135/81mmHg。一般情况：皮肤、巩膜无黄染，无肝掌及蜘蛛痣，心律齐，各瓣膜区未闻及杂音，双肺听诊呼吸音清，未闻及明显干湿啰音，腹部平软，无反跳痛及肌紧张，肝脾肋下未触及，肝区叩击痛阴性，肾区叩击痛阴性，移动性浊音阴性。

【神经系统专科检查】

（1）精神智能状态：正常。

（2）脑神经

第Ⅰ对：正常。

第Ⅱ对：双眼视力、视野粗测正常，眼底视盘边界清楚。

第Ⅲ、Ⅳ、Ⅵ对：上眼睑无下垂，眼球无外凸及内陷。双侧瞳孔等大同圆，直径 3mm，

直接、间接对光反射灵敏，眼动充分，未引出眼震。

　　第Ⅴ对：轻触觉和针刺觉正常。咀嚼肌有力。

　　第Ⅶ对：双侧额纹、鼻唇沟对称，双眼闭合良好。

　　第Ⅷ对：双侧听力粗测正常。

　　第Ⅸ、Ⅹ对：软腭抬举对称，咽反射对称存在。

　　第Ⅺ对：转颈、耸肩对称有力。

　　第Ⅻ对：伸舌居中，无舌肌萎缩和纤颤。

　　（3）运动系统：右上肢肌力 3 级，右下肢肌力 4 级，右侧肢体肌张力降低。

　　（4）反射：右上肢腱反射减弱，右下肢巴宾斯基征（＋）。

　　（5）感觉系统：双侧对称。

　　（6）脑膜刺激征：颈强直（－），克尼格征（－）。

【辅助检查】

　　（1）血常规示白细胞 2.55×10^{12}/L，红细胞 3.69×10^{12}/L，血红蛋白 102g/L，血小板 81×10^9/L。血生化示总胆固醇 4.49mmol/L，甘油三酯 2.81mmol/L，血糖 4.46mmol/L。CD4 计数为 1/μl，T 辅助/诱导淋巴细胞绝对值 2/μl。EB 病毒 DNA 定量低于检测下限。巨细胞病毒 DNA 定量低于检测下限。巨细胞病毒 IgM 抗体＜5.00U/ml，单纯疱疹病毒Ⅰ型、单纯疱疹病毒Ⅱ型 IgM 抗体＜0.5S/CO，风疹病毒 IgM 抗体＜10.0AU/ml。呼吸道病原体八项（－）。血 TORCH 八项：巨细胞病毒 IgG 抗体＞180U/ml（参考值范围 0～12U/ml），单纯疱疹病毒Ⅰ型、单纯疱疹病毒Ⅱ型 IgG 抗体 12.4S/CO（参考值范围 0～0.9S/CO），风疹病毒 IgG 抗体 263IU/ml（参考值范围 0～10IU/ml）。

　　（2）脑脊液无色透明，压力 170mmH$_2$O，IgA 0.028g/L，IgG 0.068g/L，IgM 0.004g/L。单纯疱疹病毒Ⅰ型、单纯疱疹病毒Ⅱ型 DNA 定性（－）。结核杆菌 DNA 定性（－），巨细胞病毒 DNA 低于检测下限。脑脊液 TORCH 八项（－）。

　　（3）头颅 MRI 检查（治疗前后）：右额叶、左额顶叶及双侧基底节区、胼胝体异常信号（图 24-1）。

　　（4）头颅 MRA+MRV：未见异常。

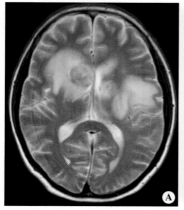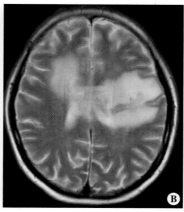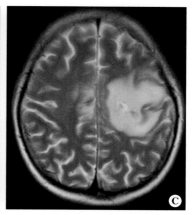

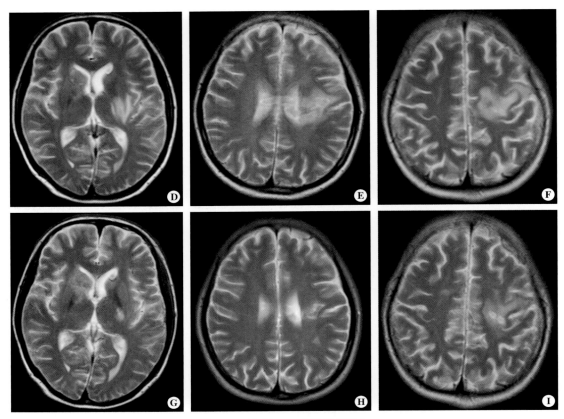

图 24-1　头颅 MRI（治疗前后）

A～C、D～F、G～I 分别为 2019 年 5 月 10 日（治疗前）、5 月 24 日（治疗 14 天）及 6 月 24 日（治疗 30 天）头颅 MRI，可见右额叶、左额顶叶及双侧基底节区、胼胝体异常信号，治疗后患者病灶范围减小

（5）头颅 MRI 增强扫描：注射 Gd-DTPA 增强后，右额叶、左额顶叶及双侧基底节区、胼胝体病变呈不均匀花环状及斑点状强化（图 24-2）。

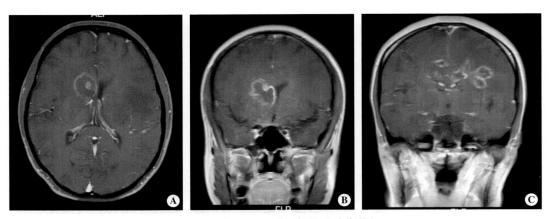

图 24-2　头颅 MRI 增强扫描（治疗前）

（6）头颅 MRS：右额叶病灶内 Cr 峰及 NAA 峰减低，NAA 峰为著，Cho 峰略升高，

可见明显升高的 Lac 峰。

【病情分析】

本例为青年女性患者，出现急性头痛及局灶性神经功能缺损症状，并初次发现 HIV 阳性，MRI 显示病变环形强化伴周围水肿及占位效应，MRS 提示感染性病变可能性大。但脑脊液病原学检测未见异常，推测与患者免疫功能严重下降有关（CD4 仅为 1/μl 支持推测）。考虑到脑弓形体感染是 AIDS 患者最常见合并的机遇性颅内感染，且有病灶环形强化、偏心结节的影像学特征，遂给出弓形体脑炎（TE）假定诊断，并立即给予患者复方新诺明抗弓形体治疗，并于抗弓形体治疗 1 周后给予高效抗逆转录病毒治疗。治疗期间复查头部 MRI 显示病变范围逐渐变小，且患者临床症状明显好转，最终诊断为"很可能的弓形体脑炎"。

【诊断】

很可能的弓形体脑炎，艾滋病。

【讨论】

弓形体病是由刚地弓形体寄生引起的一种传染病，猫科动物是弓形体的最终宿主，虫卵随猫的粪便排出。人类因进食未煮熟的感染动物的肉，或接触猫的粪便或土壤而被感染。弓形体入侵人体后，大部分人不产生症状，其潜伏感染能在宿主体内维持终身，称为隐性感染。一旦机体免疫力下降或接受免疫抑制剂治疗，尤其是 HIV/AIDS 患者，通常在 CD4 计数降至 100/μl 以下时，弓形体能再被激活，大量繁殖并播散至全身，引起多器官损害，其中以脑、心和肺较常受累，感染发生率分别为 95.2%、76.2% 和 28.6%。

弓形体引起的颅内感染主要为脑炎，较少引起脑膜炎。弓形体脑炎（TE）形成的原因是病原体在宿主脑细胞内增殖，致使细胞变性、肿胀、破裂，释放出弓形体后再侵入其他脑细胞，如此反复造成脑细胞损害、血管栓塞、坏死灶形成和周围组织的炎性细胞浸润，这些构成了弓形体脑病影像学表现的病理学基础。

TE 临床表现复杂且不典型，取决于病变的部位和数目。最常见的症状和体征有头痛（38%～93%）、局灶性神经功能缺损（22%～80%）、发热（35%～88%）、精神错乱（15%～52%）、癫痫（19%～58%）、精神或行为改变（37%～42%）、脑神经麻痹（12%～28%）、共济失调（2%～30%）和视觉异常（8%～19%）。患者还可能出现颅高压综合征和不自主运动。

TE 患者典型的 CT 和 MRI 表现为基底节（48%）、额叶（37%）和顶叶（37%）多环形强化病变，伴周围水肿。此外，枕叶（19%）、颞叶（18%）和脑干/小脑（5%～15%）也会受到影响。

对怀疑 TE 的患者，只有在安全可行的情况下才应进行腰椎穿刺。在大多数研究中，PCR 检测 HIV/AIDS 患者脑脊液中弓形体 DNA 的敏感度适中（50%～60%），但其检测特异度（96%～100%）和阳性预测值（100%）高。脑脊液 PCR 检测结果阳性，可诊断脑弓形体病，但其阴性检测结果并不意味着不需要或停止抗弓形体治疗。

如果 HIV 感染者的 CD4 计数＜100/μl 而未接受有效的预防弓形体病的治疗，可给出

TE 假定诊断，并应开始经验性抗弓形体治疗。TE 确诊条件：①共同的临床综合征（如头痛、神经系统症状、发热等）；②影像学检查发现一个或多个环形强化病变伴周围水肿和占位效应；③显示脑弓形体病证据的脑活检或核酸扩增分析证明脑脊液中存在弓形体 DNA。符合"①②"，但无组织学检查和实验室检查时，经验性抗弓形体治疗 10～14 天出现临床和（或）影像学改善，可诊断为"很可能的弓形体脑炎"。符合"①②"，且血清弓形体 IgG 抗体存在，可诊断为"可能的弓形体脑炎"。值得注意的是，AIDS 患者 CD4$^+$T 淋巴细胞常低于 $0.2×10^9$/L，表明其细胞免疫功能低下，这时体液免疫功能也随之下降，相应抗体产生减少，弓形体抗体效价降低甚至不能检测出来，因此不能准确反映弓形体感染情况。

TE 主要需与原发性中枢神经系统淋巴瘤（PCNSL）和多种中枢神经系统微生物感染进行鉴别。①PCNSL：临床少见，好发于免疫功能正常的中老年男性及免疫功能缺陷的青年人群，病灶增强扫描多为均匀一致强化，当伴有囊变坏死时可见环形强化，MRS 可见 Cho 峰显著升高及高耸的脂质峰。②进行性多灶性白质脑炎：临床罕见，主要发生于免疫缺陷人群，由乳头多瘤空泡病毒（JCV）感染引起的进行性脱髓鞘性疾病，病变好发于顶枕叶，多呈不对称性，一般无强化及占位效应，脑脊液 JCV DNA 检测及脑组织病理学检测可确诊。③巨细胞病毒感染性脑炎：主要发生于免疫缺陷人群，典型影像学表现为室管膜下线性 Flair 高信号，可强化，血清学特异性 IgM 检测有助于诊断。④隐球菌性脑膜脑炎：为中枢神经系统最常见的机遇性真菌感染，影像学可见脑膜强化、脑积水，基底节多发囊性病变，不强化，脑脊液或脑组织病原学发现隐球菌可确诊。

针对 HIV 感染者的弓形体病的治疗包括针对弓形体的抗病原微生物治疗和针对免疫重建的抗逆转录病毒治疗（ART）。①抗病原微生物治疗：包括初始治疗和维持治疗。初始治疗的目的是减轻急性症状，86% 的患者在治疗第 7 天可见临床症状改善，95% 的患者在治疗第 14 天出现影像学改善。初始治疗首选药物为磺胺嘧啶-乙胺嘧啶（P-S），二者分别抑制二氢叶酸还原酶和二氢叶酸合成酶，从而阻断弓形体 DNA 合成所需的四氢叶酸的合成，抑制弓形体的增殖和存活，但在使用时需要加用叶酸以防止血液毒性。若患者对磺胺类药物过敏，磺胺嘧啶可替换为克林霉素，但乙胺嘧啶加克林霉素在预防复发方面的效果较差，并且具有与 P-S 相似的毒性发生率。甲氧苄啶（TMP）-磺胺甲噁唑（SMX）也有类似的作用机制。若患者无磺胺过敏，但不能耐受或不能使用乙胺嘧啶时，TMP-SMX 可作为 P-S 的替代。TMP 是二氢叶酸还原酶的高选择性抑制剂，因此血液毒性比乙胺嘧啶低。维持治疗的目的是预防感染复发，多数患者在初始治疗 6 周后可转为维持治疗。对于多数患者，使用 TMP-SMX 维持治疗有助于减轻药物负荷。在无症状患者完成初始治疗后，CD4 计数 >200/μl 持续至少半年，可终止 TE 的维持治疗，并密切观察是否存在复发症状。②ART：与隐球菌性脑膜炎或结核性脑膜炎过早启动抗病毒治疗可引起免疫重建炎症综合征（IRIS）不同，脑弓形体病相关的 IRIS 很少发生，因此许多医生会在抗弓形体治疗 2 周内即启动 ART 治疗。

本例 AIDS 患者的血 CD4 计数为 1/μl，未进行预防弓形体病治疗，入院后我们给出弓形体脑炎的假定诊断，立即给予患者复方新诺明（TMP-SMX 的复方制剂）抗弓形体治疗，并于 1 周后给予高效抗逆转录病毒治疗（highly active anti-retroviral therapy，HAART）。HAART 采用恩曲他滨丙酚替诺福韦联合多替拉韦钠。患者经抗弓形体+HAART 治疗后脑内病变范围逐渐变小，临床症状明显好转，因患者脑脊液弓形体 DNA 检测阴性，最终诊断为"很可能的弓形体脑炎"。

（马　驰）

参 考 文 献

孙燕，杨萱，关琦，等，2012. 艾滋病合并中枢神经系统病变的诊断和临床特点分析. 中国实用神经疾病杂志，15（22）：6-9.

Le LT，Spudich SS，2016. HIV-associated neurologic disorders and central nervous system opportunistic infections in HIV. Semin Neurol，36（4）：373-381.

Porter SB，Sande MA，1992. Toxoplasmosis of the central nervous system in the acquired immunodeficiency syndrome. N Engl J Med，327（23）：1643-1648.

Vidal JE，2019. HIV- related cerebral toxoplasmosis revisited：current concepts and controversies of an old disease. J Int Assoc Provid AIDS Care，18：2325958219867315.

病例 25

间断性发热伴寒战 1 周，全身抽搐 1 日

患者，男，45 岁，因"间断性发热伴寒战 1 周，全身抽搐 1 日"由急诊收入院。

【现病史】

1 周前无明显诱因出现间断发热，体温最高达 39℃，病程中伴有周身乏力，伴胸闷、咳嗽，咳少量白色黏液痰，偶有寒战，不伴腹痛、腹泻，不伴尿频、尿急、尿痛，不伴关节肿痛等症状。就诊于外院，胸部 CT 示双肺间质性炎症，并于家中静脉滴注罗红霉素 3 日及头孢类药物 1 日（具体剂量不详），病情无好转。入院前 1 日患者出现全身抽搐，持续约 1 小时，伴有意识不清、舌咬伤及尿失禁，由 120 急救车送至笔者医院，急诊头颅 CT 示右侧额颞叶脑梗死。由于患者发热症状重，由呼吸科收入院，给予抗感染、抗病毒等药物治疗。入院后家属描述其近 2 日记忆力下降、睡眠增多，时有反应迟钝及四肢无力症状。患者入院前曾有全身抽搐，请神经内科会诊，初步诊断为脑梗死，建议行脑电图、磁共振检查，给予改善循环、脑保护等药物静脉滴注治疗。入院后第 2 日患者再次出现发作性抽搐，再次会诊，考虑"继发性癫痫（病因不明）"，转入神经重症病房治疗。

【既往史】

否认高血压、糖尿病、冠心病病史。患者职业为农民，吸烟史 20 年，平均 10 支/日，偶有饮酒史，否认农药、毒物接触史。否认家族遗传病史。

【体格检查】

生命体征：体温 38.2℃，心率 70 次/分，卧位血压 116/80mmHg，血氧饱和度 99%，呼吸 20 次/分。一般情况：急性病容，头、眼、耳、鼻、喉未见异常。双肺呼吸音弱，双肺未闻及干湿啰音，心律齐，未闻及杂音，腹部平软，未触及包块，肝脾未触及，双下肢无肿胀。

【神经系统专科检查】

（1）精神智能状态：神志模糊，言语流利，问话部分可回答，查体欠合作。

（2）脑神经

第Ⅰ对：未测。

第Ⅱ对：双眼视力、视野粗测正常，眼底视盘边界清楚。

第Ⅲ、Ⅳ、Ⅵ对：上眼睑无下垂，眼球无外凸及内陷。双侧瞳孔等大同圆，直径 3mm，直接、间接对光反射灵敏，眼动充分，未引出眼震。

第Ⅴ对：轻触觉和针刺觉正常，咀嚼肌有力。

第Ⅶ对：双侧额纹对称，鼻唇沟对称，双眼闭合良好。

第Ⅷ对：双耳听力粗测正常。

第Ⅸ、Ⅹ对：软腭抬举对称，咽反射对称存在。

第Ⅺ对：转颈、耸肩对称有力。

第Ⅻ对：伸舌居中，无舌肌萎缩和纤颤。

（3）运动系统：肌容积正常，四肢肌力 4 级，肌张力正常。

（4）反射：四肢腱反射对称减弱，双下肢巴宾斯基征（±）、查多克征（±）。

（5）感觉系统：不配合。

（6）脑膜刺激征：颈强直（+），克尼格征（+）。

【辅助检查】

（1）血液检查：白细胞 $8.53 \times 10^9/L$，血清 T-SPORT 检查阴性，C-反应蛋白 45.2mg/L。

（2）脑脊液

1）入院第 1 日：无色透明，压力 265mmH$_2$O。细胞计数 $990 \times 10^6/L$，多个核细胞 0.15，单个核细胞 0.85，氯离子 129.7mmol/L，糖 3.1mmol/L，蛋白 1.91g/L，IgA 0.034g/L，IgG 0.259g/L，IgM 0.013g/L。单纯疱疹病毒Ⅰ型、单纯疱疹病毒Ⅱ型定性（−）。墨汁染色（−）。

2）入院第 3 日：无色透明，压力 240mmH$_2$O。细胞计数 $610 \times 10^6/L$，氯离子 127.8mmol/L，糖 3.12mmol/L，蛋白 1.21g/L，单纯疱疹病毒Ⅰ型定性（+）。墨汁染色（−）。

3）入院第 14 日：无色透明，压力 230mmH$_2$O。细胞计数 $130 \times 10^6/L$，氯离子 129.7mmol/L，糖 3.1mmol/L，蛋白 1.02g/L，IgA 0.009g/L，IgG 0.329g/L，IgM 0.005g/L。单纯疱疹病毒Ⅰ型定性（−）。墨汁染色（−）。

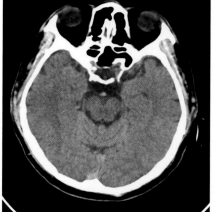

图 25-1　头颅 CT

（3）脑电图：轻度异常。

（4）头颅 CT：右侧颞叶脑梗死（图 25-1）。

（5）胸部 CT：未见异常。

（6）头颅 MRI：①右侧颞叶异常信号，考虑炎性病变可能，胶质细胞增生待排；②鼻窦炎（图 25-2）。

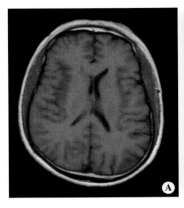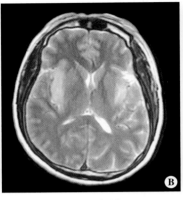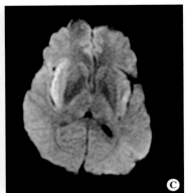

图 25-2   头颅 MRI

【病情分析】

本例为中年男性，发病前 1 周曾有发热病史，入院前 1 日曾有全身抽搐发作，自带头颅 CT，曾被诊断为脑梗死。虽然住院期间曾接受抗感染、抗病毒药物治疗，发热症状逐渐好转，但出现了意识模糊、反应迟钝、肢体无力等神经系统症状。直至再次出现抽搐症状，会诊后考虑颅内感染可能，从而转入神经重症病房继续诊治。转科后进行了脑脊液检查，可见脑脊液压力、细胞数及蛋白含量增高。由于血常规细胞数正常、脑脊液细胞数较高，根据病情同时给予美罗培南及膦甲酸钠静脉滴注，患者临床症状好转。复查脑脊液时，检测出单纯疱疹病毒Ⅰ型定性（＋），确诊为单纯疱疹病毒性脑膜脑炎，从而加强了抗病毒药物治疗。治疗 16 日后患者神经系统症状消失，健康出院。6 个月后患者复查未遗留高级智能损伤及运动系统异常。

【诊断】

单纯疱疹病毒性脑膜脑炎。

【讨论】

急性病毒性脑膜脑炎是临床常见的中枢神经系统感染性疾病之一。患者发病较急，部分患者预后较差，需要及时诊断及治疗。该病年发病率为（5～10）/10 万。病毒性脑炎致病病毒（按病毒种属分类）包括疱疹病毒[单纯疱疹病毒（herpes simplex virus，HSV）Ⅰ型、HSVⅡ型、水痘-带状疱疹病毒、EB 病毒、巨细胞病毒、人类疱疹病毒-8、肠道病毒（柯萨科奇病毒、脊髓灰质炎病毒）、副黏液病毒（麻疹病毒、流行性腮腺炎病毒）、乳头多瘤空泡病毒和其他（腺病毒、风疹病毒）]。

HSV 属于疱疹病毒科 α 疱疹病毒亚科，α 疱疹病毒的特点是复制周期短，可导致宿主细胞溶解。HSV 根据血清型分为 HSVⅠ、HSVⅡ两型。初次感染后，这些病毒会迁移至感觉神经节，并进入潜伏状态，潜伏期病毒基因的转录在很大程度上受到抑制。HSV 以周期性激活，通过免疫特权途径经轴突传播，感染大脑和动脉。在中枢神经系统中，HSV 常累及大脑颞叶、额叶及边缘系统。HSV 引起的中枢神经系统病理学可归因于细胞毒性病毒复制和免疫介导机制共同导致的轴突和神经胶质细胞损伤。在成人和儿童中，90%以上的单纯疱疹病毒性脑炎（herpes simplex virus encephalitis，HSE）是由 HSV Ⅰ 型感染引起的。由 HSV Ⅱ 型引起的脑炎通常发生在新生儿或免疫功能低下的患者中。

一项通过 PCR 鉴别 HSV Ⅰ 型或 HSV Ⅱ 型脑炎的研究表明，HSV Ⅰ 型主要引起脑出血，而 HSV Ⅱ 型多引起脑梗死。推测这与 HSV Ⅰ 型引起细胞因子、趋化因子和蛋白酶作用导致血管内皮细胞坏死，血管通透性增加有关，而 HSV Ⅱ 型可引起大血管炎，导致血管痉挛，血栓形成和高凝状态，进而发生脑梗死。

HSV Ⅰ 型脑炎特征性临床表现包括严重头痛，伴精神错乱的急性发热性脑病，局灶性脑功能缺损通常是严重的，虽然进行积极治疗但病情仍迅速进展，不足 5% 的患者可恢复正常的脑功能。HSV Ⅱ 型脑炎一般不引起局灶性神经功能缺损，临床特征包括低热，轻度头痛和轻至中度精神状态改变，预后相对较好。

HSE 患者的脑脊液检查多数存在异常，但也存在正常可能。脑脊液细胞数增高以单核细胞为主，可有红细胞增多。蛋白呈轻、中度增高。随着 PCR 技术的广泛应用，从脑脊液中可分离并检测出病毒 DNA。本例患者入院第 1 日脑脊液细胞数高达 $990\times10^6/L$，容易误诊为细菌性脑膜炎。正是由于从脑脊液中检测出 HSV Ⅰ 型定性（+），从而确诊病毒性脑膜脑炎。影像学方面，HSE 相关的异常 CT 扫描以低密度病变（通常在颞叶）、水肿为特征，但在疾病的早期阶段 CT 检查缺乏敏感性。头颅 MRI 对 HSE 早期诊断和显示病变区域作用较大。MRI 表现包括 T_1 加权像上的不对称低密度病变和 T_2 加权像及 FLAIR 图像上的高信号病变。神经影像学异常表现为水肿改变和出血，通常局限于内侧颞叶，单侧或双侧受累，沿边缘系统分布至额叶下叶和岛叶皮质。

病毒性脑膜脑炎需要与细菌性脑膜脑炎、结核性脑膜脑炎、真菌性脑膜脑炎等相鉴别（表 25-1）。

表 25-1　病毒性脑膜脑炎与其他脑膜脑炎脑脊液的鉴别

项目	病毒性	细菌性	结核性	真菌性	正常人
压力（mmH_2O）	正常或高	升高	升高	升高	80～180
性状	清	浑浊	浑浊/黄	清/浑浊	清
细胞数（$\times10^6/L$）	5～1000	100～50 000	25～500	0～1000	<5
细胞分类	淋巴细胞	中性粒细胞	淋巴细胞	淋巴细胞	淋巴细胞
脑脊液/血清葡萄糖	正常	低	低/很低	正常/高	血糖的66%
蛋白（g/L）	0.5～1	>1	1.0～5	0.2～5	<0.45

阿昔洛韦是一种合成的嘌呤核苷类似物，长期以来被用作治疗 HSE 的首选药物。目前指南建议将阿昔洛韦的治疗时间从 10 天延长至 14～21 天，以降低 HSE 复发的发生率。阿昔洛韦的推荐剂量为 10mg/kg，每 8 小时静脉滴注 1 次，持续 14 天；免疫功能低下的患者和 3 个月至 12 岁婴儿/儿童的推荐治疗时间为 21 天。从入院至开始阿昔洛韦治疗延迟超过 2 天是 6 个月严重神经系统后遗症或死亡风险增加的独立预测因子。因此，在脑脊液和磁共振检查结果出来之前，即应开始静脉注射阿昔洛韦的经验性抗病毒治疗。膦甲酸钠是无机焦磷酸盐的有机类似物，在病毒特异性 DNA 聚合酶的焦磷酸盐结合位点产生选择性抑

制作用，可抑制包括巨细胞病毒（CMV）、HSVⅠ型和HSVⅡ型等疱疹病毒的复制。此外，实验证实膦甲酸钠在体外对 *HSV TK* 缺失突变株和 *CMV UL97* 突变株有活性。所以，耐阿昔洛韦的 HSV 株或耐更昔洛韦的 CMV 株会对膦甲酸钠敏感。考虑到患者前期治疗延误，并且更昔洛韦对部分病毒性脑炎具有抗药性，本病例直接给予膦甲酸钠进行治疗。

此外，一些研究表明，辅助性皮质类固醇在 HSE 治疗中发挥着有益作用，它可能通过诱导外周血和中枢神经系统内免疫细胞凋亡来限制有害的免疫反应。辅助性皮质类固醇治疗应在炎症反应上升期间开始并及时停药，以防止不良反应的发生。短疗程的辅助免疫调节药物能抑制刺激反应，并可能减少 HSE 后可能发生的神经后遗症、持续免疫反应和自体免疫性脑炎。

附：HSVⅡ型脑炎导致脑出血病例

患者，女，69岁，因"头痛低热12日，行为异常2日"由门诊收入院。入院前12日因头痛伴低热就诊于当地社区医院，进行抗生素药物治疗（具体不详），治疗第10日患者突然出现躁动不安、胡言乱语、无羞耻感、不认识儿子。病程中无头晕及恶心呕吐，无视物异常，无肢体活动异常，无耳鸣及听力减退。血白细胞13.06×10⁹/L，中性粒细胞百分数76.20%，淋巴细胞百分数17.30%。头颅CT示左侧颞叶出血（图25-3）。头颅MRA+MRV未见异常。结合患者急性卒中样起病，入院时低热，血白细胞计数增高及颞叶出血，考虑HSE可能。脑脊液无色透明，压力230mmH₂O，细胞计数993×10⁶/L，蛋白定性(+1)，蛋白1.98g/L，氯离子114.2mmol/L，糖2.7mmol/L，IgA 0.031g/L，IgG 0.308g/L，IgM 0.012g/L；HSVⅡ型定性(+)，确诊HSVⅡ型脑炎。给予患者更昔洛韦，每次

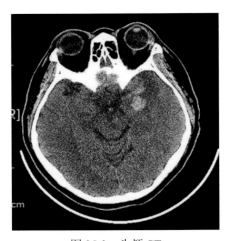

图25-3　头颅CT

500mg，每8小时静脉滴注1次。10日后复查脑脊液，压力170/90mmH₂O，HSVⅡ型定性(−)，患者头痛及行为异常缓解后出院。

这两个病例提示仅仅依靠影像学检查容易造成脑炎的误诊、漏诊，临床疾病的诊断还应结合患者症状、体征检查和辅助检查等做出综合判断。

（张卓伯　张钟绪）

参 考 文 献

张楠，郭楠，白传明，等，2011. 以抗利尿激素分泌失调综合征为首发表现的小细胞肺癌. 临床误诊误治，24（3）：46-47.

Cinque P，Cleator GM，Weber T，et al，1996. The role of laboratory investigation in the diagnosis and management of patients with suspected herpes simplex encephalitis：a consensus report. The EU Concerted Action on Virus Meningitis and Encephalitis. J Neurol Neurosurg Psychiatry，61（4）：339 -345.

Grohé C，Berardi R，Burst V，2015. Hyponatraemia-SIADH in lung cancer diagnostic and treatment algorithms. Crit Rev Oncol Hematol，96（1）：1-8.

Gnann JW Jr，Whitley RJ，2017. Herpes simplex encephalitis：an update. Curr Infect Dis Rep，19（3）：13.

Piret J，Boivin G，2015. Innate immune response during herpes simplex virus encephalitis and development of immunomodulatory strategies. Rev Med Virol，25（5）：300-319.

Piret J，Boivina G，2020. Immunomodulatory strategies in herpes simplex virus encephalitis. Clin Microbiol Rev，33（2）：e00105-e00119.

Solomon T，Michael BD，Smith PE，et al，2012. Management of suspected viral encephalitis in adults — Association of British Neurologists and British Infection Association National Guidelines. J Infect，64（4）：347-373.

视物双影 20 余日，步态不稳 1 周

患者，男，57 岁，因"视物双影 20 余日，步态不稳 1 周"由门诊收入院。

【现病史】

入院前 20 日无明显诱因出现视物双影，呈持续性。10 余日前在当地医院就诊，头颅 CT 示第三脑室后部、四叠体区类圆形略高密度影，头颅 MRI 示第三脑室后部，四叠体区略长 T_1、T_2 占位影，脑干及小脑上蚓部受压，未给予治疗。1 周前出现走路不稳，并略有饮水呛咳，病程中无抽搐发作及意识不清，无大小便失禁，进食正常，为求进一步诊治，门诊以"颅内占位性病变"收入院。

【既往史】

否认糖尿病、高血压及冠心病病史。否认发热、黑便、便血史。否认药物、食物过敏史。否认手术史。否认家族遗传病史。

【体格检查】

生命体征：体温 36.2℃，心率 90 次/分，血压 145/72mmHg，呼吸 20 次/分。一般情况：头、眼、耳、鼻、喉未见异常。双肺呼吸音清，未闻及啰音，心律齐，未闻及杂音，腹部平软，未触及包块。肠鸣音正常。

【神经系统专科检查】

（1）精神智能状态：神志清楚，言语流利。时间、地点、人物和环境定向力完整。MMSE 评分 30 分。

（2）脑神经

第Ⅰ对：未测。

第Ⅱ对：双眼视力、视野粗测正常，眼底视盘边界清楚。

第Ⅲ、Ⅳ、Ⅵ对：上眼睑无下垂，眼球无外凸及内陷。双侧瞳孔等大同圆，直径 3mm，直接、间接对光反射灵敏。左眼外展略不全，右眼各方向运动灵活，向左侧视眼震（＋）。

第Ⅴ对：轻触觉和针刺觉正常，咀嚼肌有力。

第Ⅶ对：双侧额纹对称，鼻唇沟对称。

第Ⅷ对：双侧听力粗测正常。

第Ⅸ、Ⅹ对：左侧软腭抬举略差，左侧咽反射减弱。

第Ⅺ对：转颈、耸肩对称有力。

第Ⅻ对：伸舌居中，无舌肌萎缩和纤颤。

（3）运动系统：正常肌容积，四肢肌力 5 级，四肢肌张力正常。无肌束颤动。

（4）反射：肱二头肌反射、肱三头肌反射、桡骨膜反射、膝腱反射和跟腱反射对称，双下肢巴宾斯基征（±）、查多克征（±）。

（5）共济运动：左侧指鼻试验（±），直线行走不能。

（6）感觉系统：深浅感觉正常对称，复合感觉正常。

（7）脑膜刺激征：颈强直（－），克尼格征（－）。

【辅助检查】

（1）血常规、尿常规、生化系列未见异常。甲状腺检查未见异常，术前八项检查未见异常。风湿、类风湿检查未见异常。

（2）胸部 CT：正常。

（3）头颅 MRI+DWI+增强扫描：第三脑室后部，四叠体区略长 T_1、T_2 占位影，脑干及小脑上蚓部受压（图 26-1）。

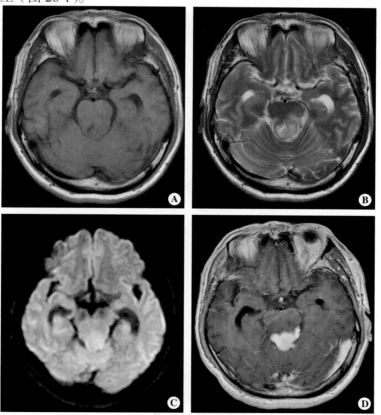

图 26-1　头颅 MRI+DWI+增强扫描

（4）病理诊断：（第三脑室后）恶性胶质瘤（WHOⅢ级）。

（5）免疫组化：GFAP（＋）、S-100（＋）、EMA（－）、Vimentin（＋）、PR（－）、Ki-67（80%）、IDH-1（－）、Olig-2（＋）、P53（约90%）、SYN（＋）、Neu-N（－）。

【病情分析】

本例为中年男性患者，入院20日前最先出现视物双影，在当地医院就诊，CT检查提示第三脑室、四叠体区部位病变，病情进行性加重，转入我院后通过术后活检，明确相应诊断。

【诊断】

第三脑室胶质瘤。

【讨论】

脑胶质瘤是指起源于脑神经胶质细胞的肿瘤，是最常见的原发性颅内恶性肿瘤。WHO根据中枢神经系统肿瘤恶性程度进行分级，将脑胶质瘤分为Ⅰ～Ⅳ级，Ⅰ、Ⅱ级为低级别脑胶质瘤，Ⅲ、Ⅳ级为高级别脑胶质瘤。并将传统细胞病理学的间变胶质瘤与WHO的Ⅲ级相对应，胶质母细胞瘤与WHO的Ⅳ级脑胶质瘤，相对应。根据肿瘤细胞形态学与正常胶质脑细胞的相似程度大致分为星形细胞瘤、胶质母细胞瘤、少突胶质细胞瘤、室管膜瘤和混合胶质瘤等。具体分类可参考2016版WHO中枢神经系统肿瘤分类标准。根据脑胶质瘤在大脑所处的位置进行分类，分为：①幕上胶质瘤，主要位于大脑半球，为成人最常见的脑胶质瘤（约占70%）；②幕下胶质瘤，主要位于小脑半球，为儿童最常见的脑胶质瘤（约占70%）；③脑干胶质瘤，包括间脑、脑桥和延髓三个部分的胶质瘤。

近30年来，世界范围内原发性恶性脑肿瘤发生率呈逐年递增趋势，并以每年1%～2%的速度增长，其中胶质瘤约占所有中枢神经系统肿瘤的27%，约占恶性肿瘤的80%，而这其中胶质母细胞瘤的发病率最高，占46.1%。我国脑胶质瘤年发病率为（5～8）/10万，发病年龄在21～50岁，男性较女性多见，5年病死率在肿瘤性疾病中仅次于胰腺癌和肺癌。

脑胶质瘤发病机制尚不完全明确，目前确定的两个致病危险因素是暴露于高剂量电离辐射和与罕见综合征相关的高外显率基因遗传突变。研究表明，含亚硝酸盐的食品、病毒或细菌感染等也可能是脑胶质瘤的致病因素。

胶质瘤的临床表现主要与肿瘤的大小、位置及生长速度密切相关。早期的典型症状为颅内压增高症状（如头痛、恶心、呕吐）、癫痫发作、视物模糊、听力下降、性格改变、偏瘫、神经功能缺损症状等，随着病情进展可出现持续性头痛（伴有恶心、呕吐）、失语、吞咽困难、意识改变、视盘水肿，甚至出现脑疝等症状。

诊断胶质瘤时需要进行以下辅助检查。①头颅CT：通常无特征性表现，一般可见病变累及的部位及占位效应，部分可见钙化、出血、囊性变。正电子发射计算机断层显像（PET）对于鉴别肿瘤复发、肿瘤转移和放射性坏死有一定帮助，并且PET联合MRI检查比单独MRI检查更能准确界定放疗靶区。②MRI扫描：MRI对胶质瘤的鉴别诊断具有重要意义（表26-1）。低级别脑胶质瘤常呈长T_1、长T_2信号，边界不清，可见轻度水肿及局部轻度占位效应，如果累及邻近脑室可致其轻度受压，中线移位通常不明显，病变部位可见少量出血、坏死及囊变等表现；增强扫描通常无强化。高级别脑胶质瘤 MRI 信号明显不均匀，呈混杂 T_1、T_2 信号影，占位效应明显，可见邻近脑室受压及中线结构移位，病变部位周围可见指状水肿影，增强扫描呈明显花环状及结节样异常强化。头颅 DWI 可见肿瘤高信号影，MRS 可见胆碱峰值增高，临床需与急性脑梗死、颅内炎症相鉴别。③磁共振弥散加权成像（DWI）、弥散张量成像（DTI）、磁共振灌注成像（PWI）、磁共振波谱成像（MRS）和功能磁共振成像（fMRI）等新的 MRI 序列检查可以提高诊断准确率，并且对判断预后有一定意义。④组织病理学活检：通过肿瘤切除术或穿刺术取得标本进行组织病理学检查是该病诊断的金标准。⑤分子生物学标志物检测：通过分子生物学标志物检测可以确定分子亚型和进行个体化治疗及判断，如 Ki67 抗原、p53 蛋白、α-地中海贫血/智力缺陷综合征 X 染色体连锁基因（ATRX）表达，染色体 1p/19q 杂合性缺失（1p/19qLON）。随着 Ki-67 阳性表达率的升高和 GFAP 阳性表达率的降低，脑胶质瘤患者病理级别随之增加，并且在脑胶质瘤鉴别、病理分级及患者预后评估中均可发挥较好的指导作用。

表 26-1 脑胶质瘤影像学诊断要点

肿瘤类型	含义	影像学特征性表现
低级别脑胶质瘤	主要指弥漫性星形胶质细胞瘤、少突胶质细胞瘤、少星形胶质细胞瘤三种。特殊类型还包括多形性黄色星形细胞瘤（PXA）、第三脑室脊索瘤样脑胶质瘤和毛细胞型星形细胞瘤等	弥漫性星形胶质细胞瘤 MRI 信号相对均匀，长 T_1、长 T_2 和 FLAIR 高信号，多无强化；少突胶质细胞瘤表现同弥漫性星形脑胶质瘤，常伴有钙化。PXA 多见于颞叶，位置浅表，有囊变及壁结节。增强扫描，壁结节及邻近脑膜有强化。脊索瘤样脑胶质瘤位于第三脑室内。毛细胞型星形细胞瘤以实性为主，常见于鞍上和小脑半球
间变性脑胶质瘤（Ⅲ级）	主要包括间变性星形细胞瘤、间变性少突胶质细胞瘤	当 MRI/CT 表现似星形细胞瘤或少突胶质细胞瘤伴强化时，提示间变脑胶质瘤可能性大
Ⅳ级脑胶质瘤	胶质母细胞瘤，弥漫性中线胶质瘤	胶质母细胞瘤特征为不规则形周边强化和中央大量坏死，强化区外可见水肿。弥漫性中线胶质瘤发生于丘脑、脑干等中线结构，MRI 表现为长 T_1、长 T_2 信号，增强扫描可有不同程度的强化
室管膜肿瘤	主要指Ⅱ级和Ⅲ级室管膜肿瘤。特殊类型：黏液乳头型室管膜瘤为Ⅰ级	室管膜肿瘤边界清楚，多位于脑室内，信号混杂，出血、坏死、囊变和钙化并存，瘤体强化常明显。黏液乳头型室管膜瘤好发于脊髓圆锥和马尾

颅内胶质瘤主要需与以下疾病进行鉴别。①脑内转移性病变：由身体其他部位肿瘤转移至颅内的继发性肿瘤。常见脑内皮质下多发病变，病灶大小不等，水肿程度不一。临床表现为颅内压增高症状（如头痛、恶心、呕吐）、局限性神经功能障碍、癫痫、意识障碍等。头颅 CT 或 MRI 可见多数为环状或结节样强化影。②脑脓肿：是感染性致病病原体通过不同途径播散进入中枢神经系统定植，破坏正常脑组织结构，形成脓腔及占位效应的严重危及生命的颅内感染性疾病。患者早期存在外周感染灶，如中耳炎、乳突炎等，并伴有全身感染症状，如发热、精神萎靡、倦怠、白细胞数增高等。颅内感染可出现颅内压增高症状（如头痛、恶心、呕吐）、局限性神经功能障碍、癫痫等，如不及时治疗，严重者可出现持续高热、脑疝、角弓反张等症状，甚至导致死亡。头颅 CT 或 MRI 检查病灶周围可见水肿

及占位征象，呈环形强化。脑脓肿需与高级别脑胶质瘤进行鉴别。高级别脑胶质瘤病灶多呈"菜花样"强化，囊内信号混杂，可伴肿瘤卒中。③淋巴瘤：免疫功能正常的淋巴瘤 MRI 信号多较均匀，少见瘤内出血及坏死，可见明显均匀强化。④其他神经上皮来源肿瘤。

　　胶质瘤主要治疗方法有手术切除、放疗、化疗等。通过采取个体化综合治疗，优化和规范治疗方案，可达到最大治疗效益，尽可能延长患者生存期，提高生存质量。①脑胶质瘤手术治疗：主要分为肿瘤切除术和病理活检术。手术切除的原则是最大范围安全地切除病灶，解除占位征象，缓解颅内高压症状，解除或缓解因脑胶质瘤导致的临床症状，如肢体瘫痪、继发性癫痫等；获得病理组织和分子病理结果，明确诊断；降低肿瘤负荷。②放疗：可杀灭或抑制肿瘤细胞，延长患者生存期，常规分割外照射是脑胶质瘤放疗的标准治疗。对于胶质母细胞瘤，可先行手术切除，术后放疗联合替莫唑胺辅助化疗，目前这已成为成人新诊断胶质母细胞瘤的标准治疗方案。

　　本例患者入院前 20 余日无明显诱因出现视物双影，病情进行性加重，头颅 MRI 见略长 T_1、T_2 占位影，脑干及小脑上蚓部受压，增强扫描可见强化，结合病理活检符合脑内胶质瘤的诊断。

（本病例由李利医生提供，衷心感谢）

（徐文鑫）

参 考 文 献

刘岩红，国家卫生健康委员会医政医管局，2019. 脑胶质瘤诊疗规范（2018 年版）. 中华神经外科杂志，35（3）：217.

张力伟，张俊廷，吴震，等，2017. 脑干胶质瘤综合诊疗中国专家共识. 中华医学杂志，97（13）：964-975.

周良辅，毛颖，王任直，2016. 中国中枢神经系统胶质瘤诊断与治疗指南（2015）. 中华医学杂志，96（7）：485-509.

Pfister DG，Spencer S，Adelstein D，et al，2020. Head and Neck Cancers，Version 2. 2020，NCCN Clinical Practice Guidelines in Oncology. J Nat Canc Netw，18（7）：873-898.

病例 27

发作性抽搐5日

患者，男，32岁，因"发作性抽搐5日"由门诊收入院。

【现病史】

入院前5日无明显诱因出现发作性抽搐，表现为双眼上视、四肢强直、尿便失禁，持续数分钟后症状缓解。在当地医院就诊，头颅MRI示左侧脉络裂、海马区占位性病变伴周围脑组织水肿。就诊过程中曾有一次抽搐发作，伴左耳分泌物流出。病程中不伴恶心、呕吐，无头痛、无视物旋转及视物双影，无言语不清，为求进一步诊治来笔者医院就诊。

【既往史】

否认药物、食物过敏史。否认手术史。吸烟史10年，平均10支/日。偶有饮酒史。否认家族癫痫史。

【体格检查】

生命体征：体温36.3℃，心率76次/分，血压139/86mmHg，呼吸18次/分。一般情况：头、眼、鼻、喉未见异常。双肺呼吸音清，心律齐，未闻及杂音，腹部平软，未触及包块。肠鸣音正常。左耳有分泌物流出。

【神经系统专科检查】

（1）精神智能状态：神志清楚，语声低微嘶哑。时间、地点、人物和环境定向力完整。MMSE评分30分。

（2）脑神经

第Ⅰ对：未测。

第Ⅱ对：双眼视力、视野粗测正常，眼底视盘边界清楚。

第Ⅲ、Ⅳ、Ⅵ对：上眼睑无下垂，眼球无外凸及内陷。双侧瞳孔等大同圆，直径3mm，直接、间接对光反射灵敏，眼动充分，未引出眼震。

第Ⅴ对：轻触觉和针刺觉正常。咀嚼肌有力。

第Ⅶ对：双侧额纹对称，鼻唇沟对称。

第Ⅷ对：Weber 试验居中，Rinne 试验显示双耳气导大于骨导。

第Ⅸ、Ⅹ对：软腭抬举对称，咽反射对称存在。

第Ⅺ对：转颈、耸肩对称有力。

第Ⅻ对：伸舌居中，无舌肌萎缩和纤颤。

（3）运动系统：正常肌容积，四肢肌力 5 级，四肢肌张力正常。无肌束颤动。

（4）反射：肱二头肌反射、肱三头肌反射、桡骨膜反射、膝腱反射和跟腱反射对称，双下肢巴宾斯基征（－）、查多克征（－）。

（5）感觉系统：深浅感觉正常对称，复合感觉正常。

（6）脑膜刺激征：颈强直（－），克尼格征（－）。

【辅助检查】

（1）血常规示红细胞 7.11×10^{12}/L。甲状腺功能正常。肿瘤系列指标正常。风湿、类风湿系列指标正常，抗核抗体谱正常。术前八项正常。

（2）心电图：未见异常。

（3）胸部 CT：未见异常。

（4）中耳 CT：右侧外耳道内少许耵聍可能。

（5）头颅 MRI+FLAIR+增强扫描（图 27-1）：左侧脑室三角区占位，脉络膜乳头瘤可能，胶质瘤待排。头颅 MRS（图 27-2）：左侧脑室三角区占位，脉络膜乳头瘤可能，胶质瘤待排。

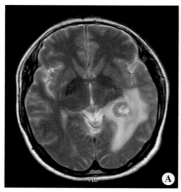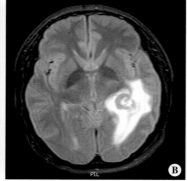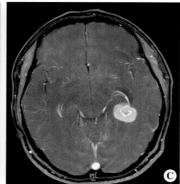

图 27-1　头颅 MRI+FLAIR+增强扫描

（6）病理诊断：（颅内占位）非霍奇金弥漫大 B 细胞淋巴瘤（生发中心外活化 B 细胞来源）（彩图 5）。

（7）免疫组化：CD3（－）、CD20（－）、CD21（－）、Ki67（95%）、CD10（－）、Bcl-6（＋）、Bcl-2（－）、Mum-1（＋）、CD5（－）、GFAP（－）。

【病情分析】

本例为青年男性患者，既往健康。此次因"发作性抽搐 5 日"收入神经内科。患者头颅 MRI 可见左侧脉络裂、海马区占位性病变。抽搐病因明确，入院后给予手术治疗，诊断为非霍奇金淋巴瘤，完善相关检查未见其他部位受累。

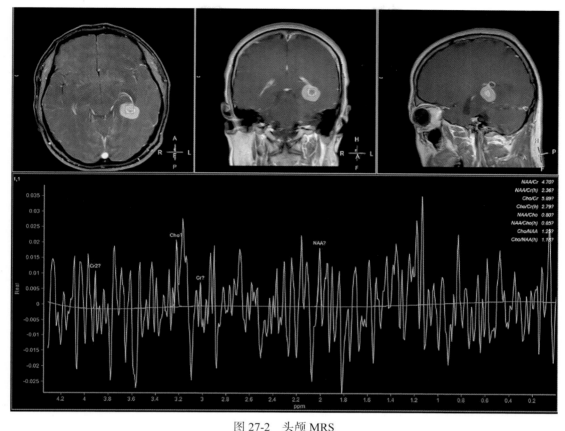

图 27-2　头颅 MRS

MRS 示左侧第三脑室三角区病灶 NAA 峰降低，Cho 峰及 Cr 峰升高，以 Cho 峰为著

【诊断】

原发性中枢神经系统淋巴瘤。

【讨论】

原发性中枢神经系统淋巴瘤（primary central nervous system lymphoma，PCNSL）是一种仅累及中枢神经系统，而全身其他部位未累及的结外非霍奇金淋巴瘤。PCNSL 约占颅内肿瘤 4%，临床较罕见。先天免疫缺陷或有自身免疫疾病的患者发病年龄为 30～40 岁，免疫正常患者的发病年龄为 60～65 岁，发病率男性略高于女性。值得注意的是，PCNSL 是最常见的艾滋病相关的恶性肿瘤之一，HIV 感染者 PCNSL 发病率比普通人群高 3000 倍以上。PCNSL 呈高度浸润性生长，病情进展迅速，手术切除不能根治，30%～40%的患者对放疗或化疗敏感，预后较差。

PCNSL 主要位于脑实质，肿瘤细胞具有亲血管性，围绕血管周边组织生长，形状似"套袖状"。90%以上 PCNSL 病理类型为弥漫大 B 细胞淋巴瘤（diffuse large B cell lymphoma，DLBCL），肿瘤细胞表达 CD20、CD19、CD22、CD79a 等细胞标志物，多数患者表达 B 淋巴细胞瘤-2（BCL-2）、BCL-6、干扰素调节因子 4（IRF4）/多发性骨髓瘤癌基因 1（MUM1），仅 5% 的患者为 T 细胞淋巴瘤或其他惰性细胞淋巴瘤。

PCNSL 的发病机制复杂，目前尚不明确，主要有以下学说。①病毒感染：主要是 EB 病毒、疱疹病毒感染导致 B 细胞过度增殖。②原位淋巴细胞克隆增生发展成瘤细胞迁移至脑组织。③*CD79b* 和 *MYD88* 突变影响 B 细胞受体通路和 Toll 样受体通路导致 PCNSL。④Bcl-2 高表达患者易发病。⑤遗传：PCNSL 被证实与基因突变有关，最常见的有 *MYD88 L265P*，突变率达 40%～100%，还与 *CD79b*、*ATM*、*P53*、*PIK3CA*、*PTEN*、*JAK3* 等基因突变有关。

PCNSL 临床表现无特异性，病变常累及大脑半球、基底核、胼胝体、脑室旁和小脑等位置，眼睛、脑膜、脊髓累及较少。临床表现：①隐匿起病，进展迅速，常于数周出现神经系统症状。②颅内压增高症状：头痛、恶心、呕吐等。③颅内局部损伤症状：精神行为异常、意识障碍、癫痫、运动障碍、语言障碍、步态不稳等。④周围神经损伤：原发性眼内淋巴瘤可出现视力下降、视野受损、眼部疼痛、飞蚊症等；如累及腰骶部可出现下肢周围神经损伤。

本病常需进行以下辅助检查：①头颅 CT 检查，多数病灶呈等密度或稍高密度，80%～90% 的患者病灶增强扫描呈中度强化、部分环形强化，部分病灶可见出血、钙化、坏死。②头颅 MRI 检查，肿瘤边缘较清晰，呈结节状或不规则状，质地多均匀，周围多伴轻、中度水肿，T_1 呈等或稍低信号，T_2 呈稍高或高信号；DWI 弥散受限，呈高信号，ADC 呈等或低信号；增强扫描多数强化明显。MR 灌注成像（PWI）呈低灌注，MRS 示 NAA 峰降低，Cho/NAA 升高。③脑脊液检查，大部分患者脑脊液蛋白水平升高，50% 左右的患者有轻微的细胞计数增高，少数可在脑脊液中检测到淋巴细胞。④病理活检，立体定向脑活检或肿瘤切除活检是诊断的金标准，免疫组化结果示 CD20、CD19、CD22、CD79a 等阳性。

PCNSL 恶性程度高，预后差，一般采取综合治疗方法。①手术治疗：由于该肿瘤具有弥漫性浸润的特点，部位通常较深，术后容易复发进展。单纯手术效果较差，手术切除病灶除了会增加手术并发症风险，还会延误化疗时机。目前专家共识认为，手术治疗仅限于为明确诊断进行活检或颅内高压行紧急减压。②放疗：由于肿瘤通常呈弥漫性全脑浸润生长，局部放疗容易复发，所以 20 世纪 90 年代，通常采用全脑放疗（WBRT）方式，但绝大多数患者仍会复发，总生存率在 12～18 个月，并且增加放疗剂量容易出现神经毒性。③化疗：PCNSL 对放疗敏感，目前多推荐以大剂量甲氨蝶呤（HD-MTX）为基础的多药联合放疗。常联合的药物包括：MTX，可透过血脑屏障，被认为是治疗 PCNSL 的首选药物，可明显提高患者生存期；类固醇，能够减轻颅内肿瘤水肿及细胞毒性作用，可明显缓解头痛、恶心、呕吐等症状；替莫唑胺，是一种新型的烷化剂，能透过血脑屏障，不良反应少，目前被广泛用于胶质瘤和 PCNSL 的治疗；噻替哌，为乙撑亚胺类抗肿瘤药物，乙撑亚胺基能开环与细胞内 DNA 核碱基如鸟嘌呤结合，从而改变 DNA 结构及功能，抑制核酸的合成，为细胞周期非特异性药物。

PCNSL 主要需与以下疾病进行鉴别。①脑脓肿：身体常有潜在的感染灶，临床出现局灶性或全身性感染症状，颅内可见单个或多个病灶，头颅 CT 或 MRI 增强扫描可见环形强化。②胶质瘤：病灶周围水肿及占位效应明显，部分可见强化。PCNSL 比胶质瘤周围水肿轻，PET/CT 和 MRI 可进一步鉴别。

　　本例患者以发作性抽搐为首发临床表现，脑室周围单发病变，边界清楚，头颅 MRI 增强扫描均匀强化，伴轻度周围水肿，病理活检 Bcl-6（＋）、Mum-1（＋），确诊为 PCNSL。患者预后需进一步跟踪随访。

（本病例由李利医生提供，衷心感谢）

（徐文鑫）

参 考 文 献

刘济源，王军，李变芳，等，2019. 原发性中枢神经系统淋巴瘤患者的临床特点与预后分析. 中国医科大学学报，48（5）：410-413.

罗国栋，孙新海，翟宁，等，2020. 原发性中枢神经系统淋巴瘤 MRI 表现分析. 医学影像学杂志，30（3）：354-357.

攸娜，刘羽阳，张家墅，等，2020. 原发性中枢神经系统淋巴瘤的诊断及治疗. 中国微侵袭神经外科杂志，25（8）：379-382.

周道斌，张炎，2019. 原发性中枢神经系统淋巴瘤诊治现状及进展. 山东大学学报（医学版），57（7）：31-39.

意识不清伴发作性抽搐 17 小时

患者，女，71 岁，因"意识不清伴发作性抽搐 17 小时"由外院转入神经重症病房。

【现病史】

入院前 17 小时如厕时摔倒，未有明显外伤，无明显症状，约 10 分钟后出现意识不清、呼之不应，就诊于外院。头颅 CT 示腔隙性脑梗死，给予静脉滴注药物（甘油果糖）过程中出现抽搐，表现为左上肢屈曲，持续几十秒后缓解，急诊检验血 Na^+、Cl^- 浓度降低（数值不详），病程中伴咳痰，痰不易咳出，给予静脉滴注银杏二萜内酯、头孢哌酮舒巴坦等药物。病程中伴有小便潴留，无恶心、呕吐，无牙关紧闭及舌咬伤，不伴有耳鸣及听力减退，为求进一步诊治转入笔者医院。

【既往史】

患者平素进食较少；腔隙性脑梗死、风湿性心脏病病史 20 余年；30 岁时曾有发作性抽搐 1 次。否认高血压、糖尿病病史，否认药物、食物过敏史。子宫切除术后多年。无家族性抽搐发作及相关遗传病史。

【体格检查】

生命体征：体温 39.0℃，心率 112 次/分，血压 121/72mmHg，脉搏血氧饱和度 95%，呼吸 25 次/分。一般情况：头、眼、耳、鼻、喉未见异常。双肺呼吸音粗，心律齐，未闻及杂音，腹部平软，未触及包块。肠鸣音正常。

【神经系统专科检查】

（1）精神智能状态：浅昏迷，言语不能，查体不配合。
（2）脑神经
第Ⅰ对：未测。
第Ⅱ对：不配合。
第Ⅲ、Ⅳ、Ⅵ对：眼球无外凸及内陷。双侧瞳孔等大同圆，直径 3mm，直接、间接对光反射存在。

第 V 对：不配合。

第 Ⅶ 对：鼻唇沟对称。

第 Ⅷ 对：不配合。

第 Ⅸ、X 对：双侧咽反射减弱。

第 Ⅺ 对：不配合。

第 Ⅻ 对：伸舌不能。

（3）运动系统：四肢刺激可动，肌张力略增高。

（4）反射：肱二头肌反射、肱三头肌反射、桡骨膜反射、膝腱反射和跟腱反射略亢进，双下肢巴宾斯基征（＋）、查多克征（＋）。

（5）感觉系统：不配合。

（6）共济运动：不配合。

（7）脑膜刺激征：颈强直（－），克尼格征（－）。

【辅助检查】

（1）血液检查：C-反应蛋白 31.30mg/L，抗核抗体系列正常，类风湿系列指标正常，抗磷脂抗体系列正常；肿瘤指标：癌胚抗原 3.85ng/ml（参考值范围 0～3.4ng/ml），铁蛋白 586.80ng/ml（参考值范围 13～150ng/ml）；皮质醇及甲状腺功能正常。入院后生化离子检查结果见表 28-1。

表 28-1 患者入院后生化离子检查结果（mmol/L）

离子	第 1 日	第 2 日	第 3 日	第 4 日	第 6 日	第 7 日	第 8 日
K^+	5.75	4.18	3.76	4.21	4.63	4.19	4.36
Na^+	125.5	120.8	122.1	122.1	113.3	112.4	128.9
Cl^-	87.6	84.0	81.4	86.0	72.9	77.4	92.3

（2）脑脊液：无色透明，压力 190mmH$_2$O，细胞数 37×10^6/L，Cl$^-$ 104.7mmol/L（参考值范围 120.0～130.0mmol/L），蛋白 0.39g/L，糖 4.1mmol/L，IgA 0.008g/L；单纯疱疹病毒 Ⅰ 型、单纯疱疹病毒 Ⅱ 型定性（－），墨汁染色（－），结核杆菌 DNA 定性（－）；TORCH 正常。

（3）头颅 MRI：腔隙性脑梗死。

（4）头颅 MRA：双侧 A$_1$～A$_3$ 段、右侧 M$_2$～M$_3$ 段、左侧 M$_3$～M$_5$ 段局限性狭窄。

（5）胸部 CT：①双肺间质性炎症，肺气肿；②双肺结核（纤维化、钙化灶）；③右肺结节，建议隔期复查；④双侧胸腔积液；⑤甲状腺右叶结节。

（6）胸部 CT 增强扫描：①右肺门实性病灶，考虑恶性病变（增大淋巴结）可能，慢性炎性肉芽肿待排；②右肺上叶尖段实性结节，考虑恶性病变可能，伴右肺内淋巴管炎可能；③双肺间质性炎症，肺气肿；④双侧胸腔积液（图 28-1）。

（7）PET/CT：右肺上叶结节，纵隔及右肺门淋巴结 FDG 代谢异常增高，考虑右肺癌及转移（彩图 6）。

（8）病理活检：小细胞肺癌（彩图 7）。

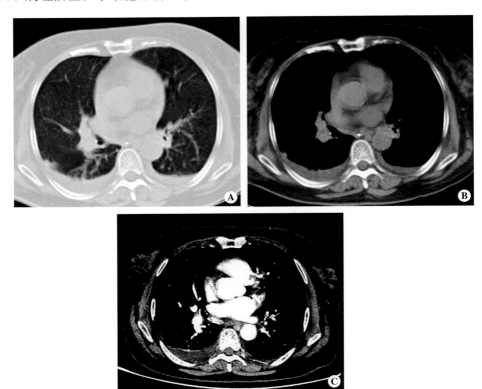

图 28-1　胸部 CT 及 CT 增强扫描

【病情分析】

本例为老年女性患者，基础疾病较多。在家跌倒后出现意识障碍，当地医院常规检查显示除生化 Na^+、Cl^- 浓度降低外，未发现明显异常。给予对症治疗（具体药物不详）后患者症状未见明显好转，遂转入笔者医院。入院后给予静脉滴注补充高渗盐溶液、口服盐粒治疗（每日约食盐 5g），离子浓度未得到有效纠正，但患者意识状态明显好转，意识逐渐清醒并可以交流。后期给予患者托伐普坦片口服，生化检查离子浓度得到明显纠正。由于患者意识障碍症状无法通过脑血管病进行解释，经家属同意后给予肺部 CT 检查，可见双肺感染，未见占位。入院第 5 日肺部 CT 增强扫描示肺部恶性病变。家属要求进一步行 PET/CT 检查，结果提示肺部占位伴转移，最终肺部活检提示小细胞肺癌。

【诊断】

小细胞肺癌合并抗利尿激素分泌异常综合征，离子紊乱，肺炎，腔隙性脑梗死，脑动脉狭窄，甲状腺结节。

【讨论】

小细胞肺癌（small-cell lung carcinoma，SCLC）是一类起源于支气管黏膜或腺体的肺癌，是一种恶性程度较高的实体肿瘤，占肺癌总发生率的 15%～20%。SCLC 主要包含 3 种亚型，即淋巴细胞（燕麦细胞）型、中间细胞型（梭型、多角型及其他），以及复合燕麦细胞型肺癌。患者多为男性，大部分与吸烟密切相关。其特点是病情进展快，确诊时多已转移，治疗后易复发，死亡率高。

肺癌的临床表现呈多样性，早期可无明显症状。患者多因咳嗽、咳痰、咯血或反复同一部位的肺部炎症就诊；同时可伴声音嘶哑、声带麻痹、颈部淋巴结肿大；伴脑转移时常有头痛、癫痫，并可出现上腔静脉综合征、骨髓侵犯所致骨折等症状。

电解质紊乱在癌症患者中很常见，许多因素可能导致癌症患者低钠血症，如偶然用药、肿瘤并发疾病、抗肿瘤治疗的副作用或癌症本身，虽然不经常危及生命，但通常会导致住院时间延长、化疗计划延迟和患者病情恶化。

小细胞肺癌细胞质内具有神经内分泌颗粒，能分泌 5-羟色胺、激肽、组胺等物质，并且小细胞肺癌可伴发抗利尿激素分泌异常综合征（syndrome of inappropriate secretion of antidiuretic hormone，SIADH）。SIADH 是指因抗利尿激素或类似抗利尿激素物质不受正常调节机制控制而自主释放，分泌过多，导致水排泄障碍，引起稀释性低钠血症及尿钠与渗透压升高的综合征。Hermes 等报道低钠血症在 SCLC 中的发生率为 18.9%，而出现肝脏和胸膜转移的患者更容易发生低钠血症。Prabhash 也曾报道肿瘤患者使用化疗药物，如铂类药物、环磷酰胺、甲氨蝶呤，更易诱发低钠血症及电解质紊乱。

根据血钠浓度分类：轻度低钠血症，$[Na^+]$ 在 130～135mmol/L；中度低钠血症，$[Na^+]$ 在 125～129mmol/L；重度低钠血症，$[Na^+]$＜125mmol/L。低钠血症的临床表现取决于血 $[Na^+]$ 及其下降的速率：$[Na^+]$ 在 130mmol/L 以上时，极少引起症状；$[Na^+]$ 在 125～130mmol/L 时，开始出现轻微症状，如疲劳、厌食、轻度恶心等胃肠道症状；$[Na^+]$ 降至 125mmol/L 以下时，易并发脑水肿，此时主要症状为恶心、呕吐、步态不稳、头痛、意识混乱等；$[Na^+]$ 降至 115mmol/L 以下时，会使脑水肿加重，可出现癫痫、脑疝、呼吸衰竭、心源性呼吸窘迫、昏迷甚至死亡。

2014 年欧洲指南中 SIADH 诊断标准：①基本标准，即有效血浆渗透压＜275mOsm/kg，尿液渗透压＞100mOsm/kg；临床正常容量；正常盐和水摄入量下，尿钠浓度＞30mmol/L；无肾上腺、甲状腺、垂体或肾功能不全；最近未使用利尿药。②补充标准，即血清尿酸浓度＜0.24mmol/L（＜4mg/dl）；血清尿素浓度＜3.6mmol/L（＜21.6mg/dl）；静脉滴注 0.9% NaCl 后未能纠正低钠血症；钠排泄＞0.5%；尿素排泄分数＞55%；尿酸排泄＞12%。③通过限制液体摄入可纠正低钠血症。

小细胞肺癌主要从以下几方面进行治疗。①原发性疾病的治疗：恶性肿瘤应以及早手术切除、放疗或化疗为主。小细胞肺癌引起的 SIADHA 化疗的治愈率超过 80%，多数患者接受治疗 2 周后血 $[Na^+]$ 可接近正常。②对症治疗：轻-中度低钠血症可通过严格限制液体摄入量进行纠正；对于持续性慢性低钠血症，不应急于纠正；中-重度低钠血症可给予 3% NaCl 150ml 静脉滴注，如果 20min 后复查血 $[Na^+]$ 增高未达 5mmol/L 可重复以上输注，直至血 $[Na^+]$ 增高达 5mmol/L，停止高渗盐水静脉滴注；当血 $[Na^+]$ 达 130mmol/L 时应停止输入高钠盐水。③药物治疗：目前口服药物首选 V_2 受体拮抗剂，如托伐普坦。推荐剂量 15mg，1 次/日，口服，可给予最大剂量 60mg/d。15～60mg 剂量的托伐普坦能够拮抗天然精氨酸血管升压素（AVP）的作用，增强人体对自由水的清除和尿液排泄，降低尿液的渗透压，最终促使血[Na$^+$]升高。值得注意的是，最初 24 小时内血[Na$^+$]升高幅度不应超过 12mmol/L，以免发生因补钠速度过快所引起的脑桥髓鞘溶解病变。

目前认为 SIADH 是 SCLC 预后不良的独立危险因素，有研究报道，该病中位无进展生存期为 6.7 个月。低钠血症如果治疗不当可能显著增加患者的死亡率。

本例患者入院时主要的临床表现为意识障碍，头颅 MRI 显示腔隙性脑梗死，未见新发梗死灶及脑出血，无法通过脑血管疾病解释原因，所以考虑低钠导致患者意识障碍。根据离子检查结果，判断患者为重度低钠血症，故给予纠正离子治疗。虽然经过治疗后意识症状明显好转，但是低钠并未得到纠正，此时需要考虑为 SIADH，并给予托伐普坦片口服，患者低钠得到纠正。患者虽然近期无咳嗽、咳痰等呼吸系统症状，但是考虑临床上顽固性钠降低最常见于肿瘤性疾病，如肺癌、胰腺癌、前列腺癌、胸腺瘤、淋巴瘤等多种肿瘤疾病均可导致 SIADH，其中小细胞肺癌较为常见，故考虑为呼吸道肿瘤并进行了相应检查。患者行肺部 CT 检查可见肺部感染，肿瘤系列检查无明显异常，但仍无法解释患者的临床症状，为临床诊断带来一定困惑。为明确诊断进一步行肺部 CT 增强扫描，可见右肺门及右肺上叶尖段实性结节，考虑恶性病变可能。PET/CT 可见纵隔及右肺门淋巴结 FDG 代谢异常增高，考虑右肺癌及转移。最终肺部穿刺活检确定小细胞肺癌的诊断。

（张卓伯　刘庆安）

参 考 文 献

孙明霞，孟丽君，岳兴，2018. 以低钠低氯血症伴神志异常为首发表现的小细胞肺癌 1 例. 河南医学研究，27（24）：4478-4479.

孙萍萍，王旭，马克威，2017. 小细胞肺癌合并抗利尿激素分泌异常综合征的研究进展. 中国肿瘤临床，44（5）：233-237.

张楠，郭楠，白传明，等，2011. 以抗利尿激素分泌失调综合征为首发表现的小细胞肺癌. 临床误诊误治，24（3）：46-47.

Grohé C，Berardi R，Burst V，2015. Hyponatraemia-SIADH in lung cancer diagnostic and treatment algorithms. Crit Rev Oncol Hematol，96（1）：1-8.

Tai P，Yu E，Jones K，et al，2006. Syndrome of inappropriate antidiuretic hormone secretion（SIADH）in patients with limited stage small cell lung cancer. Lung Cancer，53（2）：211-215.

行走拖曳 18 年，步态不稳 16 年

患者，女，46 岁，因"行走拖曳 18 年，步态不稳 16 年"就诊。

【现病史】

18 年前无明显诱因逐渐出现行走拖曳，无肢体震颤、肢体僵硬、姿势不稳等症状，于当地医院就诊，基因检测提示脊髓小脑共济失调 3 型，未给予药物治疗，病情逐渐进展。16 年前逐渐出现步态不稳、情绪低落，无跌倒、构音障碍、尿便障碍等，再次于当地医院就诊，仍考虑脊髓小脑共济失调 3 型，予以对症支持治疗（具体药物不详），病情仍呈进行性发展，逐渐出现起步困难、步态前冲、小碎步。至笔者医院就诊，考虑脊髓小脑共济失调 3 型合并帕金森病，予以多巴丝肼 125mg，每日 3 次口服，金刚烷胺 100mg，每日 2 次口服，症状好转。12 年前患者感药物疗效时间缩短，症状加重，复诊后调整药物为卡左双多巴控释片 250mg，每日 1 次口服，吡贝地尔缓释片 50mg，每日 3 次口服，盐酸普拉克索片 0.25mg，每日 3 次口服，症状再次被控制。10 年前药物起效时间再次缩短，并于夜间出现颈部扭曲、足背屈，加用恩他卡朋 200mg，每日 2 次口服，药物有效时间延长，但夜间颈部扭曲等症状未见缓解，遂行脑深部电刺激（DBS）术，术后患者夜间症状缓解，但步态不稳加重，出现摔倒、复视、构音障碍，遂自行口服药物治疗（卡左双多巴控释片 250mg，每日 1 次口服，吡贝地尔缓释片 50mg，每日 3 次口服，盐酸普拉克索 0.25mg，每日 3 次口服，恩他卡朋 200mg，每日 2 次口服），服药关机，运动症状控制可，步态不稳减轻；停药开机，运动症状控制可，步态不稳加重，偶有跌倒。

【既往史】

否认高血压、糖尿病、乙肝及肿瘤病史，否认手术、头部外伤史，否认输血史、药物过敏史及毒物接触史。家族四代中多人存在步态不稳，行基因检测均提示脊髓小脑共济失调 3 型。

【体格检查】

生命体征：体温 36.6℃，心率 78 次/分，血压 126/65mmHg，呼吸 20 次/分。一般情况：头、眼、耳、喉、鼻未见异常，双肺呼吸音清，心律齐，未闻及杂音，腹部平软，未触及

包块，肠鸣音正常。

【神经系统专科检查】

（1）精神智能状态：清醒时安静，时间、地点、人物和环境定向力完整，语声清楚，MMSE 评分 30 分。

（2）脑神经

第 I 对：未测。

第 II 对：双眼视力、视野粗测正常，眼底视盘边界清楚。

第 III、IV、VI 对：上眼睑无下垂，眼球无外凸及内陷。双侧瞳孔等大同圆，直径 3mm，直接、间接对光反射灵敏，眼动充分，未引出眼震。

第 V 对：轻触觉和针刺觉正常。咀嚼肌有力。

第 VII 对：双侧额纹对称，鼻唇沟对称。

第 VIII 对：Weber 试验居中，Rinne 试验显示双耳气导大于骨导。

第 IX、X 对：软腭抬举对称，咽反射对称存在。

第 XII 对：伸舌居中，无舌肌萎缩及纤颤。

（3）运动系统：正常肌容积，面具脸，四肢肌力 5 级，四肢肌张力增高，双上肢齿轮样增高，双下肢铅管样增高，无肌束颤动。姿势前屈前倾，前冲步态，小碎步。

（4）反射系统：四肢跟腱反射对称，双下肢巴宾斯基征（－）、查多克征（－）。

（5）共济运动：指鼻试验、轮替试验、联合屈曲试验正常，跟膝胫试验不稳，闭目难立征（－）。

（6）感觉系统：深浅感觉正常对称，复合感觉正常。

【辅助检查】

（1）血常规、血生化、甲状腺功能、免疫指标、肿瘤标志物、心肌酶，铜蓝蛋白测定未见异常。

（2）脑脊液检测：脑脊液常规及生化检查正常。

（3）基因检测：SCA（CAG）n 重复 66/14。

（4）心电图：未见异常。

（5）头颅 MRI：小脑轻度萎缩。

【病情分析】

本例患者为中年女性，以行走拖曳起病，起病缓慢，病情逐渐进展，病程中逐渐出现步态不稳，具有小脑共济失调家族史，口服药物后行动迟缓好转，但是存在药物疗效逐渐减退，并在病情进展过程中出现情绪低落、自杀等情绪障碍，以及起步困难、步态前冲、小碎步、颈部扭曲、足背屈等问题，之后出现症状波动的情况，更改药物方案可缓解。步态不稳在病程中逐年进展，病程后期出现药物难治性"关期"肌张力障碍，患者最终选择行 DBS 手术治疗，术后患者症状缓解，但是步态不稳加重。根据患者病史、既往史及对药物反应，考虑脊髓小脑共济失调 3 型合并帕金森病。

【诊断】

脊髓小脑共济失调 3 型合并帕金森病。

【讨论】

脊髓小脑共济失调（spinocerebellar ataxia，SCA）是一种进展性常染色体显性神经退行性疾病，影响小脑及其连接结构。目前为止，已经发现了 30 多种 SCA 基因亚型。SCA 的患病率为（1～4）/10 万。患者通常表现为缓慢进展的小脑综合征，伴眼动障碍、构音障碍，以及运动障碍、运动性震颤和（或）共济失调步态的各种组合。还可表现为色素性视网膜病变、锥体外系运动障碍（如帕金森病、肌张力障碍、舞蹈症）、锥体束征、皮质症状（癫痫、认知功能障碍/行为症状）、周围神经病变。帕金森病分为左旋多巴反应性帕金森病表型和非典型性帕金森病，在不同的 SCA 亚型中均有出现，其中以 SCA2 型最为常见。

SCA 是高度遗传异质性疾病，各亚型的症状相似，交替重叠，其共同临床表现是一般在 30～40 岁隐匿起病，缓慢进展；首发症状多为下肢共济失调，表现为走路摇晃、突然跌倒，构音障碍，继而出现双手笨拙、意向性震颤、眼震、眼慢扫视运动、痴呆和远端肌萎缩，检查可见肌张力障碍、腱反射亢进、病理反射阳性、痉挛性步态，以及震颤觉、本体觉丧失；均有遗传早现现象，即在同一 SCA 家族中发病年龄逐代提前，症状逐代加重，是 SCA 非常突出的表现。

SCA3 型是 *ATXN3* 基因 CAG 重复序列数目异常扩增所致。在我国人群中，CAG 重复序列正常重复数为 13～41 次，异常者多大于 60 次。SCA3 型的核心表现包括突眼、小脑性共济失调、肌强直、锥体束征、肌萎缩等。根据临床表现目前已报道的有 5 种亚型：1 型，最为严重，发病早，除小脑和眼外肌症状外，同时出现严重的锥体系和锥体外系症状；2 型，为中间型；3 型，为轻型，发病晚，伴明显周围神经病变；4 型，较少见，发病晚，伴帕金森综合征和周围神经病变；5 型，伴痉挛性截瘫，仅见于日本报道的 SCA 3 型患者。其中，4 型发病较晚。

本例患者临床表现为帕金森综合征，以行动迟缓起病，病程中出现起步困难、步态前冲、小碎步，多巴丝肼等药物治疗有效，病程后期还出现症状波动及"关期"肌张力障碍，存在跟膝胫试验欠稳准、一字步不能完成等小脑体征，但均较轻，结合患者明确的家族史及基因检测结果，提示 SCA3 型合并帕金森病的可能性大。

在辅助检查方面，SCA 患者头部 CT 及 MRI 示小脑和脑干萎缩，尤其是脑桥和小脑中脚萎缩。可通过外周血白细胞 PCR 分析确诊和区分亚型，检测相应基因 CAG 扩增的情况。

SCA 主要依靠基因检测诊断。遗传学证实的 SCA3 型合并锥体外系症状较少且多为个案报道，此症状在非洲裔患者中较多见。锥体外系受累可有多种表现，包括肌张力障碍、静止性震颤、运动迟缓等。该类患者 CAG 重复序列数通常属于异常范围的低限，对左旋多巴的反应不一。Maciel 等认为 *ATXN3* 基因突变患者出现帕金森综合征样表现可能与中低等长度的异常蛋白易于在锥体外系沉积有关。在发病早期，伴锥体外系受累的 SCA3 型很难与帕金森病相鉴别，有阳性家族史且家系中有小脑体征者有助于诊断。此外，SCA3 基因异常在家族性帕金森病患者中也可检测到，Park 等认为 *ATXN3* 基因突变是家族性帕金森病的原因之一。Wang 等对明确诊断的我国散发性及家族性帕金森病患者进行 SCA3 重复突变筛查发现，CAG 重复序列数目异常可见于发病晚的人群（见于 3%的家族性帕金森病及 0.8%的散发性帕金森病），重复数为 58～73，提示对有家族史的帕金森病患者可筛查该基因，有助于早期诊断、早期用药。

临床上 SCA 主要需与多系统萎缩相鉴别，后者一般成年起病，很少有家族史，临床表现为逐渐进展的自主神经功能障碍、帕金森综合征和小脑性共济失调等症状和体征，通常以自主神经功能障碍为首发症状，也是最为常见的症状之一。

SCA 迄今尚无特效治疗方法，对症治疗可缓解症状。左旋多巴可缓解肌强直及其他帕金森病症状；巴氯芬可减轻痉挛；金刚烷胺可改善共济失调；此外，还可试用神经营养药物治疗，行理疗、康复及功能锻炼，也可行手术治疗。

对于 SCA 目前已有 DBS 手术治疗的文献报道，但均为个案报道，主要针对单纯共济失调、合并单纯震颤或合并肌张力障碍的患者，都取得了一定的疗效，但一部分患者不可避免地出现步态共济失调加重的副作用。对于 SCA 合并帕金森病患者的 DBS 手术治疗，此为第 1 例，患者行 DBS 术后运动迟缓、症状波动及"关期"肌张力障碍都有明显缓解，但是步态共济失调同样加重明显，加之 SCA 疾病本身发展同样会加重共济失调症状，因此提醒我们对于 SCA 患者选择 DBS 手术需要更加慎重。

（徐严明）

参 考 文 献

王朝东，2011. 中国人帕金森病的分子遗传学机制及风险预测研究. 北京：首都医科大学.

Copeland BJ，Fenoy A，Ellmore TM，et al，2014. Deep brain stimulation of the internal globus pallidus for generalized dystonia associated with spinocerebellar ataxia type 1：a case report. Neuromodulation，17（4）：389-392.

Da Silva JD，Teixeira-Castro A，Maciel P，2019. From pathogenesis to novel therapeutics for spinocerebellar ataxia type 3：evading potholes on the way to translation. Neurotherapeutics，16（4）：1009-1031.

Freund HJ，Barnikol UB，Nolte D，et al，2007. Subthalamic-thalamic DBS in a case with spinocerebellar ataxia type 2 and severe tremor-A unusual clinical benefit. Mov Disord，22（5）：732-735.

Klockgether T，Mariotti C，Paulson HL，2019. Spinocerebellar ataxia. Nat Rev Dis Primers，5（1）：24.

Pirker W，Back C，Gerschlager W，et al，2003. Chronic thalamic stimulation in a patient with spinocerebellar ataxia type 2. Mov Disord，18（2）：222-225.

Yun JY，Lee WW，Kim HJ，et al，2011. Relative contribution of SCA2，SCA3 and SCA17 in Korean patients with parkinsonism and ataxia. Parkinsonism Relat Disord，17（5）：338-342.

发作性下肢疼痛、抽动 8 年，四肢抽搐伴意识丧失 2 年

患者，女，16 岁，因"发作性下肢疼痛、抽动 8 年，四肢抽搐伴意识丧失 2 年"就诊。

【现病史】

8 年前患者无明显诱因出现左下肢疼痛，疼痛较剧烈，且肌肉发硬，持续约 1 分钟缓解，此后双小腿出现交替性疼痛发作，发作频率不等，随后出现双手指及双足趾酸痛，无明显规律及诱因，多以一侧发作为主。随后患者出现手及肢体不规律、不自主抽动，多于睡眠中发作，家属描述有时呼之不应。6 年前患者于外院就诊，脑电图未见异常，诊断为癫痫，给予左乙拉西坦 0.25g，每日 2 次口服。服药后双小腿疼痛频率下降，手指、足趾酸痛及肢体抽动未缓解。患者 2 年前再次于外院就诊，头颅 MRI 示双侧额叶白质及右侧桥臂脱髓鞘病变；脑电图正常，医师遂嘱其停止服用左乙拉西坦。停药 2 天后患者于凌晨 4～5 点突然出现尖叫，呼之不应，双眼上翻，牙关紧闭，口吐白沫，四肢屈曲、抽搐，嘴唇发绀，持续约 1 分钟自行缓解，后于睡眠中共发作两三次，有时伴舌损伤。家人自行将左乙拉西坦加量至 0.5g，每日 2 次口服，无明显效果。近 1～2 年，患者小腿疼痛逐渐消失，但手指、足趾仍有酸疼，且发作频率增加，自诉大发作、小发作均存在，天气寒冷、下雨、睡眠时易发作。患者自发病以来，精神、食欲、睡眠可，大小便正常，体重无明显变化，为进一步明确诊治就诊。

【既往史】

患者 10 岁左右开始出现上课看不清黑板，1 年后加重，且视力下降进行性加重，现在近视达 900 度左右，自诉听力无异常；3 年前，出现双下肢活动用力时不自主抖动；2 年前，出现写字时右手抖动，下楼梯费力，站立不稳，然后出现上楼梯无力，需要扶手辅助，目前进展至双手无力，双上肢上举梳头无力，并逐渐出现四肢纤细；1 年前不能行走，说话、咀嚼时下颌抖动，说话断断续续，自觉向上看时眼球跳动。父母健在，非近亲结婚。患者哥哥有类似症状。患者父母、姐姐、妹妹均体健，无类似症状。

【体格检查】

生命体征：体温 36.5℃，心率 90 次/分，血压 92/61mmHg，呼吸 19 次/分。一般情况：

神志清楚，皮肤、巩膜无黄染，全身浅表淋巴结未见肿大。心界不大，心律齐，各瓣膜区未闻及杂音。胸廓未见异常，双肺叩诊呈清音，双肺呼吸音清，未闻及干湿啰音及胸膜摩擦音。腹部外形正常，全腹柔软，无压痛及反跳痛，腹部未触及包块。肝脏肋下未触及，脾脏肋下未触及，肾脏未触及。双下肢无水肿。

【神经系统专科检查】

神志清楚，问答切题，四肢触碰可见肌阵挛，双侧瞳孔等大同圆，直径约 3mm，对光反射灵敏，眼球各方向活动可，双眼上视眼球震颤（＋），言语顿挫，吟诗样语言。四肢萎缩纤细，肌张力减低，三角肌肌力 4 级，肱二头肌肌力 5 级，肱三头肌肌力 4 级，髂腰肌肌力 3 级，臀大肌肌力 4 级，股二头肌肌力 3 级，股四头肌肌力 4 级，下肢远端屈曲肌力 4 级，背伸肌力 3 级。双侧指鼻试验（＋），跟膝胫试验基本完成，行走困难，不能独立行走，深浅感觉对称存在，双上肢腱反射活跃，双下肢腱反射亢进，可引出踝阵挛，双侧 Hoffman 征（－），屈指反射（＋），下颌、吸吮反射（－），掌颌反射（＋），双侧胸大肌反射（＋），下肢病理征（－），脑膜刺激征（－）。MMSE 评分 26 分。

【辅助检查】

（1）血浆乳酸浓度 3.5mmol/L（参考值范围 0.7～2.1mmol/L），血常规、尿常规、便常规、红细胞沉降率、凝血功能、肝肾功能、血糖、血脂、电解质、免疫功能、血清蛋白电泳和免疫固定电泳均未见明显异常。

（2）脑脊液常规和生化检查，IgG 合成率，细菌（包括抗酸杆菌）、真菌涂片及培养均未见异常。

（3）脑电图：中度异常。

（4）头颅 MRI（外院）：双侧额叶白质及右侧桥臂脱髓鞘病变。

（5）肌电图：神经传导、肌肉未见明显异常。

（6）肌肉活检：送检骨骼肌未见明显异常（无破碎红纤维）。

（7）眼底照相：双侧眼底黄斑处可见典型樱桃红斑（图 30-1）。

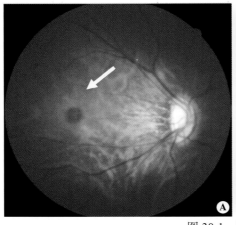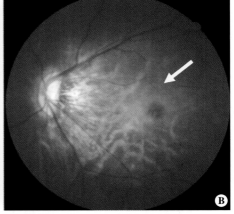

图 30-1　眼底照相

箭头示双侧眼底黄斑处可见典型樱桃红斑

（8）基因检测：患者查见 *NEU1* 基因 2 号外显子 c.239C＞T（p.P80L）及 3 号外显子 c.544A＞G（p.S182G）复合杂合变异；对患者父母和患病哥哥进行验证（图 30-2），其中患病哥哥也携带 c.239C＞T（p.P80L）和 c.544A＞G（p.S182G）复合杂合变异，患者母亲携带 c.239C＞T（p.P80L）突变，父亲携带 c.544A＞G（p.S182G）突变，符合常染色体隐性遗传方式。

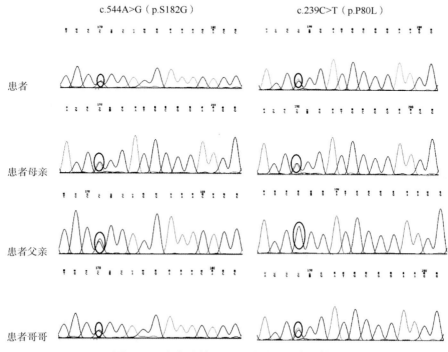

图 30-2　患者及其父母、哥哥基因检测结果

患者及其哥哥均携带 c.239C＞T（p.P80L）和 c.544A＞G（p.S182G）复合杂合变异，分别来自其母亲、父亲

【病情分析】

本例为青少年女性，发作性起病，呈缓慢进行性加重，8 年前无明显诱因出现左下肢疼痛，持续约 1 分钟缓解，随后出现手及肢体不规律、不自主抽动，多于睡眠中发作。外院曾诊断为癫痫，给予左乙拉西坦治疗，服药后小腿疼痛频率下降，肢体抽动未缓解。2015 年停止服用左乙拉西坦后，突然出现尖叫、呼之不应、四肢抽搐等。成长过程中出现视力下降，右手及双下肢活动时不自主抖动，站立不稳，四肢无力、纤细，说话、咀嚼时下颌抖动，眼球跳动等症状，且患者哥哥有类似症状。结合患者病史特点、阳性家族史，完善血清乳酸浓度检查、脑电图、眼底检查、肌肉活检及基因检测等。

【诊断】

涎酸贮积症 Ⅰ 型。

【讨论】

涎酸贮积症（sialidosis）由 Durand 等于 1977 年首先命名，是一种罕见的常染色体隐性遗传的溶酶体病。其致病基因为 *NEU1*，此基因突变导致唾液酸苷酶（neuraminidase）活性降低，引起唾液酸化的复合糖分解途径缺陷，使其在溶酶体中贮积，从而产生一系列临床表型。涎酸贮积症根据起病年龄及严重程度不同，分为涎酸贮积症 I 型和 II 型。涎酸贮积症 I 型起病晚（多见于 10～20 岁），典型临床表现包括进行性视力损害、肌阵挛、癫痫、小脑性共济失调，一般不伴畸形、内脏肿大，无或仅有轻微智力损害，眼底检查可见樱桃红斑。因此，涎酸贮积症 I 型也称为樱桃红斑肌阵挛综合征。涎酸贮积症 II 型发病较 I 型早，临床表现更为严重，常伴面容丑陋、肝脾大、骨骼异常（如骨骼发育不全、椎骨畸形）、智力障碍等，也可表现为非免疫性胎儿水肿。

本例患者临床特点：①青少年女性，缓慢起病，逐渐进展。②以肢体疼痛起病，随后出现进行性视力下降、肢体不自主抽动、四肢抽搐、呼之不应等癫痫发作的表现。③病程中出现说话及活动时肢体抖动、肢体无力、纤细、走路不稳等症状，智力发育可。④家族史：患者哥哥有类似表现。⑤体格检查：体形消瘦，共济失调（指鼻试验阳性），走路困难，不能独立行走；双上肢腱反射活跃，双下肢腱反射亢进，屈指反射阳性，掌颌反射阳性，双侧胸大肌反射阳性。⑥辅助检查：脑电图示中度异常；肌肉活检示骨骼肌未见明显异常（无破碎红纤维）；眼底照相示双侧眼底黄斑处可见典型樱桃红斑。MMSE 评分 26 分。基因检测示患者及其患病哥哥有相同的复合杂合突变，分别为 c.239C＞T（p.P80L）和 c.544A＞G（p.S182G），c.239C＞T 和 c.544A＞G 分别来自表型正常的母亲和父亲。

根据患者的症状、体征及辅助检查，提示存在多系统受累，包括皮质、小脑、锥体束、视网膜、视神经等。患者青少年起病，缓慢进展，神经系统多部位受累，结合阳性家族史，考虑遗传代谢性疾病可能性大。结合患者肌阵挛、癫痫发作、进行性视力损害、小脑性共济失调等典型症状，以及眼底樱桃红斑和基因检测结果，最终明确诊断为涎酸贮积症 I 型。

眼底樱桃红斑是涎酸贮积症 I 型的特征性表现，有文献报道在涎酸贮积症 I 型患者中的发生率为 100%。进行性视力下降为涎酸贮积症 I 型另一常见表现，主要由视网膜及视神经病变引起。此外，涎酸贮积症 I 型常伴有肌阵挛、共济失调、癫痫发作等症状。临床上该病需与线粒体肌病相鉴别。本例患者肌肉活检骨骼肌未见明显异常，无破碎红纤维存在，可帮助鉴别。

目前，对于涎酸贮积症尚无可靠治疗方法，临床大多为对症治疗。有文献报道氯硝西泮、丙戊酸等用于治疗此病的肌阵挛有较好的效果。

本例结合患者病史特点、症状体征、阳性家族史等，根据患者肌阵挛、癫痫发作、进行性视力损害、小脑性共济失调等典型症状，以及眼底樱桃红斑、肌肉活检及基因检测结果，可明确诊断为涎酸贮积症 I 型。

（徐严明）

参 考 文 献

季涛云，张尧，张月华，等，2017. 涎酸贮积症一家系报告. 临床儿科杂志，35（7）：529-531.

张包静子，全超，罗苏珊，等，2015. 眼底樱桃红斑（唾液酸沉积症 I 型 1 例报道及文献复习）. 中国临床神经科学，23（1）：115-121.

Itoh K，Naganawa Y，Matsuzawa F，et al，2002. Novel missense mutations in the human lysosomal sialidase gene in sialidosis patients and prediction of structural alterations of mutant enzymes. J Hum Genet，47（1）：29-37.

Lukong KE，Elsliger MA，Chang Y，et al，2000. Characterization of the sialidase molecular defects in sialidosis patients suggests the structural organization of the lysosomal multienzyme complex. Hum Mol Genet，9（7）：1075-1085.

四肢无力 8 年

患者，男，44 岁，因"四肢无力 8 年"就诊。

【现病史】

8 年前无明显诱因出现双上肢轻微震颤，伴四肢轻度无力，晨起、活动后明显，但日常生活能自己完成，四肢无力逐渐加重。3 年前至当地医院就诊被诊断为"运动神经元病，进行性肌萎缩？亚临床甲减"。近两年出现双手肌肉萎缩，体力劳动受限，近 1 年因四肢无力跌倒 4 次，有时感吞咽困难，伴四肢持续性麻木感，现平地行走 200 米即感无力，无晨轻暮重，无肢体疼痛、呼吸困难，为求进一步诊治来笔者医院就诊。起病以来精神、饮食、睡眠正常，大小便正常，有性功能障碍，近期体重无明显变化。

【既往史】

否认心脑血管、肺等重要脏器疾病史及传染病史。否认外伤、手术及输血史。否认吸烟、饮酒史。否认食物、药物过敏史。预防接种史不详。否认手术史。育有 2 子 1 女，父母及两兄弟均无类似病史。

【体格检查】

生命体征：体温 36.2℃，脉搏 75 次/分，呼吸 18 次/分，血压 114/75mmHg。一般情况：发育未见异常，营养状况良好，表情自然，神志清楚，自主体位，查体合作。头、眼、耳、鼻、喉未见异常。双侧乳腺对称，明显增生。心肺腹查体未见异常。

【神经系统专科检查】

（1）精神智能状态：神志清楚，言语流利，高级皮质功能检查正常。
（2）脑神经
第 I 对：嗅觉灵敏。
第 II 对：双眼视力、视野粗测正常，眼底视盘边界清楚。
第 III、IV、VI 对：上眼睑无下垂，眼球无外凸及内陷。双侧瞳孔等大同圆，直径 3mm，直接、间接对光反射灵敏，眼动充分，未引出眼震。

第Ⅴ对：轻触觉和针刺觉正常，咀嚼肌有力。

第Ⅶ对：双侧额纹对称，鼻唇沟对称。

第Ⅷ对：双耳听力粗测正常。Weber 试验居中，Rinne 试验显示双耳气导大于骨导。

第Ⅸ、Ⅹ对：软腭抬举对称，咽反射对称存在。洼田饮水试验 1 级。

第Ⅺ对：转颈、耸肩对称有力。

第Ⅻ对：伸舌居中，无舌肌萎缩，无舌肌纤颤。

（3）运动系统：双侧大小鱼际肌、前臂、上臂肌肉轻度萎缩，四肢肌力 4 级，四肢肌张力对称正常，未见不自主运动。

（4）反射：双上肢肱三头肌反射、肱二头肌反射、桡骨膜反射（+），双侧掌颌反射（−），双下肢膝反射、跟腱反射（−），髌阵挛、踝阵挛（−），病理反射未引出。

（5）感觉系统：深浅感觉正常对称，复合感觉正常。

【辅助检查】

（1）血常规、尿常规、便常规、肝功能、肾功能、电解质、甲状腺功能及免疫全套正常。肌酸激酶（CK）697IU/L，肌酸激酶同工酶（CK-MB）8.3ng/ml。性激素六项示泌乳素 21.39ng/ml，雌二醇 28pg/ml，卵泡刺激素、促黄体生成素、孕酮、睾酮正常。

（2）肌电图：①延髓支配肌肉、双上肢及双下肢均呈慢性神经源性损伤；②左正中神经损伤（运动纤维及感觉纤维受累），左腋神经损伤（运动纤维受累），右正中神经、双尺神经损伤（感觉纤维受累）。

（3）头颅 MRI：双侧额叶皮质下少许异常信号，考虑白质脱髓鞘改变。

（4）颈椎 MRI：颈椎退行性改变，$C_{5,6}$ 椎间盘稍向后突出。

（5）基因检测：AR 基因（CAG）重复数为 45。

【病情分析】

本例为中年男性，慢性病程。8 年前无明显诱因出现双上肢轻微震颤，伴四肢轻度无力，不影响日常生活。随后四肢无力症状逐渐加重，在当地医院未明确诊断。近两年患者症状加重，因肢体无力跌倒 4 次。患者体力劳动受限，并出现双手肌肉萎缩及延髓麻痹症状。辅助检查提示肌酸激酶水平升高，泌乳素、雌二醇水平升高。肌电图示延髓支配肌肉、双上肢及双下肢均呈慢性神经源性损伤。考虑患者症状主要累及支配球部肌肉的神经及周围神经，结合患者乳腺增生及激素水平的变化，进一步行基因检测提示 AR 基因（CAG）重复数为 45，因此确诊。

【诊断】

脊髓延髓性肌萎缩。

【讨论】

脊髓延髓性肌萎缩（spinal and bulbar muscular atrophy，SBMA）又称肯尼迪病（Kennedy's disease，KD），是一种 X 染色体上的雄激素受体（androgen receptor，AR）基

因 CAG（胞嘧啶-腺嘌呤-鸟嘌呤）异常扩增导致的性连锁隐性遗传性神经系统变性疾病，主要累及脊髓、延髓下运动神经元，感觉神经和内分泌系统也可受累。临床主要表现为面部、球部及肢体肌肉缓慢进展的肌无力和萎缩。该病主要见于成年男性，常于 20～60 岁起病，发病率约为 1/40 万。

　　SBMA 是 1968 年由美国医生 Kennedy 等首先报道，1991 年 La Spada 等发现 SBMA 患者 AR 基因的第一外显子三核苷酸序列 CAG 发生了扩增，致病基因位于 X 染色体长臂近端（Xq11-12）。基因检测是诊断 SBMA 的金标准。欧洲神经科学联合会（EFNS）制订的指南将 CAG 重复拷贝数超过 35 次作为诊断标准。患者发病年龄与 CAG 重复长度之间呈负相关。CAG 重复数越多，疾病发作就越早，但 CAG 重复长度与疾病的进展或疾病的严重程度无关。SBMA 的发病机制尚不明确，目前推测认为 CAG 重复序列编码一条多聚谷氨酰胺（PolyQ）片段，CAG 异常扩增导致蛋白内 PolyQ 区域扩增，含有异常 PolyQ 的雄激素受体与其配体二氢睾酮相结合，进入运动神经元核内引起 AR 基因异常转录和蛋白合成，致使神经元变性。

　　本病多在 20～60 岁起病，疾病初期会出现一些非特异性症状，如震颤、肌肉痉挛，体育锻炼中的过早疲劳和肢体麻木。手部震颤通常是患者最先注意到的症状，为姿势性高频震颤，可在肢体无力前数年甚至数十年前出现，可能会导致书写、切割食物和进食等日常活动受损，也有患者出现姿势性腿部震颤。肢体无力是患者最主要的症状，其中下肢无力是最常见的症状（86.7%），其次是上肢无力（22.2%），延髓肌受累通常在肢体无力之后，患者可出现舌肌萎缩、咀嚼吞咽困难、构音障碍、言语鼻音重等。80%的患者可能出现吞咽功能障碍，其特征是通过咽部的食物团清除不完全。此外，男性乳房发育及性功能障碍是 SBMA 最常见的非神经系统表现，女性携带者通常无症状。男性乳房发育可能与雄激素不敏感或者雄激素抵抗有关，并出现泌乳素、雌激素的分泌异常。在某些患者中还发现了腹部肥胖、血脂异常、肝功能障碍和糖耐量异常，并最终发展为代谢综合征。

　　SBMA 进展缓慢，对患者预期寿命影响不大，主要影响患者的生活质量，该病患者出现手部震颤的平均年龄为 35 岁，出现肌肉无力的平均年龄为 43 岁，出现构音障碍、吞咽困难等延髓受累症状的平均年龄为 50 岁，使用轮椅的平均年龄约为 61 岁，患者晚期多因吸入性肺炎死亡。

　　SBMA 患者肌电图以广泛的慢性神经源性损害为主要改变，感觉和运动神经传导均有异常：多数患者可出现感觉神经传导速度减慢、动作电位波幅下降等感觉神经受累的亚临床证据，但是患者的感觉障碍并不突出，这是 SBMA 的特征性表现之一；运动神经传导速度多正常或者轻度减慢，部分可出现波幅降低现象；SBMA 患者的 F 波检查可出现巨大 F 波，且波形单一；针极肌电图可见四肢肌肉、脊旁肌无自发电位或仅见少量自发电位，四肢肌肉轻收缩时可见运动单位时限增宽、波幅增高，重收缩募集相减少。几乎所有该病患者血清中 CK 水平均升高，部分合并糖耐量减低或血脂异常及激素水平紊乱。

　　本病患者通常因肌无力和肌萎缩而就诊，在疾病初期症状不典型，很容易误诊为肌萎缩侧索硬化（ALS）、Ⅲ型和Ⅳ型脊髓性肌萎缩症（SMA）。①ALS：患者大多数在中年以后发病，多以肢体远端开始的非对称性肌无力起病，查体有上、下运动神经元同时受损的表现，无感觉障碍，感觉神经传导正常是 ALS 与 SBMA 神经电生理检查最大的区别，ALS

疾病进展较快，无男性乳腺增生、性激素水平异常特点。②SMA：是一组常染色体隐性遗传病，临床上以进行性对称性近端肌无力伴萎缩为主要表现，难以与 SBMA 相鉴别，基因检测是重要的鉴别手段。此外，血清肌酸激酶水平升高和肢体近端肌无力的表现可能导致误诊为多发性肌炎、代谢性肌病或某些其他原发性肌病，而神经受累类似于慢性炎症性神经病或遗传性运动感觉神经病，也需注意鉴别。

目前对于 SBMA 尚无有效治疗方法，该病的临床表现具有雄激素依赖性，已经上市的抗癌药物醋酸亮丙瑞林是一种促黄体激素释放激素衍生物，可抑制垂体释放促性腺激素，抑制睾丸释放睾酮，在一部分临床研究中显示该药可延缓患者运动功能的恶化。通常，为了尽可能长时间地保持患者的运动功能和自主能力，建议定期进行有氧运动和理疗。还可向患者和备孕夫妻提供遗传咨询，利用"产前诊断""羊水穿刺"等技术来避免疾病在家系中的遗传。

本例患者因"四肢无力 8 年"收入院，症状、体征、肌电图等符合 SBMA 表现，同时进行了基因检测，从而发现患者 AR 基因（CAG）重复数为 45，确诊为 SBMA。临床上对于下运动神经元和后组脑神经受累，尤其是伴肌酸激酶升高、激素水平紊乱、神经电生理检查提示运动和感觉神经均受累者应高度怀疑该病，AR 基因（CAG）异常扩增是确诊该病的金标准。

（徐严明）

参 考 文 献

鲁明，樊东升，2015. 肯尼迪病治疗的临床研究进展. 中华神经科杂志，48（3）：233-235.

鲁明，樊东升，张俊，等，2008. 肯尼迪病患者 27 例临床特征. 中华神经科杂志，41（7）：452-454.

Burgunder JM，Schöls L，Baets J，et al，2011. EFNS guidelines for the molecular diagnosis of neurogenetic disorders：motoneuron，peripheral nerve and muscle disorders. Eur J Neurol，18（2）：207-217.

Fischbeck KH，2016. Spinal and bulbar muscular atrophy overview. J Mol Neurosci，58（3）：317-320.

La Spada AR，Wilson EM，Lubahn DB，et al，1991. Androgen receptor gene mutation in X-linked spinal and bulbar muscular atrophy. Nature，352（6330）：77-79.

Querin G，Sorarù G，Pradat PF，2017. Kennedy disease（X-linked recessive bulbospinal neuronopathy）：A comprehensive review from pathophysiology to therapy. Rev Neurol，173（5）：326-337.

病例 32

步态不稳 1 年

患者，女，55 岁，因"步态不稳 1 年"由门诊收入神经内科。

【现病史】

入院前 1 年无明显诱因出现步态不稳、左右摇晃，病程中伴头昏沉感，晨起为著，午后稍缓解，曾就诊于当地农村卫生院，服用天麻成分中药（具体不详），头昏沉感略有缓解，行走摇晃加重，为明确诊治遂来笔者医院。病程中无头痛及恶心呕吐，无视物旋转、视物双影及视物模糊，无言语障碍，无吞咽困难及饮水呛咳，无意识障碍及尿便障碍，无耳鸣及听力减退。

【既往史】

高血压病史 2 年，口服尼莫地平治疗，血压控制良好。子宫肌瘤切除术后 10 年。否认脑卒中、糖尿病及冠心病病史。否认药物、食物过敏史。否认吸烟、饮酒史，否认毒物接触史。其母亲 65 岁时因肺部感染病故，患者回忆母亲去世前几年（具体时间不详）出现"行走摇晃"，去世前半年行走时曾跌倒在地，造成右侧股骨颈骨折，并由此卧床直至病故。其父亲健康。其余家族成员中无类似临床症状患者。

【体格检查】

生命体征：体温 36.4℃，脉搏 84 次/分，呼吸 18 次/分，血压 144/91mmHg。一般情况：眼、耳、鼻、喉未见异常。双肺呼吸音清，心律齐，未闻及杂音，腹部平软，未触及包块。

【神经系统专科检查】

（1）精神智能状态：神志清楚，语言缓慢，反应较迟钝，MMSE 评分 20 分。
（2）脑神经
第Ⅰ对：未测。
第Ⅱ对：双眼视力、视野粗测正常，眼底视盘边界清楚。
第Ⅲ、Ⅳ、Ⅵ对：上眼睑无下垂，眼球无外凸及内陷。双侧瞳孔等大同圆，直径 3mm，直接、间接对光反射灵敏，眼动充分，未引出眼震。

第Ⅴ对：轻触觉和针刺觉正常，咀嚼肌有力。

第Ⅶ对：双侧额纹对称，鼻唇沟对称，双眼闭合良好。

第Ⅷ对：Weber 试验居中，Rinne 试验显示双耳气导大于骨导。

第Ⅸ、Ⅹ对：软腭抬举对称，咽反射对称存在。

第Ⅺ对：转颈、耸肩对称有力。

第Ⅻ对：伸舌居中，无舌肌萎缩和纤颤。

（3）运动系统：四肢肌力 5 级，肌张力正常，宽基底步态，直线行走不能。

（4）共济运动：闭目难立征（+）。

（5）反射：四肢腱反射存在，双下肢巴宾斯基征（−），查多克征（−）。

（6）感觉系统：深浅感觉正常对称，复合感觉正常。

（7）脑膜刺激征：颈强直（−），克尼格征（−）。

【辅助检查】

（1）血常规正常。血生化示总胆固醇 7.99mmol/l，甘油三酯 16.75mmol/L，高密度脂蛋白胆固醇 0.80mmol/L，低密度脂蛋白胆固醇 1.32mmol/L。甲状腺功能正常。术前八项正常。肿瘤系列指标正常。风湿、类风湿系列指标正常。抗核抗体谱阴性。抗心磷脂抗体两项阴性。抗中性粒细胞胞质抗体阴性。叶酸、维生素 B_{12} 正常。铜蓝蛋白 0.64g/L。

（2）脑干听觉诱发电位（BAEP）：双耳Ⅰ波，左耳Ⅲ波波幅低平，波形分化差，其他各波正常。

（3）神经传导速度：双上肢正中神经损伤，左上肢尺神经损伤，左上肢桡神经损伤，双下肢周围神经损伤。

（4）头颅 MRI：双侧额叶、左侧脑室后角旁可见斑点状 T_2 高信号，T_1 加权像呈略低信号。小脑脑沟增宽，周围腔隙增大，第四脑室扩大（图 32-1）。

（5）颈椎 MRI：$C_{3,4}$、$C_{4,5}$、$C_{5,6}$、$C_{6,7}$ 椎间盘突出（中央型）。局部脊髓变细，蛛网膜下腔增宽（图 32-1）。

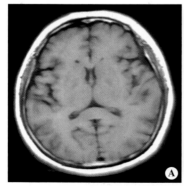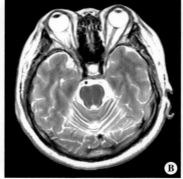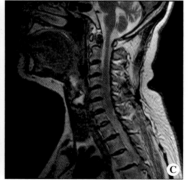

图 32-1　头颅+颈椎 MRI

A. 头颅 MRI T_1 加权像可见大脑皮质正常；B. T_2 加权像可见小脑萎缩；C. 颈椎 MRI T_2 加权像可见高位颈髓萎缩，变细

（6）基因检测（表 32-1）

表 32-1　遗传性共济失调检测报告

亚型	致病基因	致病重复次数	DNA 长度（bp）	CAG 重复计算公式	CAG 重复次数
SCA1	*ATXN1*	45～91	209/209	（DNA 长度−125）/3	28/28
SCA2	*ATXN2*	33～77	189/189	（DNA 长度−131）/3	19/19
SCA3	*ATXN3*	52～86	242/272	（DNA 长度−199）/3	14/24
SCA6	*CACNA1A*	20～33	222/225	（DNA 长度−189）/3	11/12
SCA7	*ATXN7*	37～460	292/292	（DNA 长度−278）/3	5/5
SCA12	*PPP2R2B*	51～86	168/168	（DNA 长度−122）/3	15/15
SCA17	*TBP*	49～66	223/238	（DNA 长度−120）/3	34/39
DRPLA	*ATNA*	48～93	254/254	（DNA 长度−217）/3	12/12

注：检测结果样本 *TBP* 基因 CAG 重复次数分别为 34 和 39，其中拷贝数为 39 的片段经 Sanger 测序验证为 41 次，属于外显不全范围，可能符合 SCA17 致病特征。请结合临床进一步分析。

【病情分析】

本例患者中年发病，起病隐匿，病情呈慢性进行性进展。临床除小脑性共济失调表现外，还存在认知功能障碍。入院后 MRI 可见小脑和高位颈髓萎缩，结合患者病史、临床表现及可疑阳性家族史，考虑遗传性共济失调可能。进一步行基因检测，结果显示该患者可能符合 SCA17 型致病特征。

【诊断】

脊髓小脑性共济失调 17 型（SCA17 型）。

【讨论】

遗传性共济失调（hereditary ataxia，HA）是一组以慢性进行性小脑性共济失调为特征的遗传变性病，具有世代相传的遗传背景、共济失调的临床表现及以小脑萎缩为主的病理改变这三大特征。根据遗传方式不同，可将遗传性共济失调分为：①常染色体显性遗传性共济失调，最常见，如脊髓小脑性共济失调（SCA）、齿状核-红核-苍白球-丘脑底核萎缩（DRPLA）、遗传性痉挛性共济失调等；②常染色体隐性遗传性共济失调，如 Friedreich 型共济失调、毛细血管扩张性共济失调等；③X 连锁遗传性共济失调；④线粒体遗传性共济失调。

SCA 是常染色体显性遗传性共济失调的主要类型，包括 SCA1～SCA21 亚型，其中 SCA3 型是我国最常见的 SCA 亚型。SCA 临床表现复杂，各亚型之间多有症状重叠，单从临床表现无法鉴别，分子诊断是最直接有效的鉴别手段。表现型和基因型结合对患者的诊断和治疗有着重要的意义。

SCA17 型又称亨廷顿病样 4 型（HDL4），在我国人群中 SCA17 型较为罕见。SCA17 型是由于转录因子 TATA 结合蛋白（TBP）基因中 CAG/CAA 重复序列扩展突变，导致多聚谷氨酰胺异常扩增而致病。TBP 是神经元和其他真核细胞转录必需的因子。异常扩增的

PolyQ 会引起 TBP 构象改变，进而导致转录失调。SCA17 型 CAG/CAA 正常重复次数范围存在种族差异，国内外研究报道的正常重复次数范围从 25 次至 42～45 次不等，异常重复次数范围是 45～66 次。王俊岭等报道中国汉族人群 SCA17 亚型 CAG/CAA 正常重复次数为 23～41 次。

目前，SCA17 型患者的发病年龄平均为 34.6±13.2 岁，其与 CAG/CAA 重复次数的关系尚不明确。SCA17 型的临床症状主要是共济失调和（或）痴呆，认知功能障碍和记忆障碍可为初始症状。CAG/CAA 的重复次数与患者的临床表现有关，超过 75% 重复次数为 43～50 次的患者存在智力减退，而几乎所有重复次数为 50～60 次的患者均存在共济失调表现。此外，患者还可有癫痫、自主神经症状和周围神经症状等少见表现。大多数 SCA17 型患者头颅 MRI 可见小脑萎缩，患者年龄和 CAG/CAA 重复次数可影响其萎缩的程度。

除 SCA17 型外，SCA1 型、SCA2 型、SCA3 型、SCA6 型、SCA7 型、亨廷顿（Huntington）病、齿状核红核苍白球路易体萎缩症（DRPLA）和 X-连锁脊肌萎缩也都是由 CAG/CAA 重复扩展突变导致编码蛋白中多聚谷氨酰胺链延长而致病的，统称为多聚谷氨酰胺疾病。但 SCA17 型与其他多聚谷氨酰胺疾病之间存在一些特征性差异：①SCA17 型的临床表型复杂，在某些病例中与亨廷顿病重叠；②由于 TBP 基因的特殊结构，与其他由三核苷酸重复序列引起的 SCA 亚型相比，对 SCA17 家族的预期很少；③SCA17 型患者常有诊断问题，重复次数处于 45～49 次范围的患者可存在外显不全的现象，而且由于正常和异常重复数之间的差距非常小，很难确定 SCA17 型病理性 CAG/CAA 重复数的临界值。

目前 SCA17 型与大多数遗传性疾病一样，无特异性治疗方法。对症治疗可缓解症状，如金刚烷胺、丁螺环酮、加巴喷丁可改善共济失调，可试用各种维生素、ATP 等，康复治疗及支持治疗有助于改善生活质量。

该患者除其母亲可能患病外，家族中并无类似症状者，考虑可能与基因外显不全有关，需要继续对其进行观察和追踪。

（张卓伯）

参 考 文 献

张瑾，郝莹，顾卫红，等，2012. 脊髓小脑共济失调 17 型临床特征和基因突变分析. 中华神经科杂志，45（12）：861-865.

Friedman MJ, Shah AG, Fang ZH, et al, 2007. Polyglutamine domain modulates the TBP-TFIIB interaction: implications for its normal function and neurodegeneration. Nat Neurosci, 10（12）: 1519-1528.

Friedman MJ, Wang CE, Li XJ, et al, 2008. Polyglutamine expansion reduces the association of TATA binding protein with DNA and induces DNA binding-independent neurotoxicity. J Biol Chem, 283（13）: 8283-8290.

Toyoshima Y, Takahashi H, 2018. Spinocerebellar Ataxia Type 17（SCA17）. Adv Exp Med Biol, 1049: 219-231.

Maltecca F, Filla A, Castaldo I, et al, 2003. Intergenerational instability and marked anticipation in SCA-17. Neurology, 61（10）: 1441-1443.

发作性胸骨后及咽部不适 20 日，抽搐 40 分钟

患者，男，48 岁，因"发作性胸骨后及咽部不适 20 日，抽搐 40 分钟"由急诊收入神经内科。

【现病史】

入院前 20 日患者无明显诱因出现发作性胸骨后及咽部不适，每次持续数分钟可缓解，曾于当地医院就诊，心电图未见异常，头颅 MRI 未见明显异常，胃镜示慢性浅表性胃炎。给予患者奥美拉唑、L-谷氨酰胺呱仑酸钠颗粒（商品名麦滋林）药物口服 2 周，自觉症状无明显改善。入院 40 分钟前患者出现双眼向左凝视，口角抽动，左侧肢体抽动，持续数十秒，每隔数分钟上述症状即再次发作，病程中不能回答家人问题，并伴有口吐白沫及尿失禁，经 120 救护车送至本院就诊，途中给予地西泮治疗。入院后查体：意识不清，双眼上视，光反射弱，四肢强直，口吐白沫。2 小时后患者意识不清加重，出现持续性抽搐，立即转入 ICU 治疗，给予气管插管，持续微量泵入丙泊酚、丙戊酸钠。5 日后患者病情平稳，无抽搐发作，继续接受治疗。

【既往史】

患者职业为农民。否认高血压、糖尿病、冠心病病史。吸烟史 20 年，平均 20 支/日，偶有饮酒史。否认农药、毒物接触史。否认家族遗传病史。

【体格检查】

生命体征：体温 36.2℃，心率 90 次/分，卧位血压 145/72mmHg，脉搏血氧饱和度 99%，呼吸 20 次/分。一般情况：头、眼、耳、鼻、喉未见异常。双肺呼吸音粗，少许湿啰音，心律齐，未闻及杂音，腹部平软，未触及包块。肠鸣音正常。

【神经系统专科检查】

（1）精神智能状态：清醒安静，时间、地点、人物和环境定向力完整。语声低微、嘶哑，MMSE 评分 30 分。

（2）脑神经

第Ⅰ对：嗅觉粗测正常。

第Ⅱ对：双眼视力、视野粗测正常，眼底视盘边界清楚。

第Ⅲ、Ⅳ、Ⅵ对：上眼睑无下垂，眼球无外凸及内陷。双侧瞳孔等大同圆，直径 3mm，直接、间接对光反射灵敏，眼动充分，未引出眼震。

第Ⅴ对：轻触觉和针刺觉正常，咀嚼肌有力。

第Ⅶ对：双侧额纹对称，鼻唇沟对称，双眼闭合良好。

第Ⅷ对：双耳听力粗测正常。

第Ⅸ、Ⅹ对：软腭抬举对称，咽反射对称存在。

第Ⅺ对：转颈、耸肩对称有力。

第Ⅻ对：伸舌居中，无舌肌萎缩和纤颤。

（3）运动系统：肌容积正常，四肢肌力 4 级，肌张力正常。

（4）反射：四肢跟腱反射对称减弱，双下肢巴宾斯基征（－）、查多克征（－）。

（5）感觉系统：深浅感觉正常对称，复合感觉正常。

（6）脑膜刺激征：颈强直（＋），克尼格征（＋）。

【辅助检查】

（1）血常规正常，血氨浓度 21μmol/L，血清 T-SPORT 检查阴性，血生化 Na^+、Cl^- 浓度见表 33-1。

表 33-1　患者血生化 Na^+、Cl^- 浓度（mmol/L）

离子	第 1 日	第 4 日	第 6 日	第 8 日	第 11 日	第 15 日
Na^+	134.2	132.8	131.6	132.6	129.9	128.8
Cl^-	94.6	91.6	88.8	92.6	86.7	90.2

（2）脑脊液无色透明，压力 150mmH$_2$O，细胞数 $4×10^6$/L，Cl^- 117.7mmol/L，蛋白 0.31g/L，IgA 0.003g/L，单纯疱疹病毒Ⅰ型、单纯疱疹病毒Ⅱ型定性（－），墨汁染色（－）。

（3）脑电图：异常，可见弥漫性慢波。

（4）头颅 CT：未见明显异常。

（5）胸部 CT：未见异常。

（6）头颅 MRI+DWI+增强扫描：①右颞叶异常信号，考虑炎性病变可能，胶质细胞增生待排；②鼻窦炎（图 33-1）。

（7）脑脊液及外周血自身免疫性抗神经元抗体检查：富亮氨酸胶质瘤失活 1 蛋白（LGI-1）抗体阳性。

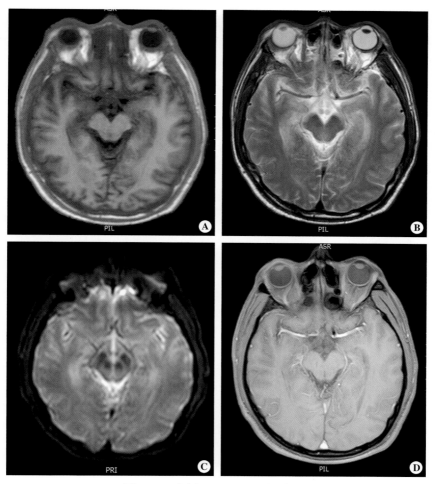

图 33-1　头颅 MRI+DWI+增强扫描

A. 头颅 MRI T$_1$ 加权像，右侧颞叶病灶呈略低信号，边界不清；B. T$_2$ 加权像，病灶呈略高信号；C. DWI，病灶未见明显异常
高信号；D. Gd-DTPA 增强扫描后，右侧颞叶内侧异常信号区未见明确强化

【病情分析】

本例为中年男性，最先出现胸骨后及咽后不适，相关检查排除器质性疾病，不排除因疾病导致的自主神经紊乱症状，而后出现发作性肢体抽搐进展呈癫痫持续状态。经 ICU 支持治疗，患者病情平稳后完善检查。患者头颅 MRI 增强扫描提示炎性病变可能，但脑脊液检查不支持病原微生物引起的中枢神经系统炎症，结合患者血清顽固性低钠低氯，进一步行血清及脑脊液自身免疫性抗神经元抗体检测示 LGI-1 抗体阳性，诊断明确。

【诊断】

抗 LGI-1 抗体脑炎。

【讨论】

自身免疫性脑炎（autoimmune encephalitis，AE）是一种少见的，与特异性自身抗体有关的神经系统炎症性疾病。自 2007 年抗 *N*-甲基-D-天冬氨酸受体（NMDAR）脑炎被发现以来，越来越多的新型抗体和新的临床表型被发现。目前 AE 占脑炎的 10%～20%。AE 包括抗体介导脑炎和副肿瘤性 AE，前者大部分存在神经细胞表面抗体，这些抗体一般介导 B 细胞免疫应答，引起相对可逆的病变，该类 AE 对免疫治疗的反应性良好；而神经细胞内抗体多诱导 T 细胞免疫应答，引起弥漫性病变，对免疫治疗反应性欠佳。AE 临床表现多样，取决于特定的潜在抗体（表 33-2）。2016 年我国中华医学会神经病学分会发布了《中国自身免疫性脑炎诊治专家共识》，将 AE 分为抗 NMDAR 脑炎、自身免疫性边缘性脑炎（LE）和其他特殊类型的自身免疫性脑炎三种类型。

表 33-2　常见自身免疫性脑炎相关抗体和临床表现

分类	抗体	主要临床表现	年龄或性别比例	肿瘤类型或比例
抗细胞内抗原抗体	Hu（ANNA-1）	LE，脑脊髓炎，脑干脑炎，Denny-Brown 综合征	年龄分布变异性大（15～30 岁），取决于肿瘤类型	SCLC，>90%
	Ma2	LE，CS，间脑/下丘脑受累		精原细胞，>90%
	GAD	LE，SPS，共济失调	中年，女性∶男性=4∶1	罕见
	CV2（CRMP5）	LE，脑脊髓炎，CS		SCLC，胸腺瘤，90%
	Amphiphysin	LE，SPS		乳腺癌，SCLC，>90%
抗细胞表面抗原抗体	LGI-1	LE，面-臂肌张力障碍发作(FBDS)，健忘症，精神病，低钠血症	成人，年龄多>40 岁，男性∶女性=2∶1	胸腺瘤，5%～10%
	GABAbR	LE，癫痫频繁发作	老年人，女性和男性相当	SCLC，50%
	AMPAR	LE，癫痫发作，记忆障碍，精神病	老年人，女性∶男性=2.3∶1	肺癌/乳腺癌，70%
	Caspr2	LE，神经性肌强直，Morvan 综合征，可在 1 年内缓慢进展；类似于 LGI-1，但无低钠血症	老年人，男性∶女性=9∶1	胸腺瘤，20%～50%
	DPPX	LE，伴震颤、肌阵挛、幻觉、难治性腹泻	老年人，女性∶男性=1∶2.3	淋巴瘤，<10%
	NMDAR	精神分裂样精神病，口周运动障碍，癫痫发作，昏迷，肌张力障碍，通气不足	所有年龄段，儿童和青年多见，75%为女性	卵巢畸胎瘤
	GABAaR	SPS，顽固性癫痫持续状态和部分性癫痫持续发作	年轻人，男性∶女性=1.5∶1	霍奇金淋巴瘤
	mGluR5	Ophelia 综合征（抑郁、焦虑、幻觉、记忆力减退、性格改变）	年轻人，男性∶女性=1.5∶1	霍奇金淋巴瘤，<70%
	GlycinR	PERM(伴强直性肌阵挛的进行性脑脊髓炎)，SPS，认知缺陷	老年人，女性和男性相当	胸腺瘤，<10%
	IgLON5	快速和非快速眼动睡眠障碍、睡眠呼吸暂停、构音障碍、吞咽困难、自主神经功能障碍、运动障碍、痴呆	老年人，女性和男性相当	未知

注：LE. 边缘性脑炎；SPS. 精神分裂综合征；CS. 小脑综合征；SCLC. 小细胞肺癌。

抗 LGI-1 抗体脑炎是 LE 中的一种，该病的发病机制目前不详，有研究认为，LGI-1 是抗电压门控钾离子通道（VGKC）抗体的主要靶抗原（占 80%～90%），LGI-1 抗体可阻止 LGI-1 与突触前膜的去整合素金属蛋白酶（ADAM）的聚集，破坏由 Kvl.1 和 Kvl.2 介导的电流活动和（或）损害 α-氨基-3-羟基-5-甲基-4-异恶唑丙酸受体（AMPAR）功能引起可逆的中枢神经突触功能障碍。LGI-1 在海马体和新皮质高度表达，并且 LGI-1 基因突变与常染色体显性遗传性外侧颞叶癫痫有关。

LE 的临床特征是快速进展的意识障碍、近事记忆力丧失、精神行为异常和癫痫发作。抗 LGI-1 抗体脑炎可出现各种形式的颞叶癫痫，先兆以立毛运动性发作（起鸡皮疙瘩）多见，这是一种罕见的自主神经癫痫发作形式，通常被忽视。面-臂肌张力障碍发作（faciobrachial dystonic seizure，FBDS）是抗 LGI-1 抗体脑炎特征性癫痫发作症状，患者出现单侧或双侧面部、上肢或下肢频繁、短暂的肌张力障碍性发作，以单侧多见，伴感觉异常先兆、愣神、意识改变等。

自身免疫性脑炎（AE）的实验室检查包括血液和脑脊液的常规、生化及免疫学检查。需要注意的是，进行 AE 抗体检测时首选脑脊液标本，以避免血清检测的假阳性和假阴性。抗 LGI-1 抗体脑炎脑脊液抗 LGI-1 抗体阳性可确诊。难治性低钠血症是抗 LGI-1 抗体脑炎的一大特点，可能与 LGI-1 在下丘脑和肾脏共同表达，引起抗利尿激素异常分泌有关。抗 LGI-1 抗体脑炎 MRI 多数可见单侧或双侧颞叶内侧异常信号，部分可见杏仁体肥大，FLAIR 检查较为敏感，部分可见基底节区异常信号。脑电图可见轻度弥漫性慢波或双侧额颞叶慢波，也可完全正常。

AE 应与由病原微生物引起的脑炎相鉴别，后者脑脊液自身免疫性脑炎相关抗体阴性，并可检测到相关病原微生物。此外，各种 AE 的鉴别诊断可参照表 33-2。

目前，AE 尚无明确的有循证医学证据的治疗标准，治疗方法的选择取决于临床综合征和潜在抗体。一线治疗策略包括静脉注射大剂量皮质类固醇（甲泼尼龙 1000mg/d，3～5 日静脉滴注后改为 500mg/d 静脉滴注）、静脉注射免疫球蛋白（IVIG）（2g/kg，3～5 日静脉滴注），以及血浆置换。在症状持续或复发和作为长期维持治疗时，可添加环磷酰胺和 CD20-抗体利妥昔单抗。然而，免疫抑制治疗在以细胞内蛋白为靶向抗体的副肿瘤性 AE 中疗效甚微，因为肿瘤自身抗体不是直接致病性的，神经元损伤是由细胞毒性 T 淋巴细胞引起的，因此快速找到肿瘤证据并迅速切除，才有可能减少神经元的损伤。然而，尽管有先进的免疫治疗和肿瘤切除术，在许多情况下，副肿瘤性 AE 的神经元损伤仍在继续。此外，针对癫痫发作，需进行 AE 的抗癫痫治疗。然而，抗 LGI-1 抗体脑炎对抗癫痫治疗效果不佳，其原因与 VGKC 抗体有关，在很多难治性或其他原因不明的癫痫患者中确认存在 VGKC 复合抗体。

AE 如延误诊治，则会使患者遗留不同程度的后遗症，不利于恢复。因此，应熟识 AE 的常见特征性症状和体征，尽快行血清及脑脊液抗体检测。快速识别和诊断 AE 及其亚型，对为患者提供早期治疗具有重要的意义。

本例患者明确诊断后立即给予甲泼尼龙 500mg 冲击治疗 3 日，之后改为 80mg/d 静脉滴注 2 周，后口服甲泼尼龙片 60mg，每 2 周减 5mg，患者癫痫症状未再发作。出院 3 个月后复查头部 MRI 仍可见右侧颞叶略有高信号。

附：一例抗 LGI-1 抗体脑炎病例摘要

患者，男性，61 岁，既往体健，因"右侧肢体不自主抽动伴行为异常半年"由门诊收入院。

半年前患者出现右侧肢体似电击状抽动，平均 10 分钟发作 1 次，情绪紧张、激动时易诱发，同时出现精神行为异常及排尿困难，于当地医院行头颅 CT 和脑电图检查未见异常，前列腺超声示轻度增大。之后就诊于精神专科医院，口服艾司唑仑和利尿药后，患者排尿困难改善后出院。出院 1 个月后患者出现情绪悲观，再次就诊于精神专科医院，诊断为"焦虑抑郁状态"，口服草酸艾司西酞普兰（商品名来士普）、枸橼酸坦度螺酮片（商品名希德）等药物，出院时患者无精神异常，右侧肢体抽动减少。2 个月前，患者出现无节制购物，1 周后又出现嗜睡，夜间肢体抽动加重，再次就诊于精神专科医院，口服奥氮平 10mg，每日 1 次，丙戊酸钠缓释片 0.5mg，每日 2 次，患者认知功能障碍进一步加重，定时定向力丧失，易激惹，怕黑，有恐怖的视幻觉，全身乏力、出虚汗。头颅 MRI 可见左侧海马异常信号（图 33-2），脑脊液常规、生化检查未见异常，抗酸杆菌染色（−），墨汁染色（−），4 小时脑电图提示广泛轻度异常，右额、额中线间歇性慢活动。血非小细胞肺癌抗原 3.97ng/ml（参考值范围 0～3.3ng/ml），糖类抗原 CA724 8.63U/ml（参考值范围 0～6.9U/ml）。血清 Na⁺、Cl⁻ 浓度低（表 33-3）。

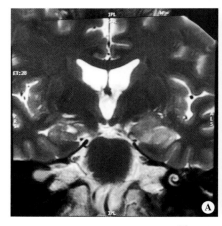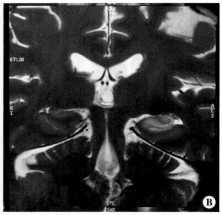

图 33-2　头颅 MRI

表 33-3　患者生化检查 Na⁺、Cl⁻ 浓度（mmol/L）

离子	第 1 日	第 2 日	第 5 日	第 7 日
Na⁺	128.1	132.1	130.7	129.7
Cl⁻	93.5	96.7	95.1	94.4

患者以右上肢频繁出现肌张力障碍及精神行为异常起病，之后逐渐出现近事记忆力下降、睡眠障碍，并出现难以纠正的低钠血症，初步诊断为抗 LGI-1 抗体脑炎，脑脊液抗 LGI-1 抗体阳性（1∶100），最终明确诊断。给予患者丙戊酸钠缓释片 0.5g，每日 2 次口服；人免疫球蛋白 30g，每日 1 次，静脉滴注 5 日；甲泼尼龙 1000mg，每日 1 次，静脉滴注 3 日，

而后减量至 500mg，每日 1 次，静脉滴注 3 日，改为醋酸泼尼松片 80mg，每日 1 次口服并出院，并嘱患者每 2 周减 10mg。患者出院 1 个月后复查血抗 LGI-1 抗体阳性（1∶10），患者右上肢肌张力障碍发作减少，记忆力和睡眠障碍均有改善，指导患者继续定期减量口服激素。

（张卓伯　张钟绪）

参 考 文 献

张万义，胡为民，王林军，2015. 成人急性呼吸困难 1236 例病因分析. 中国实用医药，10（18）：131-132.

Mandaliya R，Kulandaivel K，Nowotarski N，et al，2015. A challenging diagnosis of fluctuating dyspnea：myasthenia gravis. J Clin Diagn Res，9（6）：OD06- OD08.

Schoenhofer B，Koehler D，Polkey MI，2004. Influence of immersion in water on muscle function and breathing pattern in patients with severe diaphragm weakness. Chest，125（6）：2069-2074.

Patel A，Lynch F，Shepherd SA，2020. Newer immunotherapies for the treatment of acute neuromuscular disease in the critical care unit. Curr Treat Options Neurol，22（3）：7.

情绪低落 5 个月，双下肢无力伴记忆力减退 15 日

患者，女，24 岁，因"情绪低落 5 个月，双下肢无力伴记忆力减退 15 日"就诊。

【现病史】

5 个月前患者为准备特岗教师考试而减肥，主要依靠节食搭配运动方式。4 个月共减重 20kg，其间因减肥和学习被父亲责备，表现为心情不好，觉得自己没用，拖累父母，生活无趣，日间无故哭泣，控制不了自己的情绪。曾在当地医院精神科就诊，给予抗抑郁药物治疗，症状未见明显好转。之后因考试失利，精神症状加重，并自觉眼睛睁不开，整日困倦，头脑不清楚，头晕、耳鸣，觉得耳朵里的血管在跳跃，曾在外院五官科就诊，耳部及耳功能未见明显异常。15 日前，患者自觉双下肢无力，起初表现为不能按直线行走，走路经常摔倒，逐渐发展为不能走路，日渐疲劳无力，因病情严重影响日常生活，再次就诊于笔者医院精神科。

入院后第 2 日患者出现发热、眼震、排尿困难等症状，经会诊后转入神经内科继续治疗。

【既往史】

否认高血压、糖尿病、冠心病病史，否认手术史，否认家族遗传病史。

【体格检查】

生命体征：体温 37.0℃，心率 97 次/分，血压 135/87mmHg，脉搏血氧饱和度 98%，呼吸 18 次/分。一般情况：头、眼、耳、鼻、喉未见异常。双肺呼吸音清，心律齐，未闻及杂音，腹部平软，未触及包块。尿潴留（留置尿管）。

【神经系统专科检查】

（1）精神智能状态：嗜睡，记忆力减退，不爱睁眼。MMSE 评分 24 分。
（2）脑神经
第Ⅰ对：未测。
第Ⅱ对：双眼视力、视野粗测正常。

第Ⅲ、Ⅳ、Ⅵ对：上眼睑无下垂，眼球无外凸及内陷。双侧瞳孔等大同圆，直径 3mm，直接、间接对光反射灵敏，双侧水平眼震（＋）。

第Ⅴ对：轻触觉和针刺觉正常。咀嚼肌有力。

第Ⅶ对：双侧额纹对称，鼻唇沟对称。

第Ⅷ对：听力检查不配合（自带外院听力检查结果正常）。

第Ⅸ、Ⅹ对：软腭抬举对称，咽反射对称存在。

第Ⅺ对：转颈、耸肩对称有力。

第Ⅻ对：伸舌居中，无舌肌萎缩和纤颤。

（3）运动系统：正常肌容积，左侧肢体肌力 4 级。

（4）反射：四肢腱反射对称，双下肢巴宾斯基征（＋），查多克征（＋）。

（5）感觉系统：检查不配合。

（6）脑膜刺激征：颈强直（±），克尼格征（＋）。

【辅助检查】

（1）血常规、凝血功能正常。术前八项正常。风湿、类风湿系列指标正常，抗核抗体谱正常。

（2）脑脊液无色透明，压力 320mmH$_2$O；细胞数 40×10^6/L，蛋白定性（±），蛋白定量 1.63g/L，IgA 0.056g/L，IgG 0.489g/L，IgM 0.034g/L；墨汁染色（−），结核杆菌 DNA 定性（−），单纯疱疹病毒Ⅰ型定性（−），单纯疱疹病毒Ⅱ型定性（−）；人巨细胞病毒 IgG 抗体 0.71（参考值范围 0～0.4）。

（3）24 小时脑电图：正常青年脑电图。

（4）头颅 MRI+MRV：①脑部 MR 平扫未见异常；②左侧横窦及乙状窦发育异常（图 34-1）。

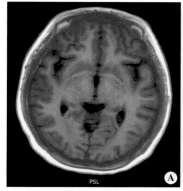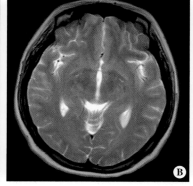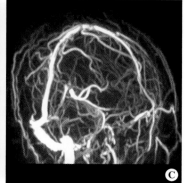

图 34-1　头颅 MRI+MRV

（5）自身免疫性脑炎检查：抗谷氨酸受体（NMDA 型）抗体 IgG[沉式微球分析法（CBA 法）]1∶32。

【病情分析】

本例患者入院前 5 个月依靠节食和运动方式减重，其间因与父亲生气出现情绪低落等情况，于当地医院精神科就诊并治疗后症状未见明显好转。随着病情进展，患者出现双下肢无力，步态不稳，甚至不能走路，仍考虑精神疾病导致的相关症状。根据患者意识状态、高级智能减退、眼震阳性、颈强直阳性等体征，考虑患者存在颅内感染可能，转入神经内科继续治疗。

【诊断】

抗 N-甲基-D-天冬氨酸受体（NMDAR）脑炎。

【讨论】

2005 年 Vitaliani 等发现一组伴有良性畸胎瘤的年轻女性脑炎患者的体内存在一种不明抗原，主要表达于海马神经元细胞膜，并且存在一定的致死风险。2007 年 Dulaman 等在此类患者体内发现了海马和前额叶神经细胞膜的抗 NMDAR 抗体，并首次命名了抗 NMDAR 脑炎。随着对疾病的认识，一系列抗神经元细胞表面或者突触蛋白的自身抗体被陆续发现。目前 AE 占脑炎的 10%～20%，以抗 NMDAR 脑炎最常见，约占 AE 的 80%，抗 NMDAR 脑炎病因可能与感染（如肺炎支原体、H1N1 流感病毒、带状疱疹病毒等感染）有关。儿童抗 NMDAR 脑炎进展较成人迅速，病情较危重。病变可累及海马、岛叶及杏仁核等边缘叶结构。目前普遍认为，其发病机制主要是抗 NMDAR 抗体选择性、可逆性地减少神经元突触后膜表面的 NMDAR 从而出现各种临床症状。

抗 NMDAR 脑炎常见发热（约占 13%）、头痛（约占 20.3%）和流感样症状等前驱症状。儿童、青年多见，女性多于男性。主要临床表现如下：①精神症状，约见于 70% 的患者，主要表现为急性或亚急性精神病症状发作，如焦虑烦躁、情绪不稳、抑郁、性格改变及妄想等，其特征是进展快速且严重，初期常被诊断为精神疾病。这些发作通常伴随轻微的神经系统症状，大多数患者在最初精神症状后的几周内变得更加严重。随着疾病发展，成人和儿童均可出现对于外界刺激的眼神交流及反应减少，对于疼痛刺激无反应，还可出现记忆力减退等症状。一篇包括 633 例抗 NMDAR 脑炎患者的综述文章分析表明，46% 的患者表现出精神症状（其中 21% 的患者出现妄想，31% 的患者出现幻觉），33% 的患者表现出紧张症，24% 的患者表现出情绪改变。②运动障碍：包括口面部的不自主运动、肢体震颤、舞蹈样动作，甚至角弓反张。其中约 80% 的成人和儿童患者会出现以口面部运动障碍为特征性表现的运动障碍，如努嘴、咀嚼、扮鬼脸等；同时也可伴有复杂性或刻板性动作，如双手划船样、弹钢琴样、肢体旋转样动作。抗 NMDAR 脑炎也可累及脑干、小脑等，引起复视、共济失调和肢体瘫痪等，也可进展为全面的弥漫性脑炎。③语言障碍：可出现语言减少，逐渐发展到缄默。④癫痫：儿童最常出现，可呈连续发作甚至持续状态。⑤自主神经功能紊乱：可表现为心动过速、心动过缓、心律失常、中枢性低通气、尿失禁等。⑥睡眠障碍：可出现连续多日难以入睡、睡眠增多或睡眠紊乱。⑦其他：此病还常伴有卵巢畸胎瘤、精原细胞瘤等。

实验室检查：①脑脊液检查，压力可正常或者升高，超过 300mmH$_2$O 者少见。脑脊液白细胞数轻度升高或者正常，少数超过 100×10^6/L，细胞学检查可见淋巴细胞，偶可见中性粒细胞、浆细胞。脑脊液蛋白轻度升高，寡克隆区带可呈阳性，抗 NMDAR 抗体阳性。②头颅 MRI，部分可正常，或侧脑室、脑沟裂、边缘系统、基底核区、皮质、皮质下点片状 FLAIR 和 T$_2$ 高信号。③脑电图：呈弥漫性或者多灶性慢波，偶可见癫痫波，异常 δ 波是此病特异性的脑电图改变，多见于重症患者。④肿瘤学：患者常伴卵巢畸胎瘤，我国女性抗 NMDAR 脑炎患者卵巢畸胎瘤的发生率为 14.3%～47.8%。

根据 Graus 与 Dalmau 标准（2016 年），确诊抗 NMDAR 脑炎需要符合以下 3 个条件。①符合下列 6 项主要症状中的 1 项或者多项：精神行为异常或者认知功能障碍，言语障碍，癫痫发作，运动障碍/不自主运动，意识水平下降，自主神经功能障碍或者中枢性低通气。②抗 NMDAR 抗体阳性：建议以脑脊液 CBA 法检测抗体阳性为准。若仅有血清标本可供检测，除了 CBA 结果阳性，还需要采用基于组织底物的实验（TBA）与培养神经元进行间接免疫荧光法（IIF）予以最终确认，且低滴度的血清阳性（1∶10）不具有确诊意义。③合理地排除其他病因。

AE 治疗可参考 2017 年《中国自身免疫性脑炎诊治专家共识》的建议（图 34-2）。一线治疗策略包括静脉注射大剂量皮质类固醇、静脉注射免疫球蛋白及血浆置换，也可添加利妥昔单抗、环磷酰胺、硫唑嘌呤等药物。精神症状的控制可以选用奥氮平、氯硝西泮、丙戊酸钠、氟哌啶醇和喹硫平等药物。

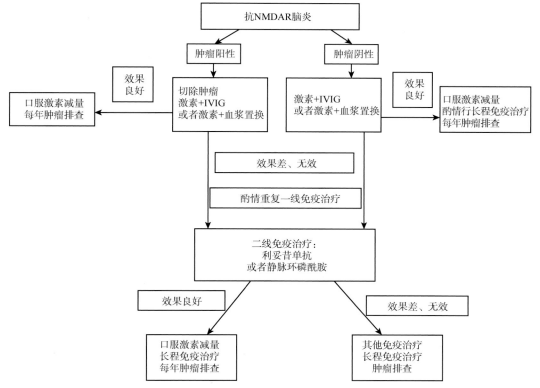

图 34-2　抗 NMDAR 脑炎治疗示意图

就本例患者而言，临床出现情绪低落、肢体无力、反应迟钝、睡眠增多等症状，虽然患者抗 NMDAR 抗体 IgG 为 1∶32，滴度较低，但是其他症状和体征符合抗 NMDAR 脑炎的特点，并且经过激素治疗后症状明显好转，综合考虑诊断为抗 NMDAR 脑炎。

（朱春雨）

参 考 文 献

中华医学会神经病学分会，2017. 中国自身免疫性脑炎诊治专家共识. 中华神经科杂志，50（2）：91-98.

Graus F，Titulaer MJ，Balu R，et al，2016. A clinical approach to diagnosis of autoimmune encephalitis. Lancet Neurol，15（4）：391-404.

Warren N，Siskind D，O'Gorman C，2018. Refining the psychiatric syndrome of anti- N -methyl- d-aspartate receptor encephalitis. Acta Psychiatrica Scand，138（5），401-408.

病例 35

视物双影 15 日，双下肢痛觉减退 4 日

患者，女，20 岁，因"视物双影 15 日，双下肢痛觉减退 4 日"由急诊收入神经内科。

【现病史】

患者入院前 15 日感冒后出现视物双影，于当地医院眼科就诊，给予散瞳药物治疗。1 周后视物双影完全好转，4 日前出现双下肢痛觉减退，触觉正常。病程中无头晕、恶心、呕吐，无大小便失禁，但排尿及便感差，进食正常。为求明确诊断就诊，急诊以"复视、双下肢感觉异常"收入神经内科。

【既往史】

否认手术史，否认吸烟、饮酒史，否认不良嗜好史，否认家族遗传病史。

【体格检查】

一般状态尚可，结膜无苍白，皮肤、巩膜无黄染，浅表淋巴结未触及肿大；颈部对称，气管居中，双侧甲状腺未触及肿大；胸廓对称无畸形，双肺呼吸音清，未闻及干湿啰音；心律齐，未闻及病理性杂音及额外心音；腹软，肝脾肋下未触及，双侧下肢无明显水肿。

【神经系统专科检查】

（1）精神智能状态：神志清楚，言语流利。时间、地点、人物和环境定向力完整。

（2）脑神经

第Ⅰ对：未测。

第Ⅱ对：双眼视力、视野粗测正常，眼底视盘边界清楚。

第Ⅲ、Ⅳ、Ⅵ对：上眼睑无下垂，眼球无外凸及内陷。双侧瞳孔等大同圆，直径 3mm，直接、间接对光反射灵敏，眼动充分，未引出眼震。

第Ⅴ对：轻触觉和针刺觉正常。咀嚼肌有力。

第Ⅶ对：双侧额纹对称，鼻唇沟对称。

第Ⅷ对：双耳听力粗测正常。

第Ⅸ、Ⅹ对：软腭抬举对称，咽反射对称存在。

第Ⅺ对：转颈、耸肩对称有力。

第Ⅻ对：伸舌居中，无舌肌萎缩和纤颤。

（3）运动系统：肌容积正常，四肢肌力 5 级，肌张力正常，无肌束颤动。

（4）感觉系统：左侧 T_7 水平、右侧 T_8 水平以下痛温觉消失，双下肢至膝盖的轻触觉、振动觉、本体感觉对称。

（5）反射：左下肢膝腱反射及左侧跟腱反射亢进，其余腱反射正常，双下肢巴宾斯基征（-），查多克征（-）。

（6）共济运动：正常。

【辅助检查】

（1）血常规、肾功能、肝功能、凝血功能、乙/丙肝检测、梅毒/艾滋检测、尿常规、抗核抗体、抗中性粒细胞胞质抗体未见明显异常。血糖浓度 7.07mmol/L，总胆固醇 6mmol/L，脂蛋白 a 962.720mg/L，维生素 B_{12} ＞2000pg/ml，叶酸 2.30ng/ml。甲状腺功能：TGAb 9.27IU/ml。血清抗髓鞘少突胶质糖蛋白（MOG）抗体 IgG 1：100。

（2）脑脊液无色透明，白细胞 $24×10^6$/L，蛋白 779.25g/L；免疫球蛋白：IgG 0.098 g/L，IgA 0.011g/L，IgM 0.003g/L；脑脊液寡克隆区带（-）。抗 MOG 抗体 IgG 1：32。

（3）头颅 MRI：①右侧脑室前角旁异常信号，考虑缺血灶或脱髓鞘改变；②右侧上颌窦囊肿（图 35-1）。

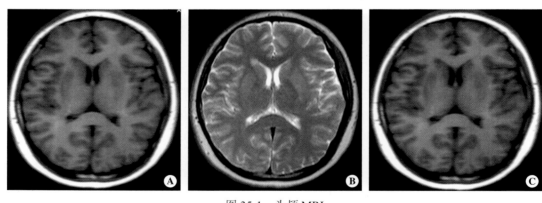

图 35-1　头颅 MRI

右侧脑室前角旁可见斑片状长 T_1 长 T_2 信号影，T_2 FLAIR 像呈高信号

（4）颈椎+胸椎 MRI：①C_5 椎体轻度退行性改变；②$C_{5,6}$、$C_{6,7}$ 椎间盘变性、轻度突出；③髓内未见异常信号；④$T_{2～6}$ 水平脊髓内异常信号，建议 MRI 增强扫描。颈椎+胸椎 MRI 增强扫描：$T_{2,3}$、$T_{4,5}$ 脊髓内异常强化，考虑多发性硬化，请结合临床表现（图 35-2）。

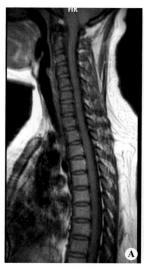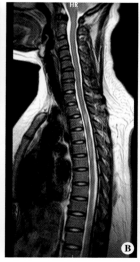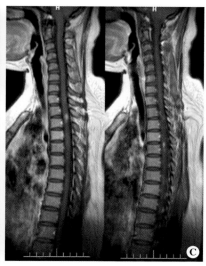

图 35-2　颈椎+胸椎 MRI

A、B. $T_{2\sim6}$ 水平脊髓可见条片状等 T_1 长 T_2 信号影；C. 脊髓内异常强化

【病情分析】

本例为青年女性，15 日前感冒后出现视物双影，4 日前出现双下肢痛觉减退。入院后行头颅 MRI 及胸椎 MRI 可见多发异常信号，脑脊液及血清中抗 MOG 抗体 IgG 阳性，最终诊断为 MOG 抗体介导的特发性脑脊髓炎。

【诊断】

MOG 抗体介导的特发性脑脊髓炎。

【讨论】

抗髓鞘少突胶质细胞糖蛋白免疫球蛋白 G 抗体（anti-myelin oligodendrocyte glycoprotein-IgG，MOG-IgG）相关疾病（MOG-IgG associated disorder，MOGAD）是近年来提出的一种免疫介导的中枢神经系统炎性脱髓鞘疾病。目前研究认为，MOG-IgG 可能是 MOGAD 的致病性抗体，MOGAD 是不同于多发性硬化（MS）和视神经脊髓炎谱系疾病（NMOSD）的独立疾病谱。

既往研究显示，MOGAD 与 MS 和急性播散性脑脊髓炎（ADEM）存在一定的相关性。近年研究表明，MOGAD 在血清抗水通道蛋白-4 抗体（AQP4-IgG）阴性 NMOSD 和复发性视神经炎（ON）中更常见。但目前尚无一种特发性炎性脱髓鞘疾病（IIDD）可囊括 MOGAD 的所有表现，仅从临床症状上 MOGAD 即可符合非典型 MS、AQP4-IgG 阴性 NMOSD、ADEM 的诊断标准，可表现为局限性的复发性视神经炎和横贯性脊髓炎（TM）。

MOGAD 可为单相或复发病程，主要症状包括复发性视神经炎、脑膜脑炎、脑干脑炎和脊髓炎等。糖皮质激素治疗 MOGAD 有效，但常出现糖皮质激素依赖而反复发作。大多数患者预后良好，部分遗留残疾。2018 年国际上提出的《MOG 脑脊髓炎诊断和抗体检测专家共识》和《MOG-IgG 相关疾病的拟诊断标准》建议把 MOGAD 定义为一种独立疾病谱。

MOGAD 男女发病比例为 1∶（1～2），起病前常有感染或疫苗接种史等诱因，一般于诱因出现后 4 日至 4 周内发病。MOGAD 可呈单相或复发病程，复发者可频繁发作。MOGAD 与其他 IIDD 在临床表现方面关系密切（图 35-3），临床分型：①复发性视神经炎，是 MOGAD 最常见的临床分型，在成年患者中视神经累及率可高达 90%。MOGAD 相关复发性视神经炎（MOGAD-ON）患者常诉有比较明显的眼痛或眼球转动痛，且常合并眼眶痛；急性期出现单眼或双眼视力急剧下降、视野缺损、色觉改变及对比敏感度下降。发病部位可累及双侧视神经，特别是视神经前段，导致视盘水肿多见（90%）。MOGAD-ON 常合并眼眶结缔组织受累，导致视神经周围炎。另外，MOGAD 患者视神经本身水肿明显。MOGAD-ON 患者的视功能预后较好。②脑膜脑炎：除脑部局灶性定位症状外，意识障碍、认知功能障碍、行为改变或癫痫发作是 MOGAD 的常见脑部症状，可伴随脑膜炎症状。③脑干脑炎：30% 的 MOGAD 可出现脑干脑炎表现。MOGAD 脑干脑炎的症状包括呼吸衰竭、顽固性恶心和呕吐、构音障碍、吞咽困难、动眼神经麻痹和复视、眼球震颤、核间性眼肌麻痹、面神经麻痹、三叉神经感觉迟钝、眩晕、听力丧失、平衡障碍等。同样，脑干脑炎必须有提示脱髓鞘病变的影像学证据。④脊髓炎：MOGAD 出现脊髓炎者占 20%～30%。MOGAD 脊髓炎可为长节段性横贯性脊髓炎，也可见短节段性脊髓炎，可出现肢体乏力、感觉障碍和大小便障碍等症状。国外研究结果显示，MOGAD 脊髓炎累及腰髓和圆锥常见。脊髓炎后可残留括约肌和（或）勃起功能障碍。⑤其他特殊类型：已有 MOGAD 炎性脱髓鞘假瘤表现的报道。MOG-IgG 在其他炎症性疾病中也可被检测到，如与抗 N-甲基-D-天冬氨酸受体（NMDAR）抗体共同阳性。

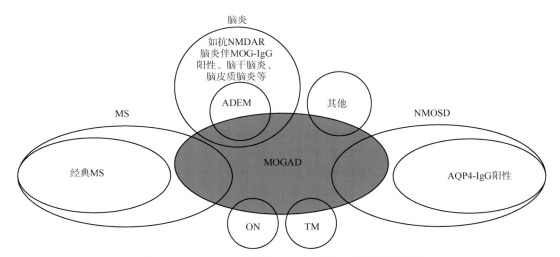

图 35-3   MOGAD 与其他 IIDD 在临床表现方面的关系

MOGAD 常进行以下辅助检查。①MOG-IgG 检测：MOG-IgG 是 MOGAD 的诊断生物学标志物。所有 IIDD 患者血清和（或）CSF MOG-IgG 阳性率约为 6%。血清 MOG-IgG 滴度与疾病活动性相关，对于临床高度怀疑 MOGAD 而 MOG-IgG 检测阴性的患者，建议在急性发作期、未治疗的间隔期或血浆置换治疗后 1～3 个月重新检测。②CSF 检查：MOGAD

患者 CSF 常规检查指标可正常，50% 的患者 CSF 中白细胞 $>5\times10^6$/L。CSF 蛋白水平也可升高。10% 的 MOGAD 患者 IgG 寡克隆区带阳性。③视神经 MRI：累及前部多见，包括视盘；长节段病灶多见；视神经增粗明显，边缘模糊，明显和均匀强化；双侧多见。头颅 MRI：两侧脑室旁白质区病灶多见，皮质、丘脑、海马病灶在 MOGAD 具有相对特异性，病灶亦可见于胼胝体、内囊和脑干、小脑。多发病灶常见，病灶绝大多数呈斑片状。大病灶可类似于脱髓鞘假瘤样，中、小病灶一般数目不多。病灶可有或无强化，脑病或癫痫患者有时可出现软脑膜强化。脊髓 MRI：可出现长节段及短节段病灶。病灶相对多见，横断面病灶可见于脊髓中央或周边，呈斑片状。脊髓病灶累及腰髓和圆锥常见。④眼底检查：MOGAD 急性期可发现显著视盘水肿、视盘炎，而视盘表现正常的球后复发性视神经炎型比较少见。⑤视觉诱发电位（VEP）：在急性期表现明显，P100 波潜伏期延迟，振幅降低程度与视神经受累的严重程度相关。⑥光学相干断层成像（OCT）：可发现 MOGAD-ON 患者急性发作后，视盘周围视网膜神经纤维层及视网膜神经节细胞——内丛状层复合体带明显变薄。

MOGAD 除需与常见 IIDD，如 MS 和 NMOSD 进行重点鉴别外，还需与神经结核、神经梅毒、脊髓亚急性联合变性、Leber 遗传性视神经病变、血管炎、神经白塞综合征、中枢神经系统淋巴瘤、脑胶质瘤病、副肿瘤性神经系统疾病等相鉴别。

MOGAD 治疗包括急性期及缓解期的治疗。①急性期治疗：主要包括激素、静脉注射大剂量免疫球蛋白和血浆置换。②缓解期治疗：对于已出现复发的 MOGAD 患者，应进行缓解期预防复发的治疗；对于初次发作的 MOGAD 患者，是否需要长期免疫调节治疗，应根据患者受累部位、病情轻重、MOG-IgG 滴度和阳性持续时间等综合评估。不同免疫调节药物，包括小剂量激素、硫唑嘌呤、吗替麦考酚酯、利妥昔单抗和甲氨蝶呤等，可能会降低 MOGAD 患者的复发风险，特别是当治疗持续 3 个月以上时，干扰素-β、醋酸格拉替雷和那他珠单抗等可能对 MOGAD 无效。

（本病例由孟德龙医生提供，衷心感谢）

（刘　战）

参 考 文 献

中国免疫学会神经免疫分会，邱伟，徐雁，2020. 抗髓鞘少突胶质细胞糖蛋白免疫球蛋白 G 抗体相关疾病诊断和治疗中国专家共识. 中国神经免疫学和神经病学杂志，27（2）：86-95.

Jarius S，Paul F，Aktas O，et al，2018. MOG encephalomyelitis：international recommendations on diagnosis and antibody testing. J Neuroinflammation，15（1）：134.

病例 36

胸闷气短3日，加重1日

患者，女，67岁，因"胸闷气短3日，加重1日"由门诊收入神经内科。

【现病史】

入院前3日无明显诱因出现胸闷气短，上3层楼梯中途需休息2分钟，并自觉平卧位较坐位时症状略有加重，就诊于当地医院，查血常规、D-二聚体、B型钠尿肽前体（pro-BNP）、心电图、胸部CT、肺动脉CT血管造影（CTPA）均未见异常，肺功能检查提示肺通气量降低，建议到上级医院进一步诊治。来笔者医院前1日胸闷气短加重，坐位呼吸较急促，半卧位时出现濒死感，病程中无胸痛，无视物异常，无肢体活动及言语障碍，无发热、咳嗽咳痰，无饮水呛咳及吞咽困难，以"呼吸困难原因待查"收入急诊内科。入院当日患者呼吸困难进一步加重，低流量吸氧条件下血氧饱和度不高于90%，出现呼吸衰竭，转入重症监护病房，给予气管插管呼吸机辅助通气。

【既往史】

否认冠心病、高血压、糖尿病病史。有罗红霉素过敏史，否认食物过敏史。否认肝炎、结核等传染病史。否认手术、外伤及输血史。否认吸烟、饮酒史。否认冶游史，否认疫区居住史，否认毒物接触史。丧偶。育有1子1女，均体健。否认家族遗传病史。

【体格检查】

生命体征：体温36.8℃，心率118次/分，卧位血压141/100mmHg，呼吸20次/分。一般情况：贫血貌，头、眼、耳、鼻、喉未见异常。双肺呼吸音粗，略有喘鸣音及少许啰音。心律齐，未闻及杂音。腹部平软，未触及包块。肠鸣音正常。

【神经系统专科检查】

（1）精神智能状态：神志清楚，言语缓慢，声音小。
（2）脑神经
第Ⅰ对：未测。
第Ⅱ对：双眼视力、视野粗测正常，眼底视盘边界清楚。

第Ⅲ、Ⅳ、Ⅵ对：上眼睑无下垂，眼球无外凸及内陷。双侧瞳孔等大同圆，直径 3mm，直接、间接对光反射灵敏，眼动充分，未引出眼震。

第Ⅴ对：轻触觉和针刺觉正常，咀嚼肌有力。

第Ⅶ对：双侧额纹对称，鼻唇沟对称，双眼闭合良好。

第Ⅷ对：双耳听力粗测正常。

第Ⅸ、Ⅹ对：软腭抬举对称，咽反射对称存在。

第Ⅺ对：转颈、耸肩对称有力。

第Ⅻ对：伸舌居中，无舌肌萎缩和纤颤。

（3）运动系统：四肢肌力 5 级，肌张力正常。

（4）感觉系统：深浅感觉正常对称，复合感觉正常。

（5）反射：四肢腱反射对称引出。

（6）脑膜刺激征：颈强直（−），克尼格征（−）。

【辅助检查】

（1）血常规示白细胞 $13.06 \times 10^9/L$，中性粒细胞百分数 76.20%，淋巴细胞百分数 17.30%，红细胞 $3.68 \times 10^{12}/L$，血红蛋白 111g/L，血细胞比容 32.00%。血生化：钠离子 128.6mmol/L，氯离子 89.5mmol/L，钙离子 2.09mmol/L，白蛋白 29.3g/L。红细胞沉降率 15mm/h，D-二聚体 0.3mg/L。术前八项正常。甲状腺系列指标正常。血清抗体检测：抗神经节苷脂抗体（−），抗 MuSK 抗体（−），抗 LRP4 抗体（−），抗 AChR 抗体（+）。

（2）脑脊液无色透明，压力 $130mmH_2O$，细胞计数 $52 \times 10^6/L$，糖、氯化物浓度正常，IgA 0.003g/L，IgG 0.001g/L，IgM 0.001g/L，寡克隆区带（−）。

（3）神经电生理：神经传导速度正常，F 波正常，未引出 H 反射，重复神经电刺激未见异常。

（4）心电图：窦性心律，ST-T 改变。

（5）胸部 CT：胸廓对称，双肺纹理清晰。

（6）心脏超声：各房室内径正常，各瓣膜结构未见异常，心包腔内未见明显游离液性无回声区，EF 62%。

（7）头颅 DWI+ADC：未见异常。

（8）头颅 MRA+MRV：未见异常。

【病情分析】

本例为老年女性患者，无基础疾病，根据病史及相关检查可排除肺源性、心源性、中毒性、血源性及癔症等病因导致的急性呼吸困难。患者病情进展快速，但初期有明显活动后呼吸困难加重的表现，试验性给予新斯的明肌内注射，可见患者呼吸困难明显缓解，进一步查血清抗 AChR 抗体 IgG 检测阳性。

【诊断】

重症肌无力，急性呼吸衰竭。

【讨论】

急性呼吸困难是临床常见的危重症状之一，其病情紧急，易危及患者生命。呼吸困难的病理机制目前尚未完全阐明，可能与呼吸系统的机械负荷增加、呼吸驱动异常、呼吸反射异常、神经肌肉功能下降及精神异常等综合因素有关。导致急性呼吸困难的病因很多（表36-1），确定病因并进行病因治疗至关重要。

表 36-1　急性呼吸困难主要病因

心源性	急性心力衰竭，心源性休克，急性冠脉综合征，急性心肌梗死，高血压危象，快速性心律失常，心包/瓣膜狭窄
肺源性	COPD 急性发作，肺动脉栓塞，败血症，气胸
中毒性	一氧化碳、有机磷酸盐、吗啡等中枢神经抑制剂等
血源性	大出血、休克
神经精神性	神经肌肉疾病：重症颅脑损伤，重症肌无力危象，吉兰-巴雷综合征
	精神性疾病：焦虑症，癔症

患者发病初期出现胸闷气短，活动后及平卧位时加重，因此首先寻找可引起劳力性呼吸困难和卧位呼吸困难加重的原因。患者无肺部基础疾病，病程中无胸痛、咯血，D-二聚体、胸部 CT 和肺动脉 CTA 均未见异常，排除肺源性呼吸困难。患者心肌损伤标志物未见异常，心脏结构及功能检查正常，排除心源性呼吸困难。

此外，患者无有机磷农药等毒物、毒气及药物接触史，无血液疾病、近期无外伤大出血病史，并结合血常规和生化指标可排除中毒性和血源性呼吸困难。患者无急性精神疾病及颅脑病变，可排除由癔症和呼吸中枢损伤引起的急性呼吸困难。

重症肌无力危象和吉兰-巴雷综合征（GBS）是引起急性原发性神经肌肉性呼吸衰竭最常见的两种病因。该患者上楼梯时胸闷气短加重，休息数分钟后可缓解，具有呼吸肌波动性疲劳特征，给予新斯的明 1.2mg（0.02mg/kg）肌内注射，20 分钟后患者呼吸困难明显缓解。进一步行神经电生理检查示运动神经传导无异常，血清抗体检测示抗神经节苷脂抗体阴性，抗 AChR 抗体阳性，最终确诊为重症肌无力。

重症肌无力（MG）是一种由神经-肌肉接头传递功能障碍所引起的获得性自身免疫性疾病，主要由于神经-肌肉接头突触后膜上 AChR 受损引起，肌无力症状具有劳累后加重、休息后缓解的特点。大约 2/3 的患者首发症状为眼外肌异常或延髓麻痹，逐步进展累及肢体肌肉。MG 晚期有 3%～8% 的患者会出现呼吸衰竭，即 MG 危象。本例患者除呼吸困难外，无 MG 其他神经症状。这种以孤立性呼吸衰竭为症状的 MG 病例罕见，迄今为止国内外仅 5 例以呼吸肌无力作为初始表现而没有其他肌肉受累的病例的文献报道（表 36-2）。如何解释该患者早期出现的平卧位呼吸困难加重呢？有研究发现，神经肌肉疾病患者在水中浸泡时呼吸困难会加重，这可能与静水压压迫血液进入胸腔，而患者不能通过呼吸肌驱动力的增强来维持肺泡通气有关。同样平卧位回心血量增加，肺内储存血量增加，可降低肺的弹性回缩力，导致肺活量减少。而且由于卧位横膈上移，胸腔容积缩小，限制肺通气量。因此，平卧后呼吸困难加重也可能是神经肌肉性呼吸困难的首发症状。

表 36-2　文献报道以孤立性呼吸肌无力为首发症状的重症肌无力患者的比较

项目	患者 1	患者 2	患者 3	患者 4	患者 5
年龄（岁）	49	64	22	68	61
性别	男	男	女	女	女
症状	劳力性呼吸困难进展为静止性呼吸困难	劳力性呼吸困难	劳力性呼吸困难	劳力性呼吸困难	劳力性呼吸困难
肌电图	正常	正常	阳性	阳性	未做
血清学	正常	阳性	阳性	阳性	阳性
单纤维肌电图	阳性	未做	未做	未做	未做
胸腺增大	无	无	无	无	有
治疗	大剂量乙酰胆碱酯酶抑制剂表现出短暂的反应。间歇性应用免疫球蛋白和类固醇治疗，呼吸衰竭症状消失	乙酰胆碱酯酶抑制剂和类固醇治疗无效，血浆置换治疗有效	乙酰胆碱酯酶抑制剂、类固醇和免疫球蛋白治疗有效	乙酰胆碱酯酶抑制剂、类固醇和免疫球蛋白治疗有效	乙酰胆碱酯酶抑制剂、类固醇和血浆置换治疗有效

　　文献所报道的 5 例 MG 患者的治疗方法不统一，总体来看，免疫抑制和血浆置换效果良好。我们给予本例患者甲泼尼龙 1000mg 联合免疫球蛋白 24mg 静脉滴注 5 日，之后甲泼尼龙 500mg 静脉滴注 3 日，患者呼吸困难明显缓解，可完全停止呼吸机辅助呼吸，仅辅以低流量吸氧，继续甲泼尼龙 250mg 静脉滴注，3 日后改为甲泼尼龙 60mg 每日 1 次口服并出院，并嘱每周减量 5mg。出院 2 个月后电话随访，患者无呼吸困难且不受活动及体位变化影响。

　　需要提及的是，MG 危象适宜机械通气策略是尽早进行无创双相气道正压通气（BiPAP），这样可以避免 MG 患者气管插管并缩短住院时间。GBS 患者出现呼吸困难则要求早期气管插管，因为 GBS 可从严重的膈肌无力和延髓肌无力迅速发展为呼吸衰竭，并出现自主神经功能失调，产生不稳定的血压和心律失常（特别是严重的缓慢性心律失常和对各种药物的传导阻滞）。由于这种自主神经功能失调，在 GBS 患者中紧急气管插管会导致危及生命的并发症，因此必须尽可能避免。而且当 GBS 患者出现呼吸肌无力时，临床病情将持续恶化，此时用无创通气是没有效果的。

（马　驰）

参 考 文 献

张万义，胡为民，王林军，2015. 成人急性呼吸困难 1236 例病因分析. 中国实用医药，10（18）：131-132.

Mandaliya R，Kulandaivel K，Nowotarski N，et al，2015. A challenging diagnosis of fluctuating dyspnea：myasthenia gravis. J Clin Diagn Res，9（6）：OD06- OD08.

Schoenhofer B，Koehler D，Polkey MI，2004. Influence of immersion in water on muscle function and breathing pattern in patients with severe diaphragm weakness. Chest，125（6）：2069-2074.

Patel A，Lynch F，Shepherd SA，2020. Newer immunotherapies for the treatment of acute neuromuscular disease in the critical care unit. Curr Treat Options Neurol，22（3）：7.

发现甲状腺功能异常 9 个月，左眼睑下垂伴双眼活动 受限 3 个月

患者，男，35 岁，银行职员，以"发现甲状腺功能异常 9 个月，左眼睑下垂伴双眼活动受限 3 个月"为主诉就诊。

【现病史】

9 个月前于外院常规体检时发现甲状腺功能异常，TSH＜0.005mIU/L（参考值范围 0.27～4.20mIU/L）；FT$_3$ 26.11pmol/L（参考值范围 3.6～7.5pmol/L）；FT$_4$ 59.16pmol/L（参考值范围 12.0～22.0pmol/L）；TPOAb＞600IU/ml（参考值＜34IU/ml）；TGAb＞4000IU/ml（参考值＜115IU/ml），未诊治。5 个月前在当地医院复诊，当时伴有心悸、出汗，不能耐受热，伴有虚弱、疲乏、多食、震颤和排便增加等异常，症状已持续约 6 个月。体格检查：除甲状腺肿外，未见明显异常。甲状腺功能检查：TSH＜0.0004mIU/L，FT$_3$ 17.74pmol/L，FT$_4$ 33.64pmol/L，TPOAb＞400IU/ml，TGAb＞2000IU/ml。甲状腺超声显示实质内回声不均匀，呈规则形状的等回声结节，右叶和峡部边界清楚。24 小时摄碘率升高，峰值提前出现。考虑为"甲状腺功能亢进症"，予以抗甲状腺药物甲巯咪唑片 30mg，每日 3 次口服。治疗 20 天后，患者诉皮肤发痒，并出现红疹，考虑为过敏反应，停止使用甲巯咪唑，随后行放射性碘治疗后出院。3 个月前，患者出现左眼睑下垂，在每天结束时或劳累后症状加重，休息后好转，伴复视及眼球各方向活动受限，严重时眼睛固定，无法移动。此外，患者诉全身肌肉酸痛和无力。复查甲状腺功能：TSH＜47.8642mIU/L，FT$_3$＜1.54pmol/L，FT$_4$＜5.15pmol/L，TPOAb＞400IU/ml，TGAb＞2000IU/ml，患者被诊断为"甲状腺功能减退症"，并给予左甲状腺素片（优甲乐）75mg，每日 1 次口服替代治疗。治疗 2 周后，患者诉疲劳、肌肉无力和肌痛症状完全消失。2 个月后其眼部症状仍然存在。1 个月前，患者于当地医院神经内科复诊，体格检查：除左眼睑下垂和双眼各个方向活动受限外，未见明显异常；未见眼球突出、眶周或肢体水肿。甲状腺功能检查：TSH、FT$_3$、FT$_4$ 正常，TPOAb＞400IU/ml，TGAb＞1416.67IU/ml，血清乳酸 2.4mmol/L（参考值范围 0.5～2.2mmol/L）。血常规、肝肾功能、肌酸激酶和肿瘤标志物水平均正常。头颅、颈椎和眼眶磁共振成像，心电图、心脏彩超均未见异常。胸部增强 CT 正常，无明显胸腺增生或胸腺瘤。甲状腺超声：实质内回

声不均匀，右叶等回声结节。低频和高频重复神经刺激：复合肌肉动作电位的波幅无异常降低或升高。新斯的明试验阳性：上眼睑下垂明显缓解，但仍有眼球活动受限和复视。常规酶联免疫吸附试验（ELISA）：抗乙酰胆碱受体抗体 0.39nmol/L（参考值＜0.4nmol/L）、抗肌肉特异性酪氨酸激酶抗体＜0.4U/ml（参考值＜0.4U/ml），抗骨骼肌抗体、抗心肌抗体、抗 Titin 抗体和抗 SOX1 抗体水平正常。考虑为"眼肌型重症肌无力？"，在左甲状腺素治疗的基础上，给予溴吡斯的明 60mg，每日 3 次口服治疗。患者仍有眼球活动受限，为进一步明确诊治，来笔者医院就诊。

【既往史】

13 年前曾被诊断为"急性胰腺炎"，治疗后痊愈。无家族遗传病史。

【体格检查】

生命体征：体温 36.6℃，心率 68 次/分，血压 110/74mmHg，呼吸 20 次/分。一般情况：神志清楚，皮肤、巩膜无黄染，全身浅表淋巴结未见肿大。心界不大，心律齐，各瓣膜区未闻及杂音。胸廓未见异常，双肺叩诊呈清音，双肺呼吸音清，未闻及干湿啰音及胸膜摩擦音。腹部外形正常，全腹柔软，无压痛及反跳痛，腹部未触及包块。肝肋下未触及，脾肋下未触及，肾脏未触及。双下肢无水肿。

【神经系统专科检查】

神志清楚，高级神经功能活动正常。双侧瞳孔等大同圆，直径 3mm，对光反射灵敏，双侧上眼睑无下垂，双眼内收、外展、上下视均受限，其余脑神经查体未见明显异常。四肢肌力正常，肌力 5 级，肌张力减低，跟膝胫试验稳准，深浅感觉对称存在，四肢腱反射对称引出，病理征（−），闭目难立征（−）。

【辅助检查】

（1）血常规、肝肾功能、肌酸激酶和肿瘤标志物水平均正常。甲状腺功能检查结果、ELISA 结果见上文，免疫功能、凝血功能、肿瘤标志物均正常。

（2）心电图、心脏彩超未见异常。

（3）甲状腺超声：实质内回声不均匀，右叶轻度高回声结节。

（4）头颅、颈椎和眼眶 MRI 未见异常。

（5）胸部 CT、腹部及泌尿系彩超未见明显异常。

（6）胸部增强 CT 未见异常。

（7）肌电图：低频和高频重复神经刺激示复合肌肉动作电位的波幅无异常变化。神经传导和针极肌电图均未见明显异常。

（8）肌肉活检：送检骨骼肌未见明显异常。

（9）基因检测：患者及其父母的全外显子基因测序未见和疾病相关的确切异常基因变异。

【病情分析】

本例患者为青年男性，常规体检时发现甲状腺功能异常，外院诊断为"甲状腺功能亢进症"，服用抗甲状腺药物甲巯咪唑片后，因皮肤发痒、红疹等过敏反应停药后行放射性碘-131治疗，出现左眼睑下垂，伴复视及眼球各方向活动受限。复查甲状腺功能后被诊断为"甲状腺功能减退症"，给予左甲状腺素片替代治疗。治疗2个月后眼部症状仍然存在，随后患者就诊于当地医院神经内科，查体左眼睑下垂和双眼各个方向活动受限。行新斯的明试验后上眼睑下垂明显缓解，但仍有眼球活动受限和复视。TPOAb＞400IU/ml，TGAb＞1416.67IU/ml，抗乙酰胆碱受体抗体0.39nmol/L（参考值＜0.4nmol/L）。考虑为"眼肌型重症肌无力？"，在左甲状腺素片治疗的基础上，给予溴吡斯的明口服治疗，但患者仍有眼球活动受限。患者既往查血清乳酸水平增高，不能完全排除线粒体（脑）肌病（进行性眼外肌麻痹）的可能性，拟进一步复查血清乳酸、甲状腺功能、甲状腺彩超等，并进一步完善肌肉活检、基因检测等以助于明确诊断。

【诊断】

眼肌型重症肌无力，甲状腺功能减退症，甲状腺相关眼（眶）病。

【随访】

出院后患者口服左甲状腺素片和溴吡斯的明联合治疗，仍存在眼球活动受限和轻度复视，病情稳定，未进行性加重。3个月后，因备孕需要，患者停止服用溴吡斯的明。出院4个月、6个月后对患者进行随访，患者左眼睑只有轻微异常，无明显下垂。

复查抗乙酰胆碱受体抗体：2017年12月10日放射免疫沉淀法示抗乙酰胆碱受体抗体7.310nmol/L（参考值＜0.5nmol/L）和抗肌肉特异性酪氨酸激酶抗体 0.005nmol/L（参考值＜0.05nmol/L）；2017年12月20日ELISA示抗乙酰胆碱受体抗体0.678nmol/L，放射免疫沉淀法示抗乙酰胆碱受体抗体1.864nmol/L。

【讨论】

患者首次就诊时的数次甲状腺超声图像均显示不均匀（结节状）低回声区域，增加了桥本甲状腺炎中的桥本甲亢变异型的可能性，而不是格雷夫斯病。因为后者在超声图像上通常表现为弥漫性低回声，无结节。遗憾的是，由于甲状腺细针穿刺不是常规诊断甲状腺疾病的首选，所以未进行甲状腺活检和病理检查。

甲状腺功能亢进症需与格雷夫斯病和桥本甲状腺炎中的桥本甲亢变异型进行鉴别。后者可以表现出甲亢期，并且与格雷夫斯病几乎没有区别。然而，桥本甲亢变异型中的甲状腺功能亢进是短暂的，3～24个月后会逐渐演变为永久性甲状腺功能减退症。本例患者甲状腺功能减退可能是由于放射性碘治疗和（或）桥本甲亢变异型的自然发展引起的。然而，如果桥本甲亢变异型的诊断成立，选择放射性碘治疗可能是不适合的，因为这可能会进一步破坏甲状腺组织，加重甲状腺功能减退的症状。因此，鉴于两种疾病间临床症状的重叠和不适当应用放射性碘治疗可能造成的损害，在诊治过程中，临床医生需要仔细鉴别桥本甲状腺炎中的桥本甲亢变异型和格雷夫斯病中的甲状腺功能亢进症。如有必要，应对甲状腺进行活检和组织病理学分析，以确保准确和完整的诊断。

患者复查血清抗乙酰胆碱受体抗体浓度升高，结合新斯的明试验阳性，以及溴吡斯的明治疗后患者眼睑下垂明显改善，被确诊为重症肌无力。这也强调了，即使最初结果正常，也应有重复检测抗乙酰胆碱受体抗体的必要性。

除了甲状腺功能减退和眼部症状外，患者出现全身肌肉酸痛和无力，左甲状腺素片治疗 2 周后，肌肉酸痛和无力症状消失，眼睑下垂却仍然存在。因此，肌肉酸痛和无力被认为是甲状腺功能减退性肌病的临床表现和特征，眼睑下垂是重症肌无力的临床表现，与甲状腺功能减退性肌病无关。经过几个月的溴吡斯的明治疗后，眼睑下垂症状基本消失，这一现象也进一步验证了上述临床猜测。

本例患者停止服用溴吡斯的明后 1 个月、3 个月只显示出轻微的左侧眼睑下垂。笔者推测甲状腺疾病和重症肌无力是相互影响的两种疾病，对甲状腺功能减退的控制与治疗可能在一定程度上缓解了重症肌无力的症状。即使停用溴吡斯的明后，患者也只是有轻微的眼部异常，这与既往文献报道相符。曾有报道，与非自身免疫性甲状腺疾病或无甲状腺疾病的患者相比，在自身免疫性甲状腺疾病患者中，重症肌无力的症状通常较轻微，且更容易引起眼部受累。

本例患者眼眶增强 MRI 示双眼眼外肌增厚，这是甲状腺相关眼（眶）病的典型表现。甲状腺相关眼（眶）病患者出现上睑下垂时，临床医生应该警惕重症肌无力的存在，因为甲状腺相关眼（眶）病和眼肌型重症肌无力的临床特征基本上是重叠的，而眼睑下垂已被认为是甲状腺相关眼（眶）病的一种罕见特征。事实上，本例患者的眼睑下垂是重症肌无力的症状表现，进一步证实了在甲状腺相关眼（眶）病存在的情况下，可以合并眼肌型重症肌无力。这也进一步强调，如果甲状腺疾病患者同时表现出眼睑下垂和眼球活动功能障碍，并且在接受溴吡斯的明治疗后仅眼睑下垂显著缓解，应考虑甲状腺相关眼（眶）病和眼肌型重症肌无力并存的可能性。如有必要，可以对眼眶进行磁共振扫描，以指导诊断和进一步治疗。既往文献指出，眼肌型重症肌无力和甲状腺相关眼（眶）病的并存可能是由共同的遗传背景及眼肌中常见的自身免疫靶点的免疫交叉反应所致。然而，本例患者与其父母的全外显子基因测序均未发现可以解释两者相关性的编码区内确切的基因变异或多态性位点。未来需要大量的遗传学研究来详细阐述两者间潜在的关联性。

重症肌无力常见于甲状腺功能亢进症患者，很少见于甲状腺功能减退症患者。本例为罕见的"甲状腺功能亢进症"放射性碘治疗后重症肌无力、甲状腺功能减退和甲状腺相关眼（眶）病并存的病例。这个案例强调临床医生需要意识到疾病并存的可能性，这对指导治疗和管理有一定的意义。临床医生应仔细区分格雷夫斯病和桥本甲状腺炎中的桥本甲亢变异型，特别是在考虑放射性碘治疗时。此外，如果溴吡斯的明仅能缓解甲状腺疾病患者合并的眼肌型重症肌无力的部分眼肌症状，则需要考虑甲状腺相关眼（眶）病并存的可能性。如果有必要，可以对眼眶进行磁共振扫描，以指导诊断和治疗。

（徐严明）

参 考 文 献

Caturegli P, De Remigis A, Rose NR, 2014. Hashimoto thyroiditis: clinical and diagnostic criteria. Autoimmun Rev, 13(4-5): 391-397.

De Leo S，Lee SY，Braverman LE，2016. Hyperthyroidism. Lancet，388（10047）: 906-918.

Gilhus NE，Skeie GO，Romi F，et al，2016. Myasthenia gravis-autoantibody characteristics and their implications for therapy. Nat Rev Neurol，12（5）: 259-268.

Li ZY，2016. China guidelines for the diagnosis and treatment of myasthenia gravis. Neurol Neuroimmunol，3（1）: 1-9.

Lopomo A，Berrih-Aknin S，2017. Autoimmune thyroiditis and myasthenia gravis. Front Endocrinol（Lausanne），8: 169.

Marinò M，Barbesino G，Pinchera A，et al，2000. Increased frequency of euthyroid ophthalmopathy in patients with Graves' disease associated with myasthenia gravis. Thyroid，10（9）: 799-802.

Peng DT，Hao XX，She ZY，2007. Study on revive criteria for neostigmine test. Chin J Neuroimmunol Neurol，（1）: 6-8.

Selvan C，Dutta D，Maisnam I，et al，2013. Thyroidassociated orbitopathy with ocular myasthenia in primary hypothyroidism: Keep those eyes open. Indian J Endocrinol Metab，17（Suppl 3）: S657- S659.

Takanami I，Imamuma T，Yamamoto Y，et al，1995. The rapid transformation of hyperthyroidism to hypothyroidism complicated by myasthenia gravis. J Thorac Cardiovasc Surg，110（3）: 852.

Turker H，Bayrak O，Gungor L，et al，2008. Hypothyroid myopathy with manifestations of Hoffman's syndrome and myasthenia gravis. Thyroid，18（2）: 259-262.

四肢僵硬 3 年

患者，男，17 岁，因"四肢僵硬 3 年"由门诊收入神经内科。

【现病史】

3 年前发现双手握拳后不易放松，反复活动后症状可改善，下肢起步时肌肉稍感僵硬，步行一段距离后症状有所缓解。此后症状逐年加重，自觉握拳后更不易放松，下肢肌肉僵直缓解需要步行更长的距离，并且出现用力咀嚼后张口困难、用力闭眼后睁眼费力及久坐后起立困难。无肌肉萎缩、白内障及内分泌功能障碍等。曾在当地医院治疗，上述症状无明显好转，为求进一步诊治就诊于笔者医院。患者自起病以来，神志、精神正常，饮食、睡眠尚可，大小便正常，近期体重无明显变化。

【既往史】

否认心脑血管、肺、内分泌系统等重要脏器疾病史及传染病史，否认外伤、输血史。否认吸烟、饮酒史。否认药物、食物过敏史。预防接种史不详。否认手术史。家族中类似病情者有 7 人（表 38-1）。

表 38-1 患者家系的临床特征总结

患者	先证者	I 1	II 2	II 3	II 5	II 7	III 1
年龄（岁）	17	65	44	42	39	37	15
发病年龄（岁）	14	15	14	13	16	16	12
初始症状	握拳不易放松	下肢起步僵硬	下肢起步僵硬	握拳不易放松	握拳不易放松	握拳不易放松	下肢起步僵硬
诱发因素	运动	运动	运动	运动	运动	运动	运动
肌肉强直							
眼肌	+	+	无	无	+	无	+
咀嚼肌	+	+	-	+	-	-	+
上肢	+	+	+	+	+	+	+
下肢	+	+	+	+	+	+	+

续表

患者	先证者	Ⅰ 1	Ⅱ 2	Ⅱ 3	Ⅱ 5	Ⅱ 7	Ⅲ 1
肌肉肥大	+	-	+	+	+	+	+
肌球征	+	-	+	+	-	+	-
Warm 现象	+	+	+	+	+	+	+
EMG	肌强直电位	未查	未查	肌强直电位	肌强直电位	未查	未查

【体格检查】

生命体征：体温 36.2℃，心率 77 次/分，血压 108/78mmHg，呼吸 19 次/分。一般情况：患者发育未见异常、营养良好，表情自然、神志清醒，自主体位，语音清晰、对答切题，查体合作。头、眼、耳、鼻、喉检查未见异常。心、肺、腹检查未见异常。

【神经系统专科检查】

（1）精神智能状态：神志清楚，高级皮质功能检查正常。

（2）脑神经

第Ⅰ对：嗅觉灵敏。

第Ⅱ对：视力正常，视野充分，眼底检查正常。

第Ⅲ、Ⅳ、Ⅵ对：双侧瞳孔等大同圆，直径约 3mm，直接及间接对光反射灵敏，双眼眼球各方向运动到位，未见眼睑下垂、复视、眼震等。

第Ⅴ对：轻触觉和针刺觉正常，咀嚼肌有力。

第Ⅶ对：双侧额纹对称、鼻唇沟对称。

第Ⅷ对：听力正常。Weber 试验（－），Rinne 试验（－）。

第Ⅸ、Ⅹ对：声音清楚流利，软腭抬举对称，反射正常。洼田饮水试验 1 级。

第Ⅺ对：胸锁乳突肌和斜方肌无萎缩，力量正常。

第Ⅻ对：伸舌居中，无舌肌萎缩，无舌肌纤颤。

（3）运动系统：四肢肌肉发育良好，双侧肱二头肌容积稍大，肌力、肌张力正常。大鱼际肌叩击可见肌球征象，共济正常。无不自主运动，未见异常肌肉活动，姿势正常，步态稳健。

（4）反射：四肢腱反射对称。踝阵挛、髌阵挛试验（－）。病理反射未引出。

（5）感觉系统：深浅感觉正常对称，复合感觉正常。

（6）脑膜刺激征：颈强直（－），克尼格征（－）。

【辅助检查】

（1）血常规、血生化、甲状腺功能未见异常。

（2）肌电图：可见强直电位。

（3）基因检测：该患者的第 8 外显子存在 c.892G＞A（p.Ala298Thr，A298T）的错义杂合突变，同时家系三代 7 名类似病情者中，患者的爷爷（Ⅰ1）、父亲（Ⅱ5）、大姑（Ⅱ2）、二姑（Ⅱ3）、堂姐（Ⅲ1）也携带同样的突变（图 38-1）。

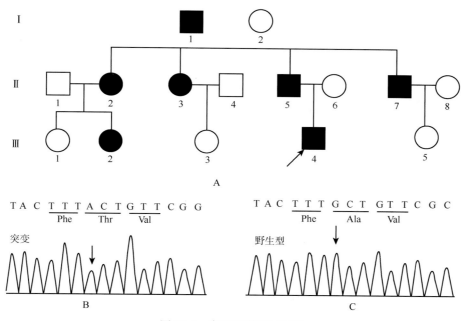

图 38-1 家系图谱和基因谱

A. 患者家系谱；B. 患者携带的 *A298T* 突变（先证者Ⅲ4，以及Ⅰ1、Ⅱ5、Ⅱ2、Ⅱ3、Ⅲ1）；C. 患者家系的无症状者 298 位置为野生型

【病情分析】

本例为年轻男性，于 14 岁时出现双手和下肢肌强直症状，运动后肌强直症状可有缓解，此后症状逐年渐有加重。在外院诊治不详，未确诊。入院后查体发现患者双侧肱二头肌容积稍大，大鱼际肌叩击可见肌球征象，肌电图可见强直电位。因此，考虑"非萎缩性肌强直"可能。对该患者家系进行调查，发现患者家系呈显性遗传。最后通过基因分析发现患者第 8 外显子存在 c.892G＞A（p.Ala298Thr，A298T）的错义杂合突变，并且在该患者家系三代 7 名类似病情者中的 5 名进行了验证，均携带 A298T 突变。

【诊断】

先天性肌强直。

【讨论】

先天性肌强直（congenita myotonia，MC）是以非萎缩性肌肉肥大和强直为主要临床特征的遗传性疾病，根据遗传类型可分为常染色体显性遗传的 Thomsen 病和常染色体隐性遗传的 Becker 病。

MC 是由氯离子通道蛋白 1 基因（chloride channel protein 1 gene，*CLCN1*）突变引起，该基因位于 7 号染色体长臂 35 区带，编码骨骼肌的氯离子通道蛋白 1（chloride channel 1，CLC-1）。*CLCN1* 突变可能导致 CLC-1 的异常，进而引起骨骼肌细胞兴奋性增加，最终导致患者肌肉出现收缩后不易放松的症状。MC 国外报道较多，但随着近些年基因检测技术的发展，我国临床上也有较多的报道。

　　CLCN1 基因编码由 988 个氨基酸组成的 CLC-1 蛋白，CLC-1 蛋白共同组成骨骼肌电压门控性氯离子通道蛋白，CLC-1 蛋白构成二聚体，跨骨骼肌细胞膜分布，对氯离子转运起重要作用。*CLCN1* 基因突变后引起相应的蛋白结构改变，氯离子通透性改变，引起细胞膜静息电位改变，从而影响肌细胞的兴奋性。CLC-1 蛋白由 18 个不同长短的跨膜螺旋组成，C 端和 N 端均位于细胞质内，空间结构上为一个反向平行的假二重对称结构，构成漏斗形孔道，并有特定序列负责选择性滤过氯离子。A298T 突变位于 CLC-1 蛋白的 H 和 I 结构域之间的螺旋区域。该区域是 CLC-1 通道二聚体的接触面，而这个交叉点被认为是显性遗传较常见发生的区域。既往研究曾报道紧邻 A298T 的 F297S 突变与显性 MC 相关。该突变能够使钠离子通道失活，从而导致骨骼肌细胞形成显著的去极化电位，最终导致骨骼肌膜的兴奋性增加。考虑到该两个突变位置的比邻，A298T 极有可能有相似的作用。并且，该位点所在的 8 号外显子似乎也是 MC 患者致病突变好发的热点位置。值得一提的是，此前马腹蝉等的研究也在一个常染色体显性遗传的 MC 家系中分离出了 A298T 突变。陈挺枝等发现的 c.1024G＞A 突变也同样位于 8 号外显子。此外，研究发现，*CLCN1* 除了影响 CLC-1 蛋白的功能外，还能影响其表达水平，Raheem 采用免疫组化染色及 Western blot 方法发现携带 *CLCN1* 突变的患者的肌膜 CLC-1 蛋白表达显著下调，因此这也可能是 *CLCN1* 突变致病的机制。

　　MC 有两种常见遗传类型（Thomsen 病为常染色体显性遗传，Becker 病为常染色体隐性遗传）。通过 Thomsen 和 Becker 等描述与总结发现，该病患者多发病于婴儿期、儿童期或青春期，少数患者可于成年后起病，起病后肌强直症状进行性加重，多数患者伴有肌肉肥大，至成人期病情趋于稳定。肌强直症状可累及全身所有骨骼肌，以下肢多见，上肢其次，亦可累及躯干肌、面肌，平滑肌、心肌不受累。患者可表现为肢体僵硬，呈铅管样强直，动作笨拙，多见于静息后或爬楼起步时，如静立后起步不能，久坐后无法立刻站立，握手不能立即放松，反复多次运动后可逐渐缓解。病情逐渐发展，可累及躯干肌、舌、咽及面部肌肉，亦可发病时即累及，上述症状在寒冷环境下可不同程度加重，查体可见不同程度的肌肥大，似运动员体貌，以腓肠肌、三角肌、股四头肌多见，无肌萎缩，肌肉叩击可见凸起或肌球，冷刺激诱发试验不明显。血清肌酸激酶水平一般不高，偶可超出正常范围 2～3 倍。其中 Becker 病起病较迟，肌强直比较普遍，在用力后常有短暂的肌无力现象。除寒冷、疲劳、紧张等可影响病情外，激素水平对病情也有影响，如女性在月经来潮期、妊娠期病情通常加重，更年期后病情减轻，另有少数患者饮酒后病情减轻。该病在同一家族不同成员之间的临床表现及体征可有不同程度差异。

　　肌电图可见肌强直放电现象，静息状态下有自发强直电位，插入电位延长，电位波幅、频率渐增渐减，不断变化，扬声器发出类似蛙鸣音或轰炸机俯冲音，肌肉组织活检示肌纤维肥大，核中心移位、横纹欠清。

　　MC 需与以下疾病相鉴别：①强直性肌营养不良（myotonic dystrophy，DM），典型表现为肌强直、肌无力及肌萎缩三联征，前两者较突出，并有窄面、秃顶、白内障和内分泌功能障碍等。肌电图呈典型肌强直电位。病理活检也是诊断 DM 的常用手段，主要表现为核内移、肌浆块、环形纤维、1 型肌肉纤维萎缩等，但不具有特异性。DM 主要是由位于 19q13.3 的 *DMPK* 基因 3'非翻译区 CTG 三核苷酸重复扩增引起。②先天性副肌强直

（paramyotonia congenital，PMC）：自幼年起病，肌强直较轻，无肌萎缩，肌肥大不明显。寒冷刺激可出现肌强直。

对于该类患者应强调注意保暖，避免受寒和过度劳累，进行适量运动。治疗可采用美西律、苯妥英钠、加巴喷丁、乙酰唑胺等药物治疗，其中美西律是一线用药，也是目前唯一具有循证医学证据的药物，能够显著改善患者的僵直程度及减轻握拳后强直的程度。

就本例患者而言，其因"四肢僵硬 3 年"收入院，症状、体征、肌电图等均符合先天性肌强直表现，同时进行了基因检测，发现患者携带 A298T 突变，随后在其家系成员中分离出了该突变，因此考虑 A298T 为该家系的致病突变。在临床中遇到表现为"非萎缩性肌强直"的患者需要考虑该病，尽早进行基因检测有利于做出正确的诊断。

（徐严明）

参 考 文 献

陈枝挺，何瑾，陈万金，等，2012. 二例先天性肌强直的 CLCN1 基因突变研究. 中华医学遗传学杂志，29（6）：690-692.

马腹蝉，高峰，袁哲锋，2011. 先天性肌强直两家系的临床分析以及 CLCN1 基因突变检测. 临床儿科学杂志，29（11）：1041-1043.

Brugnoni R，Kapetis D，Imbrici P，et al，2013. A large cohort of myotonia congenita probands：novel mutations and a high-frequency mutation region in exons 4 and 5 of the CLCN1 gene. J Hum Genet，58（9）：581-587.

Lossin C，George AL Jr，2008. Myotonia congenita. Adv Genet，63：25-55.

Raheem O，Penttilä S，Suominen T，et al，2012. New immunohistochemical method for improved myotonia and chloride channel mutation diagnostics. Neurology，79（22）：2194-2200.

Yang XL，Jia H，An R，et al，2017. Sequence CLCN1 and SCN4A in patients with Nondystrophic myotonias in Chinese populations：Genetic and pedigree analysis of 10 families and review of the literature. Channels，11（1）：55-65.

肢体强直无力 32 年

患者，男，41 岁，因"肢体强直无力 32 年"由门诊收入神经内科。

【现病史】

32 年前（9 岁时）发现冷天或受凉刺激（冷水、冷风等）后出现双手强直无力，不能自如伸屈，抓物品、解系扣子费力，症状持续数小时至 1 天缓解，保温后可加速缓解（1～3 小时），天热一般不发作。之后慢慢出现闭眼、握拳后放松困难，做某一表情后面部肌肉紧张、难以放松，朋友和家人发现其表情僵硬，下肢僵硬，下蹲、站立转换困难，上述症状皆天冷或受冷刺激后易发，加热或温暖环境较易缓解。手部僵硬无力后反复活动，只有非常轻微的改善，若全身运动发热后，症状会明显改善。发作时生活可自理，稍微感费力。无肌肉萎缩及肥大，无脱发、视物模糊及听力障碍。发病以来症状反复发作。在当地医院反复多次就诊，未明确诊断。现为求进一步诊治就诊。患者自起病以来，神志、精神正常，饮食、睡眠尚可，大小便正常，近期体重无明显变化。

【既往史】

否认心脑血管、肺、内分泌系统等重要脏器疾病史及传染病史，否认外伤、输血史。否认吸烟、饮酒史。否认药物、食物过敏史。否认手术史。预防接种史不详。家族中类似病情者有 1 人（见图 39-1）。先证者儿子 19 岁，自幼哭闹后睁眼困难，后逐渐出现双手、下肢、面肌、眼肌肌强直，表现为双手握拳后打开困难，下肢起步、下蹲、站立转换困难，寒冷刺激后症状可加重。总体症状较先证者重。

【体格检查】

生命体征：体温 36.7℃，心率 82 次/分，血压 128/82mmHg，呼吸 21 次/分。一般情况：患者发育正常，营养良好，呼吸平顺，自主体位，检查合作。皮肤、巩膜无黄染，全身浅表淋巴结未触及。头颅五官无畸形，气管居中，甲状腺无肿大。双侧胸廓对称，双肺呼吸音清，未闻及干湿啰音。心界不大，心律齐，未闻及病理性杂音。腹部平软，未触及包块，无压痛、反跳痛，肝脾肋下未触及，肝区无叩击痛，双肾区无叩击痛，移动性浊音阴性，肠鸣音正常。双下肢无水肿。

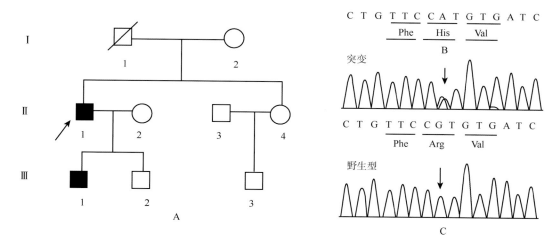

图 39-1　家系图谱和基因谱

A. 患者家系谱；B. 患者携带的 4343G＞A（p.R1448H）*SCN4A* 基因突变；C. 患者家系中无症状者 1448 位置为野生型

【神经系统专科检查】

（1）精神智能状态：神志清楚，语言流利，高级皮质功能检查正常。

（2）脑神经

第Ⅰ对：嗅觉灵敏。

第Ⅱ对：视力正常，视野充分，眼底检查正常。

第Ⅲ、Ⅳ、Ⅵ对：双侧瞳孔等大同圆，直径约 3mm，直接及间接对光反射灵敏，双眼眼球各方向运动到位，未见眼睑下垂、复视、眼震等。

第Ⅴ对：轻触觉和针刺觉正常，咀嚼肌有力。

第Ⅶ对：双侧鼻唇沟对称。

第Ⅷ对：听力正常。Weber 试验（－），Rinne 试验（－）。

第Ⅸ、Ⅹ对：声音清楚、语言流利，软腭抬举对称，反射正常。洼田饮水试验 1 级。

第Ⅺ对：胸锁乳突肌和斜方肌无萎缩，力量正常。

第Ⅻ对：伸舌居中，无舌肌萎缩，无舌肌纤颤。

（3）运动系统：四肢肌肉发育良好，双侧肱二头肌容积稍大，肌力、肌张力正常。大鱼际肌叩击可见肌球征象，共济正常。无不自主运动，未见异常肌肉活动，姿势正常，步态稳健。

（4）反射：四肢跟腱反射减弱，双下肢巴宾斯基征（－）、查多克征（－）。

（5）感觉系统：深浅感觉正常对称，复合感觉正常。

【辅助检查】

（1）血清酶学检查示肌酸激酶 700～800IU/L（参考值范围 50～310IU/L）。甲状腺功能、卧立位醛固酮水平、尿 pH 及血气分析检验结果正常，红细胞沉降率、CRP 及免疫全套检验结果正常。

（2）电生理检查：发现神经传导及肌电图异常，可见自发肌强直放电。心电图、胸部CT、腹部B超未见异常。

（3）基因检测（表 39-1）

表 39-1　患者 *SCN4A* 和 *CLCN1* 基因突变筛查结果

突变序列	突变类型	临床意义
SCN4A 内含子 5，IVS5+55T/C	内含子突变	未知（数据库暂无报道）
SCN4A 外显子 24，Arg1448His	错义突变	密切相关[致病性变异（pathogenic）]
CLCN1 外显子 17，c.2154C/L	同义突变	无

【病情分析】

本例为中年男性，41 岁，慢性病程。患者自 9 岁时遇寒冷刺激后出现双手的肌强直症状，症状与气候相关，夏天几乎不发作。症状呈进行性加重，但发作时生活可自理。曾在外院多次就诊，并未明确诊断。入院后查体发现患者舌肌可见轻微肌强直，冷水刺激后睁眼困难，双侧肱二头肌、大鱼际肌叩击可见肌球征象，无肌肉萎缩。血清酶学检查：CK 700～800IU/L；肌电图发现强直电位，因此考虑为"非萎缩性肌强直"，对患者家系进行调查，发现其儿子有类似症状。基因检测显示患者携带 *SCN4A* 外显子 24，Arg1448His 错义突变；患者儿子同样携带 Arg1448His 突变，从而明确诊断为先天性副肌强直。

【诊断】

先天性副肌强直。

【讨论】

先天性副肌强直（paramyotonia congenita，PMC），又称 Eulenberg 病，是由于骨骼肌膜超兴奋性导致的遗传性肌肉疾病，以寒冷或活动诱发的肌强直及无力为主要临床特征。本病发病率报道不一，全球发病率约为 1/20 万，多在新生儿或青少年中发病，国内报道罕见。

PMC 以常染色体显性遗传为主，也可见散发病例，其致病基因是位于 17q23.1—q25.3 的 *SCN4A*。*SCN4A* 基因全长 3034kb，含 24 个外显子，由 1836 个氨基酸编码组成，是骨骼肌电压门控钠离子通道 α 亚单位的功能亚基。其由 Ⅰ～Ⅳ 的四型结构域组成，其中每个结构域又包括 S1～S6 的 6 个 α 螺旋形疏水跨膜片段。每个结构域的 S4 片段包含 4～7 个带正电荷的氨基酸残基，同时与 2 个疏水氨基酸相连，参与钠离子通道电压变化后的构象变化。该基因编码骨骼肌钠离子通道的 α 亚基发生突变可导致钠通道失活，使肌膜钠通道开放-关闭异常，导致肌纤维过度兴奋和（或）抑制而产生临床症状，以寒冷诱发的肌强直、肌无力，运动后症状加重为突出特点。*SCN4A* 基因突变引起的疾病具有不同的临床表型，除可表现为 PMC 外，还可表现为其他钠离子通道病，如高钾型周期性瘫痪、钾加重性肌强直、先天性肌无力综合征、正常血钾型周期性瘫痪及少部分低钾型周期性瘫痪等，均为 SCN4A 的等位基因病。目前已发现多个基因突变位点（Ile693Thr、Vall293I1e、Thrl313-Met、Leul433Arg、Arg1448Cys、Argl448His、Arg1448Pro、Phel473Ser 等）与 PMC 相关。部分 PMC 患者未发现 SCN4A 基因突变，这些患者临床特征及肌电图改变符合 PMC 但却发现氯离子通道 CLCN1 基因突变，同时也有研究证实 CLCN1 基因突变可影响 PMC 患者的临床特征和电生理改变。

　　PMC 主要为反常性肌强直，即运动诱发或连续运动后肌强直加重，寒冷可诱发肌力弱、高血钾等，肌强直可累及舌肌、面肌、颈肌及手部肌肉，部分伴双下肢轻度受累，持续数秒，可继发数小时至数天的肌无力，部分可有肌肥大、肌痛、肌萎缩相对少见，但其临床表现无特异性，部分 PMC 患者的临床症状并不典型，即具有临床变异性的特点，如患者的症状也可由热环境诱发，偶见仅表现为肌无力而无肌强直。部分 PMC 患者可出现心律失常、甲状腺功能异常、呼吸困难等其他系统受累的表现。部分病例具有性别相关性，仅男性发作或者仅于女性的某个特殊生理时期发作。部分 PMC 家系患者具有基因外显不全的特点，仅表现为肌电图上的强直放电，而不具有任何临床发作，这些均给临床上 PMC 的诊断带来了困难。PMC 患者常伴发血钾升高、周期性瘫痪等症状，而高钾型周期性瘫痪（hyperkalemic periodic paralysis，HyperPP）同样也是 SCN4A 基因突变所致，也常伴发副肌强直。故目前大部分学者认为，HyperPP 与 PMC 是一种等位基因疾病，而同时兼具副肌强直及周期麻痹特征者，可称作周期麻痹性副肌强直（paralysis periodica paramyotonia，PPP）。

　　PMC 诊断主要依靠临床特征。肌强直放电有助于诊断，肌电图检查在非麻痹期为肌强直放电，麻痹期多见电静息现象，但肌强直放电受温度影响，当温度低于 28℃时，肌电图检查会出现纤颤电位，当温度低于 20℃时，肌强直放电消失。有些患者室温下肌电图检查可完全正常。因此，依靠肌电图所见肌强直放电诊断 PMC 不可靠。同时，基因检测在临床试验和科研实验中均具有重要意义，可以协助诊断，并被认为是诊断的金标准之一。而 PCR 结合直接测序方法，简单快速，敏感度、特异度最高，可作为基因检测的最佳办法之一。

　　本病需与强直性肌营养不良、先天性肌强直及高钾型周期性瘫痪相鉴别。①强直性肌营养不良：发病年龄较大，多在 30 岁以后起病，伴肌萎缩和多系统损害（脱发、白内障和内分泌功能障碍等）。②先天性肌强直：肌强直程度重，更多累及下肢。肌肥大明显，多呈运动员样外貌。有热身现象（用力后肌肉不能立即放松，但反复用力后可逐渐放松），特别是非寒冷环境仍出现肌强直及肌无力表现。冷水诱发试验阴性。③高钾型周期性瘫痪：与 PMC 有着共同的致病基因，多由于高钾饮食、酒精摄入等原因引起，四肢迟缓性瘫痪较为常见。无矛盾性肌强直表现（反复活动后加重，休息后可逐渐缓解），发作期血钾、心电图有特征性改变，钾负荷试验有助于鉴别。

　　PMC 多呈良性过程，成年后病情稳定或好转。抗心律失常药、局部麻醉药等钠离子通道阻滞药可以阻断依赖性钠离子通道，降低细胞膜的兴奋性，对寒冷诱发的肌强直及肌无力可能有预防作用。

　　本例患者因"肢体强直无力 32 年"收入院，症状、体征、肌电图等符合 PMC 表现，同时进行了基因检测，从而发现患者及其儿子 SCN4A 基因突变，随后在其家系成员中分离出了该突变。在临床实践中，发现表现为"非萎缩性肌强直"的患者应该进行 SNC4A 及

CLCN1 基因的筛查，以明确诊断。

（徐严明）

参 考 文 献

李琛，2012. 一先天性副肌强直大家系的临床和基因突变研究. 长沙：中南大学.

刘学娜，笪宇威，张新卿，2013. 先天性副肌强直 1 例报告及文献复习. 中国神经精神疾病杂志，39（2）：69.

Lee SC, Kim HS, Park YE, et al, 2009. Clinical Diversity of SCN4A mutation-associated skeletal muscle sodium channelopathy. J Clin Neurol，5（4）：186-191.

Lehmann-Horn F, 2004. Nondystrophic myotonias and periodic paralyses. Myology，46（2）：1257-1300.

Platt D, Griggs R, 2009. Skeletal muscle channelopathies: new insights into the periodic paralyses and nondystrophic myotonias. Curr Opin Neurol，22（5）：524-531.

进行性双下肢远端无力伴萎缩 6 年

患者，男，30 岁，因"进行性双下肢远端无力伴萎缩 6 年"由门诊收入院。

【现病史】

患者 6 年前某日从高约 50cm 的平台跳下时首次察觉双足跟不能抬起，随后 5 年时间内患者逐渐出现踮脚、跳跃、跑步不能，上、下楼梯费力，且患者发现其双侧小腿肌肉逐渐萎缩。在此期间，患者多次就诊于当地卫生机构并多次行腰椎 X 线检查均未见明显异常。患者病程中无双上肢力量变化，无肌阵挛，无肢体麻木，无尿便障碍。

【既往史】

否认高血压、糖尿病、冠心病病史。否认药物、食物过敏史。否认吸烟史，偶有饮酒史。家族中无类似患者。其父母为堂兄妹，均体健，二人共育 2 子，弟弟（小 2 岁）无类似症状。

【体格检查】

生命体征：体温 36.8℃，脉搏 80 次/分，呼吸 18 次/分，血压 122/78mmHg。一般情况：眼、耳、鼻、喉未见异常。双肺呼吸音清，心律齐，未闻及杂音，腹部平软，未触及包块。肠鸣音正常。

【神经系统专科检查】

（1）精神智能状态：神志清楚，言语流利，查体配合。

（2）脑神经

第Ⅰ对：未测。

第Ⅱ对：视力正常，视野充分，眼底检查正常。

第Ⅲ、Ⅳ、Ⅵ对：双侧瞳孔等大同圆，对光反射对称，眼球各方向运动到位，无眼球震颤。

第Ⅴ对：轻触觉和针刺觉正常。咀嚼肌有力。

第Ⅶ对：双侧额纹对称，鼻唇沟对称，双眼闭合良好，无口角歪斜。

第Ⅷ对：双侧听力粗测正常。

第Ⅸ、Ⅹ对：软腭抬举对称，咽反射灵敏。

第Ⅺ对：转颈、耸肩对称有力。

第Ⅻ对：伸舌居中，无舌肌萎缩和纤颤。

（3）运动系统：无翼状肩胛，双侧腓肠肌萎缩明显。双上肢近端、远端肌力均为5级，双下肢髂腰肌肌力4级，双下肢股四头肌肌力4级，足背伸肌肌力3级，四肢肌张力正常，共济运动良好。

（4）反射：四肢腱反射存在，双下肢巴宾斯基征（－），查多克征（－）。

（5）感觉系统：深浅感觉正常对称，复合感觉正常。

【辅助检查】

（1）血常规、尿常规正常，血生化正常，甲状腺功能正常，术前八项正常，血清T-SPORT检查阴性。肿瘤系列指标正常。风湿、类风湿系列指标正常。抗核抗体谱（－）。抗心磷脂抗体两项（－）。抗中性粒细胞胞质抗体（－）。肌炎特异性抗体Jo-1、Mi-2、PM-Scl（－）。肌酸激酶＞15 000U/L。

（2）肌电图：右腓肠肌、右胫前肌呈肌源性损害。

（3）神经传导速度正常。

（4）腰椎CT（自带）：未见异常。

（5）肌肉活检（右腓肠肌）：电镜下几乎很难找到肌节结构，均呈大量胶原组织填充于萎缩和变性坏死的骨骼肌之间，仅能看到极少量未完全溶解的骨骼肌的肌丝结构和少量的肌膜细胞。无炎性细胞浸润。诊断为重度进行性肌营养不良。

（6）*DYSF*基因测序：c.237-6.247delTCTCAGGTTCCTGGGGG位点存在杂合突变。

【病情分析】

本例为青年起病，病情缓慢进展，双下肢远端无力，无肌阵挛，无双下肢病理征，腱反射对称存在，无感觉异常。血肌酸激酶＞15 000U/L，肌电图示右腓肠肌、右胫前肌肌源性损害，定位远端肌肉病变。进一步选取右腓肠肌活检，诊断为重度进行性肌营养不良。考虑到患者父母为近亲结婚，存在遗传性疾病可能，行相关基因检测，定性诊断为常染色体隐性遗传性肌病。

【诊断】

远端型肌营养不良。

【讨论】

远端型肌营养不良又称三好肌病（Miyoshi myopathy），是一种罕见的异质性疾病，可引起手、足或两者肌无力。远端肌病多见于遗传性疾病，但在获得性肌病中有时也会出现远端肌无力。此外，突出的远端肌无力也是几种最常见的遗传性肌无力的特征，包括强直性肌营养不良1型（DM1）和面肩肱型肌营养不良（FSHD）。表40-1总结了远端肌病的主要类型、遗传方式和临床病理等方面。

表 40-1 远端肌病的主要类型

基因	疾病名称	位点	遗传方式	发病年龄（岁）	远端无力	其他	CK（×倍）	病理	等位基因疾病
ADSSL1		14q32—33	常染色体隐性遗传	5～17	小腿前肌群	面部无力	2～3	肌病性，镶边空泡	
ANO5	Miyoshi Type3	11p14—p12	常染色体隐性遗传	20～25	小腿后肌群	小腿肥大	10～50	肌病性，营养不良	LGMD2L
CAV3	Tateyama	3p25	常染色体显性遗传	12～45	手和足	小腿肥大	3～30	肌病性，营养不良	LGMD1C, RMD, CM
DNAJB6		7q36	常染色体显性遗传	16～55	小腿前肌群和后肌群近端无力	—	1～6	镶边空泡	LGMD1D
DNM2	Centronuclear Type1	19p13.2	常染色体显性遗传	0～50	手和小腿	面部、眼外肌无力	1～2	中央核，1型萎缩	CMT2M
DYSF	Miyoshi	2p12—p14	常染色体隐性遗传	15～30	小腿后肌群	小腿萎缩	20～150	营养不良	LGMD2B
FLNC		7q32	常染色体显性遗传	20～50	手和小腿	鱼际肌萎缩	2～6	肌病性，营养不良	MFM5, CM
GNE	Nonaka	9p13.3	常染色体隐性遗传	15～30	小腿前肌群	股四头肌不受累	3～5	镶边空泡	唾液酸尿症
KLHL9		9p21.2—p22.3	常染色体显性遗传	8～16	小腿前肌群	感觉症状	1～5	肌病性，营养不良	
LDB3	Makesbery-Griggs	10q22	常染色体显性遗传	40～50	小腿前肌群	近端无力	1～4	肌原纤维	CM
MATR3	VCPDM	5q31	常染色体显性遗传	35～57	小腿前肌群	延髓症状	1～8	镶边空泡	FALS
MYH7	Laing	14q12	常染色体显性遗传	3～25	小腿前肌群	颈屈肌、指伸肌	1～3	肌病性，1型萎缩	MSM, CM
MYOT		5q31	常染色体显性遗传	45～60	小腿前肌群	构音障碍	1～15	肌原纤维	LGMD1A
NEB	Nemaline Type 2	2q22	常染色体隐性遗传	0～6	小腿前肌群	面、颈无力	1～2	杆状小体	

注：CM. 心肌病；FALS. 家族性肌萎缩侧索硬化；LGMD. 肢带型肌营养不良；MSM. 肌球蛋白贮积性肌病；RMD. 波纹肌病；VCPDM. 声带和咽远端肌病。

临床经验和系统化方法对评估远端肌病很重要。与神经和神经肌肉评估一样，病史采集和临床检查是最重要的初始步骤。识别症状、家族史和肌肉受累模式是指导进一步诊断的关键。肌源性远端肢体无力临床少见，因此当患者以远端肌无力起病时，必须首先考虑神经肌肉疾病，包括运动神经元疾病和多发性神经病。当患者出现双侧足下垂而足部肌肉容积无变化，在明显手指伸肌无力的情况下保持手部固有肌肉功能，以及同时出现颈部或近端肢体肌无力时，都高度提示原发性肌肉疾病，而非神经病变所致远端肌无力。肌电图

（EMG）是区分肌病和其他肌无力原因的重要初始检查方法。此外，EMG 还可能发现一些重要线索，如强直性放电可能涉及强直性肌营养不良或糖原贮积症 Ⅱ 型；而纤颤电位和正尖波的发现将有助于进一步检测营养不良性肌病。肌酸激酶（CK）在诊断中也具有指导意义，在进行性假肥大性肌营养不良症（DMD）、贝克肌营养不良（BMD）和远端型肌营养不良患者中 CK 会显著升高。四肢和躯干肌肉 MRI 检查可发现肌肉受累范围，尤其是当临床检查受限时（如肥胖患者）。

远端型肌营养不良是由 dysferlin 基因（DYSF 基因）突变引起，以选择性累及腓肠肌为特征的成人型常染色体隐性遗传病。该肌病分布广泛，很多国家都有类似病例报道。远端型肌营养不良三联征表现：30 岁之前发病，下肢后部肌群早期受累及 CK 明显升高（通常为正常上限的 20～150 倍）。远端型肌营养不良虽进展缓慢，但最终会累及肢体近端肌群，并在症状发生后 10～20 年需要依赖轮椅。

肌电图除肌病募集相外，静息时可见纤颤波和正锐波。肌肉活检显示不同程度的肌营养不良，包括肌纤维坏死和结缔组织增生。通常可观察到炎症，无液泡。肌肉免疫组织化学和免疫印迹分析显示 Dysferlin 蛋白缺乏。DNA 检测可显示 DYSF 基因纯合子或复合杂合突变。DYSF 基因编码 Dysferlin 蛋白，该蛋白位于肌膜中，并在肌膜修复中发挥主要作用。迄今为止，已报告 611 个 DYSF 突变基因。其他等位基因疾病包括肢带型肌营养不良 2B 型、假性代谢性肌病和无症状高 CK 血症。

本例患者 23 岁时出现足跟不能上抬，双下肢远端无力伴萎缩进行性加重，CK 大于 15000U/L，与远端型肌营养不良三联征高度一致。行右腓肠肌活检示肌营养不良，进一步支持远端型肌营养不良。DYSF 基因测序示存在杂合突变，确诊远端型肌营养不良。

远端型肌营养不良与大多数遗传性疾病一样，目前尚无有效治疗方法，康复训练、物理治疗及对症治疗是该病的主要治疗方法。寡核苷酸疗法、小分子疗法、基因组编辑、基因置换和干细胞疗法目前仍处于实验研究中，有望在未来为患者带来益处。

（马　驰）

参 考 文 献

李海静，肖兴军，2014. 远端型肌病. 脑与神经疾病杂志，22（5）：391-395.

奚剑英，任惠民，卢家红，等，2007. Dysferlin 肌病的临床和病理特点分析（附 6 例报道）. 中国临床神经科学，15（3）：296-301.

Felice KJ，2020. Distal myopathies. Neurol Clin，38（3）：637-659.

Han R，2011. Muscle membrane repair and inflammatory attack in dysferlinopathy. Skelet Muscle，1（1）：10.

Illa I，Serrano-Munuera C，Gallardo E，et al，2001. Distal anterior compartment myop-athy：a dysferlin mutation causing a new muscular dystrophy phenotype. Ann Neurol，49（1）：130-134.

Liu J，Aoki M，Illa I，et al，1998. Dysferlin，a novel skeletal muscle gene is mutated in Miyoshi myopathy and limb girdle muscular dystrophy. Nat Genet，20（1）：31-36.

Udd B，2014. Distal myopathies. Curr Neurol Neurosci Rep，14（3）：434.

病例 41

全身乏力，运动后肌肉疼痛 5 年

患者，男，25 岁，因"全身乏力，运动后肌肉疼痛 5 年"由门诊收入神经内科。

【现病史】

入院前 5 年无明显诱因出现颈部及四肢近端乏力，右下肢稍明显，表现为长时间活动后易疲劳，但无明显运动耐量下降，同时伴活动后肌肉酸痛或肌肉撕裂感，未就诊，上述症状缓慢加重。2 年前出现四肢持续性酸软乏力感，疼痛及无力程度有一定的波动性，严重时重体力活动受影响，并出现下肢肌肉间断性压痛，伴全身肉跳感，伴消瘦，体重下降约 5kg，遂至风湿免疫科就诊，完善免疫全套及肌炎抗体检查，未见明显异常。病程中患者无明显肌肉萎缩、感觉异常，无关节发热、肿痛，无口干、眼干、皮疹等，能独立生活、工作。

【既往史】

患肺结核 5 年，经系统抗结核治疗 1 年后停药，具体诊治经过不详。否认高血压、心脏病、糖尿病等一般内科疾病史；否认手术、外伤、输血及过敏史。吸烟史 5 年，平均每天 10 支左右。否认饮酒史，否认农药、放射物、粉尘等接触史。父母健康，父母为近亲结婚，系表兄妹关系。

【体格检查】

生命体征：体温 36.3℃，心率 88 次/分，血压 110/78mmHg，呼吸 18 次/分。一般情况：头、眼、耳、鼻、喉未见异常。双肺呼吸音清，心律齐，未闻及杂音，腹部平软，未触及包块。肠鸣音正常。消瘦。

【神经系统专科检查】

（1）精神智能状态：神志清楚，言语清晰，时间、地点、人物定向力正常，计算力、记忆力可。MMSE 评分 29 分。

（2）脑神经

第 I 对：未测。

第 II 对：双眼视力、视野粗测正常，眼底未查。

第Ⅲ、Ⅳ、Ⅵ对：上眼睑无下垂，眼球无外凸及内陷。双侧瞳孔等大同圆，直径 3mm，直接、间接对光反射灵敏，眼动充分，未引出眼震。

第Ⅴ对：轻触觉和针刺觉正常，咀嚼肌有力。

第Ⅶ对：双侧鼻唇沟对称，鼓腮、吹气有力。

第Ⅷ对：Weber 试验居中，Rinne 试验显示双耳气导大于骨导。

第Ⅸ、Ⅹ对：软腭抬举对称，咽反射对称存在。

第Ⅺ对：转颈、耸肩对称有力。

第Ⅻ对：伸舌居中，无舌肌萎缩和纤颤。

（3）运动系统：四肢肌容积基本正常，四肢肌力 5 级，肌张力正常，无肌束震颤。

（4）反射：四肢腱反射对称存在，双下肢病理征（−）。

（5）共济检查：双侧指鼻试验（−），跟膝胫试验（−），闭目难立征（−），串联步态（−），后拉试验（−）。

（6）感觉系统：四肢深浅感觉对称存在。

（7）脑膜刺激征：颈强直（−），克尼格征（−）。

【辅助检查】

（1）肌酸激酶 1145U/L（既往肌酸激酶波动在 1000～5000U/L）。血常规、红细胞沉降率、肝肾功能、血脂、空腹血糖、电解质、抗核抗体（ANA）、抗 ENA 抗体、抗 dsDNA 抗体、抗中性粒细胞胞质抗体（ANCA）、补体、抗环瓜氨酸多肽（CRP）抗体、抗环瓜氨酸肽（CCP）抗体、抗链球菌溶血素"O"（抗"O"）、甲状腺功能、凝血功能、大小便常规未见明显异常。

（2）胸部 CT：双肺散在小结节、斑片状及纤维条索影，左肺上叶支气管扩张部分钙化。

（3）腹部彩超：脂肪肝。

（4）心脏彩超：未见明显异常。

（5）心电图：窦性心律，成人正常心电图。

（6）肌电图：未见明显异常。

（7）肌炎抗体：抗 Mi-2α、抗 Mi-2β、抗 TIF1γ、抗 MDA5、抗 NXP2、抗 SAE1、抗 Ku、抗 PM-Sc1100、抗 PM-Sc175、抗 Jo-1、抗 SRP、抗 PL-7、抗 PL-12、抗 EJ、抗 OJ、抗 Ro-52 抗体阴性。

（8）肌肉活检：肌纤维直径 5～140mm（变异度中），各直径肌纤维混杂分布，可见散在变性、坏死及再生肌纤维。部分肌束处可见较明显核内移现象，部分肌束内纤维组织轻度增生。Gomori 染色：组织学改变同前述。还原型辅酶Ⅰ四唑氮还原酶（NADH-TR）染色：变性、坏死肌纤维处活性物局灶性浓聚或消失。过碘酸希夫（PAS）染色：个别肌纤维内糖原成分减少。油红染色：肌纤维内脂质成分未见异常。酸性磷酸酶染色：变性、坏死肌纤维处及小血管处酶活性增高。免疫组化：肌纤维膜 HLA-ABC 散在（+），C5b-9（−），Dystrophin N、C（+），Dysferlin（+），Sarcoglycan α、β、γ、δ（+），胶原 4（+），Des 未见特殊。综上所述，骨骼肌呈慢性肌源性肌病改变，不能排除肌营养不良。

（9）基因检测：患者 11 号染色体上 ANO5 基因 c.220（exon 5）C＞T（p.R74X）纯合

变异，该变异导致编译 74 号氨基酸（精氨酸）的密码子变成终止密码子。家系验证显示先证者父母均为 c.220（exon 5）C>T（p.R74X）杂合变异携带者。据美国医学遗传学与基因组学学会变异分类指南：①变异为基因功能缺失（LOF）变异。②变异最小等位基因频率（MAF）<0.005，在隐性遗传病中属于低频变异。③据两种统计方法预测出变异对基因（基因产物）有影响：保守性肌蛋白结构预测有害（Mutation Taster，PhyloP20way，PhastCons20way）；按照美国医学遗传学与基因组学学会变异分类指南应评为致病性变异（pathogenic）（PVS1+PM2+PP3）。

【病情分析】

本例为青年男性，慢性病程，缓慢进展，症状有一定波动性，以"四肢近端非对称性乏力、肌肉疼痛"为核心临床表现，而神经科体征不明显。进一步完善辅助检查，患者肌酸激酶多次中度至显著升高，而免疫全套及肌炎抗体阴性。结合患者父母为近亲结婚，初步考虑为肌营养不良，为进一步明确诊断，完善肌肉活检及基因检测，发现 ANO5 基因 c.220（exon 5）C>T 纯合变异，该变异曾被中国人肢带型肌营养不良 2L 一家系报道，提示 ANO5 基因相关肌病（肢带型肌营养不良 2L 型和 Miyoshi 型肌肉萎缩症 3 型）。

【诊断】

肢带型肌营养不良 2L 型。

【讨论】

肢带型肌营养不良（limb-girdle muscular dystrophy，LGMD）是一组遗传模式和临床表型均具有高度异质性的常染色体遗传疾病，临床上以进行性肩胛带和骨盆带肌群无力、萎缩为主要表现。同一类型的 LGMD，即使是相同的基因缺陷，从无症状到重症病例可呈现出完全不同的临床表型甚至连续的临床表型谱，甚至同一家系中的患者间也存在表型差异。根据疾病遗传方式，LGMD 分为常染色体显性遗传型（LGMD1 型）和隐性遗传型（LGMD2 型）。

由 ANO5 基因突变导致的 Anoctamin 5 蛋白表达异常而呈现的常染色体隐性遗传肌病可统称为 Anoctaminopathy，是北欧地区 LGMD2 型的常见病因之一，占病例的 10%~20%，在我国一般为个案报道。Anoctaminopathy 临床表现具有较高的异质性，临床症状可从仅有肌酸激酶（CK）水平升高、轻度肌无力、运动性肌痛到更为严重的肌萎缩不等；肌无力一般表现出不对称性，累及近端、远端或二者兼而有之；同时伴有性别失衡，男性患者的临床表现更加严重。按照临床表型，该类疾病可分为 3 型：无症状高 CK 血症、Miyoshi 型肌肉萎缩 3 型（MMD3）及肢带型肌营养不良 2L 型（LGMD2L）。

本例患者通过分子遗传学检测，最终确诊为 ANO5 基因变异所致 Anoctaminopathy，其临床特征更符合 LGMD2L 型。LGMD2L 型由 Jarry 等于 2007 年首次报道并命名，以肱二头肌和股四头肌的不对称萎缩及无力为主要临床表现。LGMD2L 型以迟发性慢性进行性肢体近端无力、萎缩为特征表现，平均发病年龄 35 岁（15~70 岁均可发病）。患者在出现明显肌无力、萎缩前可表现为无症状性 CK 升高，肌肉痛性痉挛、运动后肌肉疼痛、运动耐量下降等，甚至有病例以复发性的肌红蛋白尿就诊。在本案例中也存在同样的临床特征，患者以非特异性的肌病症状为主，如活动后肌痛、肌阵挛、疲劳感，同时查体阳性体征较少。

LGMD2L 型同时可出现近端肌肉不对称萎缩，腓肠肌肥大者也不在少数，此外个别患者可伴有股四头肌肥大。还有研究显示，LGMD2L 型患者的肘关节屈曲力可先于肩部外展力受累，这与其他 LGMD2 型相反，后者通常肩部外展力受累更早或者更重。LGMD2L 型的临床表现还具有性别差异性，通常女性患者症状轻于男性，进展缓慢，发病数十年后仍能独立行走。

MMD3 型早期同样可呈现出非特异性的肌痛、运动耐量下降等表现，经典临床表现为下肢远端无力，如腓肠肌无力及萎缩，随着疾病进展可延伸至骨盆带肌群受累，表现为下蹲后站立困难、爬楼梯费力等。

辅助检查特征：①肌电图示肌源性改变，在轻度病例中可能表现正常。②MRI 典型表现以大腿及小腿后群肌肉受累为主，而大腿前侧肌群、股薄肌、缝匠肌相对保留完好，通常呈不对称性；随着病情进展，肌肉受累范围可扩大，对于无症状或临床特征不典型的患者，可通过 MRI 来确定肌肉活检部位。③血清 CK 明显升高，高于正常值上限 2~3 倍，通常为 10~50 倍。④肌肉活检见散在的坏死纤维或非特异性肌病或肌营养不良；目前针对 Anoctamin 的特异性抗体暂未投入临床。

Anoctaminopathy 临床表现特异性低，进展缓慢，给诊断带来极大困难，尤其是无症状或症状轻微的患者，容易延迟诊断。Anoctaminopathy 需与以下疾病相鉴别。①多发性肌炎：Anoctaminopathy 患者血清 CK 显著升高，伴有明显肌痛，需与多发性肌炎相鉴别；后者通常为亚急性起病，表现为四肢近端对称性无力和肌痛，肌肉活检提示炎性细胞浸润大量肌纤维，肌炎抗体可呈阳性。②远端肌病：是一组遗传性肌肉疾病，可表现为手部或下肢远端某一肌群的功能障碍。例如，以小腿后群肌无力伴 CK 显著增高为特征的，可能考虑为远端型肌营养不良；而以成人晚期起病，累及小腿胫骨前群肌，则可能考虑为胫骨肌营养不良。最终诊断需通过肌肉活检或分子及基因学检测予以明确。

该类疾病目前暂无明确的治疗方法，延长寿命及提高生活质量的管理包括避免过度肥胖、物理治疗及防治关节挛缩等，需避免大量的肌肉力量训练。

本例患者以"四肢非对称性近端乏力，肌肉疼痛"为核心临床表现，慢性病程、缓慢进展，多次检查见 CK 中度至显著升高，结合患者父母为近亲结婚，完善基因检测显示 *ANO5* 基因 c.220（exon 5）C＞T 纯合变异，最终确诊为 LGMD 2L 型。该病例提示，对于初诊表现为非典型肌肉疾病临床特征且查体体征不显著的患者，仍需进一步完善 CK、肌电图等一般常规检查，以防漏诊。

（徐严明）

参 考 文 献

Blackburn PR，Selcen D，Jackson JL，et al，2017. Early-onset limb-girdle muscular dystrophy-2L in a female athlete. Muscle Nerve，55（5）：E19-E21.

Bolduc V，Marlow G，Boycott KM，et al，2010. Recessive mutations in the putative calcium-activated chloride channel Anoctamin 5 cause proximal LGMD2L and distal MMD3 muscular dystrophies. Am J Hum Genet，86（2）：213-221.

Hicks D，Sarkozy A，Muelas N，et al，2011. A founder mutation in Anoctamin 5 is amajor cause of limb-girdle muscular dystrophy. Brain，134（Pt1）：171-182.

Hu BL，Xiong L，Zhou YB，et al，2018. First familial limb-girdle muscular dystrophy 2L in China：Clinical，imaging，pathological，and genetic features. Medicine（Baltimore），97（38）：e12506.

Jarry J，Rioux MF，Bolduc V，et al，2007. A novel autosomal recessive limb-girdle muscular dystrophy with quadriceps atrophy maps to 11p13-p12. Brain，130（Pt2）：368-380.

Liewluck T，Winder TL，Dimberg EL，et al，2013. ANO5-muscular dystrophy：clinical，pathological and molecular findings. Eur J Neurol，20（10）：1383-1389.

Penttilä S，Palmio J，Suominen T，et al，2012. Eight new mutations and the expanding phenotype variability in muscular dystrophy caused by ANO5. Neurology，78（12）：897-903.

Sarkozy A，Deschauer M，Carlier RY，et al，2012. Muscle MRI findings in limb girdle muscular dystrophy type 2L. Neuromuscul Disord，22（suppl 2）：S122-S129.

Savarese M，Di Fruscio G，Tasca G，et al，2015. Next generation sequencing on patients with LGMD and nonspecific myopathies：Findings associated with ANO5 mutations. Neuromuscul Disord，25（7）：533-541.

Schessl J，Kress W，Schoser B，2012. Novel ANO5 mutations causing hyper-CK-emia，limb girdle muscular weakness and Miyoshi type of muscular dystrophy. Muscle Nerve，45（5）：740-742.

左手活动笨拙、无力 6 个月

患者，男，43 岁，因"左手活动笨拙、无力 6 个月"由门诊收入神经内科。

【现病史】

入院前 6 个月无明显诱因出现左手活动笨拙，左手拇指背屈无力较重，伴骨间肌、大小鱼际肌萎缩，自觉近 1 个月略有左侧背部疼痛，无明显肢体感觉障碍，无吞咽困难、呼吸无力，病程中不伴有头晕、恶心、呕吐，无头痛，无视物旋转及视物双影，无言语不清，无意识障碍及尿便失禁，不伴有耳鸣及听力减退，未用药物。

【既往史】

否认高血压及冠心病病史。否认药物、食物过敏史。否认手术史。否认家族遗传病史。否认吸烟、饮酒史。

【体格检查】

生命体征：体温 36.5℃，心率 82 次/分，呼吸 18 次/分，血压 118/86mmHg。一般情况：头、眼、耳、鼻、喉未见异常。双肺呼吸音清，心律齐，未闻及杂音，腹部平软，未触及包块。

【神经系统专科检查】

（1）精神智能状态：神志清楚，言语流利。时间、地点、人物和环境定向力完整。
（2）脑神经
第 I 对：未测。
第 II 对：双眼视力、视野粗测正常，眼底视盘边界清楚。
第 III、IV、VI 对：上眼睑无下垂，眼球无外凸及内陷。双侧瞳孔等大同圆，直径 3mm，直接、间接对光反射灵敏，眼动充分，未引出眼震。
第 V 对：轻触觉和针刺觉正常，咀嚼肌有力。
第 VII 对：双侧额纹对称，鼻唇沟对称。
第 VIII 对：Weber 试验居中，Rinne 试验显示双耳气导大于骨导。

第Ⅸ、Ⅹ对：软腭抬举对称，咽反射对称存在。

第Ⅺ对：转颈、耸肩对称有力。

第Ⅻ对：伸舌居中，无舌肌萎缩和纤颤。

（3）运动系统：左手各指伸肌无力，左手骨间肌、大小鱼际肌萎缩，拇指外展差，肌力约 4 级，其余肢体肌力 5 级（图 42-1）。

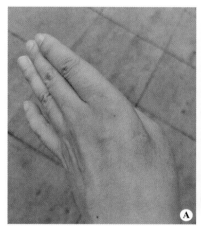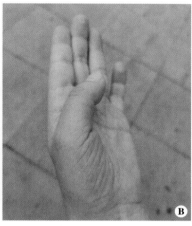

图 42-1　左手骨间肌、大小鱼际肌萎缩，拇指外展差

（4）反射：左侧肢体腱反射亢进，左下肢巴宾斯基征（＋），查多克征（＋）。

（5）感觉系统：深浅感觉对称存在，复合感觉正常。

（6）脑膜刺激征：颈强直（－），克尼格征（－）。

【辅助检查】

（1）血常规、尿常规正常，生化指标正常，抗核抗体谱，抗中性粒细胞胞质抗体，风湿、类风湿系列指标，抗磷脂抗体谱，叶酸，维生素 B_{12} 正常。甲状腺功能正常。术前八项正常。肿瘤指标正常。

（2）脑脊液无色透明，压力 980Pa，细胞数 $1×10^6/L$，生化、免疫球蛋白正常，单纯疱疹病毒Ⅰ型、单纯疱疹病毒Ⅱ型及特殊细菌涂片未见异常。

（3）头颅 CT：未见异常。

（4）头颅 MRI：未见异常。

（5）颈椎 MRI：$C_{6,7}$ 椎间盘突出（中央型），$C_{5,6}$ 椎体骨质增生（图 42-2）。

（6）肌电图：左上肢、胸锁乳突肌神经源性损害，右小指展神经损伤肌电图。

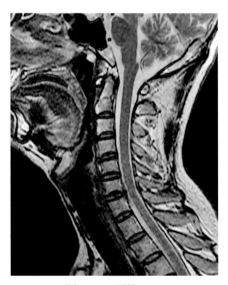

图 42-2　颈椎 MRI

【病情分析】

本例为中年男性，慢性病程，肢体无力进行性加重，伴左手小肌肉明显萎缩，查体可见上、下运动神经元损伤，头颅 MRI 及颈椎 MRI 未见明显异常，肌电图提示神经源性损害。

【诊断】

肌萎缩侧索硬化。

【讨论】

运动神经元病（motor neuron disease，MND）是一系列以上、下运动神经元损伤为突出表现的慢性进行性神经系统变性疾病。临床表现为不同组合的上、下运动神经元损伤，特征表现为肌无力和萎缩、延髓麻痹及锥体束征。通常感觉系统和括约肌功能不累及。单独损害延髓运动神经核而表现为咽喉肌和舌肌无力、萎缩，为进行性延髓麻痹（progressive bulbar palsy，PBP）；仅累及锥体束而表现为肌无力和锥体束征即为原发性侧索硬化（primary lateral sclerosis，PLS）；损伤仅限于下运动神经元，出现肌无力和肌萎缩而无锥体束征，为进行性肌萎缩（progressive muscular atrophy，PMA）；上、下运动神经元均损伤，表现为肌无力、肌萎缩和锥体束征，为肌萎缩侧索硬化（amyotrophic lateral sclerosis，ALS）。MND 中以 ALS 最为常见，发病率最高。患者多中年起病，病程为 2～6 年，少数患者病程较长。男女发病比例为（1.2～2.5）∶1，年发病率为（0.13～1.40）/10 万。

MND 的病因及发病机制尚不清楚。目前 MND 的发病机制假说主要有遗传机制、氧化应激、兴奋性毒性、自身免疫机制、病毒感染和环境因素。已经发现 15 个基因和作用位点与 MND 发病相关，主要有铜/锌超氧化物歧化酶 1（superoxide dismutase 1，SOD-1）、TAR DNA 结合蛋白（TDP-43）、肉瘤融合蛋白（FUS）等的基因。并且目前已知高龄、男性和 MND 家族史是 MND 发病的明确危险因素。流行病学数据表明，约 5% 的 MND 发病年龄在 30 岁以下，发病年龄多集中在 50～60 岁。

本部分只介绍 ALS 的临床表现。ALS 在临床上主要表现为上、下运动神经元同时损伤，发病初期症状较轻，不易发觉。常见首发症状是上肢局部肌肉无力和萎缩，最初表现为一侧或双侧手指活动笨拙、无力，随着病情进展出现手部肌肉萎缩，以大鱼际肌、小鱼际肌、骨间肌萎缩明显，严重时双手可呈"鹰爪样"，并逐渐出现上肢和肩胛带肌群萎缩。随着病程的延长，肌无力和萎缩扩展至躯干和颈部，最后累及面肌和咽喉肌，少部分 ALS 患者的肌无力和萎缩一开始出现在下肢或躯干肌。在数月或几年后，肌无力和萎缩的部位会出现肌束震颤。查体可见上肢受累部位肌肉萎缩，肌张力不高，但腱反射亢进、霍夫曼征阳性；双下肢出现痉挛性瘫痪、肌张力增高、腱反射亢进，巴宾斯基征阳性。延髓麻痹一般发生在疾病晚期，可以出现构音障碍、吞咽困难、舌肌萎缩等。如果同时累及双侧皮质延髓束，可出现假性延髓性麻痹。本病一般不出现感觉障碍及括约肌障碍，通常发病 3～5 年内累及呼吸肌出现呼吸肌麻痹和肺部感染而死亡，预后不良。

ALS 患者需要进行以下检查：①肌电图（EMG）检查，临床怀疑 ALS 时，需要进行

EMG 检查。EMG 能够提供下运动神经元损伤的证据，表现为典型的神经源性损害。ALS 患者存在延髓、颈、胸与腰椎所支配的肌肉 EMG 异常，表现为纤颤电位、正锐波，运动单位电位的时限增宽、波幅增高，为进行性失神经支配和慢性神经再生支配现象，或者两者同时存在。神经传导速度一般不受累及。②脑脊液检查，脑脊液压力通常正常或降低，脑脊液蛋白正常或轻度增高。③血液检查，多正常。④头颅 CT 和 MRI 检查，作用主要是排除其他结构性病变导致的上、下运动神经元神经系统疾病。

　　ALS 的早期临床表现呈多样性，并且缺乏特异的生物学确诊指标。相关临床表现，如中年以后起病，慢性进行性加重，同时存在上、下运动神经元受累的体征是诊断 ALS 的要点。神经电生理检查对于早期诊断具有关键性作用。影像学检查多无特征性表现。

　　ALS 临床上常与平山病、多灶性运动神经病等疾病相鉴别。①平山病：又称为青少年上肢远端肌萎缩，是一种良性自限性运动神经元疾病。本病起病隐匿，发病年龄一般低于 20 岁，男性多见，男女比例约 20：1。临床典型表现为双侧不对称的局限性上肢肌肉萎缩及无力，以手内在肌及前臂肌群萎缩为主。患者用力伸直手指时会出现不自主的手指震颤现象。多数患者在寒冷环境时无力症状加重，称为"寒冷麻痹"。患者通常无感觉障碍、锥体束征和括约肌功能障碍。颈椎屈曲位 CT、MRI 可见特征性的颈椎屈曲后硬膜囊后壁与椎管后壁分离现象。绝大多数病情在 5 年内自然终止，预后良好。②多灶性运动神经病（multifocal motor neuropathy，MMN）：是一种与自身免疫相关的多发性单神经病。临床特征为隐匿起病，早期多见上肢神经某一根或多根神经受累，出现以不对称性肢体远端为主的无力、萎缩，可伴痉挛或肌纤维颤动，病情进展可出现下肢神经受累，类似多发周围神经病。通常无感觉障碍。肌电图可见节段性多灶性运动神经传导阻滞，血抗神经节苷脂抗体阳性，免疫球蛋白治疗效果较好。此外，还需要与延髓/脊髓空洞、脊髓延髓性肌萎缩进行鉴别。

　　ALS 一般采取病因治疗、对症治疗和支持治疗。①延缓疾病进展的药物：主要是利鲁唑，临床试验已经证明利鲁唑可延长 ALS 患者的生存期，主要适用于延长 ALS 患者的生命或延长病情发展至需要机械通气支持的时间。利鲁唑作用机制尚不清楚，实验表明，其可以通过抑制脑内兴奋性递质谷氨酸和天冬氨酸释放、稳定电压依赖性钠离子通道的失活状态、干扰神经递质与兴奋性氨基酸受体结合后细胞内事件有关。维生素、辅酶 Q10、托莫三嗪、碳酸锂等药物尚未证实有效。②营养支持：如患者出现进食困难，应给予高蛋白、高热量食物，必要时给予流食或鼻饲饮食。③呼吸支持：病情晚期出现呼吸肌无力，应尽早使用双相气道正压通气。

　　本例患者存在肌萎缩和无力、腱反射亢进、病理征阳性等上下运动神经元同时损伤的临床表现，肌电图示周围神经损伤，血液检查和头颅 CT 排除导致其他疾病的可能。后期患者前往其他医院就诊，也被诊断为 ALS。

（刘庆安）

参 考 文 献

崔丽英, 2019. 临床神经电生理在肌萎缩侧索硬化中的应用. 中华神经科杂志, 52 (9): 765-769.

复旦大学附属华山医院骨科, 北京大学第三医院骨科,《中华骨科杂志》编辑部, 2019. 平山病临床诊疗规范国际指南. 中华骨科杂志, 39 (8): 452-457.

张冗, 柳青, 崔丽英, 2017. 肌萎缩侧索硬化遗传学进展及临床基因检测面临的问题. 中华神经科杂志, 50 (11): 871-876.

中华医学会神经病学分会, 中华医学会神经病学分会周围神经病协作组, 中华医学会神经病学分会肌电图与临床神经电生理学组, 等, 2019. 中国多灶性运动神经病诊治指南 2019. 中华神经科杂志, 52 (11): 889-892.

中华医学会神经病学分会肌电图与临床神经电生理学组, 中华医学会神经病学分会神经肌病学组, 2012. 中国肌萎缩侧索硬化诊断和治疗指南. 中华神经科杂志, 45 (7): 531-533.

颈部酸痛半个月，四肢无力 5 小时

患者，男，60 岁，因"颈部酸痛半个月，四肢无力 5 小时"由门诊收入院。

【现病史】

入院前半个月无明显诱因出现颈部酸痛，在当地医院行针灸、按摩治疗，症状未见好转。5 小时前无明显诱因出现四肢无力，上下肢不能抬举，右侧肢体尚能抬举，症状呈持续性。患者晨起时自行口服阿司匹林 100mg，"120"急救车上静脉滴注醒脑静。发病前无前驱感染症状，无咳嗽咳痰、低热、盗汗、乏力、消瘦等全身症状。

【既往史】

脑梗死病史 6 年，遗留言语笨拙，长期服用阿司匹林。否认高血压、糖尿病及冠心病病史，否认药物、食物过敏史。患者为养殖场主，饲养约 100 只羊，10 余头牛。长期吸烟史，每日 10 余支。否认家族遗传病史。

【体格检查】

生命体征：体温 37.1℃，心率 78 次/分，呼吸 18 次/分，血压 121/74mmHg。一般情况：无痛苦表情，头、眼、耳、鼻、喉未见异常，巩膜无黄染，结膜正常。胸部：听诊双肺呼吸音清，心率正常，节律齐，无心脏病理性杂音。腹软，无腹部压痛，无腹部膨隆，无脏器肿大。

【神经系统专科检查】

（1）精神智能状态：神志清楚，语声正常，言语欠流利（遗留）。时间、地点、人物和环境定向力完整。MMSE 评分 30 分。

（2）脑神经

第Ⅰ对：未测。

第Ⅱ对：双侧瞳孔等大同圆，对光反射灵敏，视野充分。眼底检查正常。

第Ⅲ、Ⅳ、Ⅵ对：眼外肌运动正常。

第Ⅴ对：轻触觉和针刺觉正常。咀嚼肌有力。

第Ⅶ对：面部对称。

第Ⅷ对：双耳听力粗测正常。

第Ⅸ、Ⅹ对：软腭抬举对称，反射正常。

第Ⅺ对：胸锁乳突肌和三角肌力量正常。

第Ⅻ对：伸舌居中，无舌肌萎缩和纤颤。

（3）运动系统：右侧肢体肌力3级，左侧上肢肌力0级，左侧下肢肌力1级，肌张力减低。

（4）感觉系统：腹股沟（T_{12}）水平至双下肢痛觉缺失。

（5）反射：四肢跟腱反射减弱。双下肢巴宾斯基征（＋）、查多克征（＋）。

（6）脑膜刺激征：颈强直（－），克尼格征（－）。

【辅助检查】

（1）血常规示白细胞$8.74×10^9$/L，嗜酸性粒细胞绝对值0，红细胞$3.62×10^{12}$/L。血生化示钾3.32mmol/L，总蛋白60.4g/L，白蛋白27.2g/L，血糖8.18mmol/L。术前八项正常。凝血功能正常，甲状腺功能正常。红细胞沉降率18mm/h（参考值范围0～15mm/h）。肿瘤指标：总前列腺特异性抗原5.14ng/ml。

（2）腰椎穿刺检查：拒绝。

（3）头颅CT：多发脑梗死。

（4）胸部CT：正常。

（5）颈椎MRI：C_5及C_6椎体及椎旁（前后方）、$C_{5,6}$椎间盘异常信号，考虑感染性病变可能，伴同水平椎管狭窄，以及C_3～C_7水平脊髓受压并渗出性改变，建议行MRI增强扫描。胸椎MRI T_{10}～T_{12}椎体水平黄韧带肥厚。腰椎MRI $L_{2,3}$、$L_{3,4}$、$L_{4,5}$椎间盘膨出；L_5～S_1椎间盘突出（中央型）；L_4椎体异常信号，炎性病变或占位不除外（图43-1）。

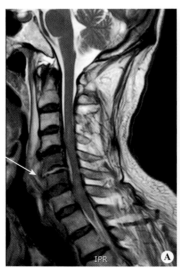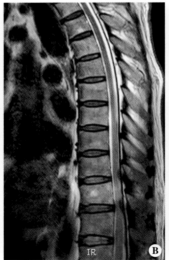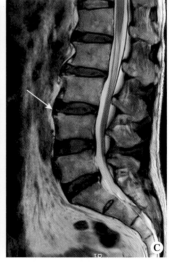

图43-1　颈椎、胸椎、腰椎MRI

A. 颈椎MRI示$C_{5,6}$椎体信号欠均匀，呈斑状长T_1短T_2信号；B. 胸椎MRI；C. 腰椎MRI示L_4椎体后缘短T_2长T_1低信号

（6）血培养：革兰氏阴性小杆菌（布鲁氏菌）。

（7）病理诊断：（颈椎）退变软骨及碎骨组织，周边纤维结缔组织增生，急慢性炎性细胞浸润，小血管增生，组织挤压。

【病情分析】

本例患者为中年男性，既往脑梗死病史，患者体格检查病变定位在 $C_{5,6}$ 椎间盘，颈胸腰椎 MRI 可见异常信号（性质待定）。入院后询问职业为养殖场主且与牲畜有密切接触史，于是进行血培养检查，结果回报：革兰氏阴性小杆菌（布鲁氏菌）。患者之后转入骨科进行手术治疗，并采血送入传染病专科医院，再次证实布鲁氏菌感染，结合颈椎术中病理，诊断为颈椎布鲁氏菌病，神经型布鲁氏菌病。在传染病医院给予抗感染及对症治疗，患者 3 个月后回访肢体力量明显恢复，在搀扶下可行走。

【诊断】

颈椎布鲁氏菌病，神经型布鲁氏菌病。

【讨论】

布鲁氏菌病（又称布鲁菌病，简称布病）是由布鲁氏菌感染导致的一种人畜共患疾病。患病的动物如羊、牛等疫畜为主要宿主，是布病的主要传染源。布鲁氏菌可以通过破损的皮肤黏膜、消化道和呼吸道等途径传播。布病是我国《传染病防治法》规定的乙类传染病。布鲁氏菌可侵犯人体各个系统，其中侵犯神经系统则称其为神经型布鲁氏菌病，发病率为 1.7%～10%，临床较为罕见。

布病临床症状：①发热，是布病的早期临床表现，典型表现为波状热，部分表现为低热和不规则热，并伴有寒战、头痛等症状，多发生在午后或夜间。布病患者在高热状态时神志清楚，痛苦较小，但体温下降时自觉症状加重，这种高热与病况相矛盾的现象为布病所特有。②多汗，急性期患者可伴有大量出汗。③肌肉和关节疼痛，全身肌肉疼痛和多发性、游走性大关节疼痛；脊柱（腰椎为主）骨关节受累，表现为疼痛、畸形和功能障碍。④乏力，几乎全部病例都有此表现。⑤少数病例可有头痛，心、肾及神经系统受累的表现。

临床体征：①肝、脾及淋巴结肿大；②男性可出现睾丸炎，女性可出现卵巢炎，慢性患者可出现骨关节损害。

临床分期：①潜伏期，一般为 1～3 周；②急性期，3 个月以内出现临床表现；③亚急性期，3～6 个月出现临床表现；④慢性期，病程超过 6 个月仍未痊愈。

神经型布病的临床表现多样且复杂。张哲林等统计了 557 例布病入院患者，发现神经系统损害在布病中的发病比例大约在 10%。布病的神经系统表现主要为脑血管炎性改变、中枢神经系统感染及炎症性脱髓鞘改变。临床可见脑膜炎、脑膜脑炎或脑脊髓膜炎、缺血性脑卒中、脑白质脱髓鞘、周围神经病和脊髓炎等。其中典型神经系统症状是头痛，伴或不伴脑膜刺激征，在疾病发生早期即可出现；其他少见神经系统损伤包括多发神经根神经炎、蛛网膜下腔出血、炎性动脉瘤等。布病侵袭脊柱通常发生在病变中后期，椎间盘破坏程度较轻，椎间隙多表现为轻度狭窄。

目前布病按照《中华人民共和国卫生行业标准-布鲁氏菌病诊断》，并结合流行病学史、临床表现和实验室检查进行诊断。

（1）疑似病例：符合下列标准者为疑似病例。

1）流行病学史：发病前，患者与家畜或畜产品、布鲁氏菌培养物等有密切接触史，或生活在布病流行区。

2）临床表现：发热，乏力，多汗，肌肉和关节疼痛，或伴有肝、脾、淋巴结和睾丸肿大等表现。

（2）临床诊断病例：疑似病例进行免疫学检查，平板凝集试验示虎红平板或平板凝集试验结果为阳性者。

（3）确诊病例：疑似病例或临床诊断病例出现免疫学检查试管凝集试验（SAT）、补体结合试验（CFT）、布病抗人球蛋白试验（Coombs 试验）三项中的一项及以上阳性和（或）分离到布鲁氏菌者。

（4）隐性感染病例：有流行病学史，符合确诊病例免疫学和病原学检查标准，但无临床表现。

在治疗方面，由于布鲁氏菌在宿主细胞内生存并繁殖，一般的抗菌药物很难将其杀死，所以布鲁氏菌很难被彻底根除。目前治疗原则为早期、联合、足量、足疗程用药，必要时延长疗程，以防止复发及慢性化。常用四环素类、利福霉素类药物，亦可使用喹诺酮类、磺胺类、氨基糖苷类及三代头孢类药物。

本病例最初考虑不明炎症导致脊髓炎和周围神经损伤可能，由于患者长期接触牲畜，考虑布病可能。值得注意的是，本例患者病程中不伴有发热、出汗症状，一般布病的临床表现并不明显，最终血液培养出布鲁氏菌明确诊断。最终经过手术和抗感染综合治疗，患者预后良好。通过本病例也提示，采集患者病史和接触史对临床检查和诊断的重要性。

（张卓伯　张钟绪）

参 考 文 献

陈建敏，2019. 神经型布氏杆菌病的研究进展. 内蒙古医学杂志，51（11）：1313-1315.

李婷，张哲林，2019. 中枢型神经型布氏杆菌病的研究进展. 内蒙古医科大学学报，41（S1）：284-287.

任彩云，张哲林，殷旭华，等，2017. 神经型布氏杆菌病周围神经损害的临床与电生理研究. 中国神经精神疾病杂志，43（5）：279-283.

张哲林，2015. 神经型布氏杆菌病的临床研究及危险因素分析. 天津：天津医科大学.

中华人民共和国卫生部，2012. 布鲁氏菌病诊疗指南（试行）. 传染病信息，25（6）：323-324，359.

钟思龙，2020. 不同脊椎感染性疾病的临床影像学分析. 影像研究与医学应用，4（19）：20-22.

Akdeniz H，Irmnk H，Anlar O，et al，1998. Central nervous system brucellosis：presentation，diagnosis and treatment. J Infection，36（3）：297-301.

发作性肢体抽搐、智力低下 22 年

患者，女，22 岁，因"发作性肢体抽搐、智力低下 22 年"就诊。

【现病史】

入院前 22 年（出生后约 3 个月）出现发热后四肢强直、抽搐，伴双眼向上凝视，伴大小便失禁，持续 2～3 分钟后自行缓解，之后上述症状每年发作 2～3 次，因多与发热相伴，外院诊断为"热性惊厥"。8 岁后，上述症状不与发热并发，发作频率从数年一次至每天数次不等，长期规律口服抗癫痫药物治疗，具体用药方案不详，但症状仍有反复。患者自幼智力、运动发育落后，表现为学习语言、坐立、行走等晚于正常同龄人 8～12 个月；学龄期时注意力、理解力、反应力、计算力、记忆力差，后因学习困难、成绩差，于小学一年级结束后辍学。入院前 12 年开始出现吐词欠清，轻微构音障碍，伴有平衡下降、行走欠稳、易跌倒。患者病程中无肢体无力、感觉异常、肌肉萎缩、关节畸形，无视力、听力下降等。

【既往史】

否认传染病史，否认高血压、心脏病、糖尿病等一般内科疾病史；否认外伤、输血、手术及过敏史。否认吸烟、饮酒史；否认农药、放射物、粉尘等接触史。患者父母健康，非近亲结婚，无患者相关临床表型；妹妹和弟弟具有类似的临床表现。妹妹表现为认知低下、反复的痫性发作；弟弟目前 8 岁，认知及运动发育基本正常，仅表现为反复的痫性发作。

【体格检查】

生命体征：体温 36.3℃，心率 82 次/分，血压 105/70mmHg，呼吸 18 次/分。一般情况：头、眼、耳、鼻、喉未见异常。双肺呼吸音清，心律齐，未闻及杂音，腹部平软，未触及包块。肠鸣音正常。

【神经系统专科检查】

（1）精神智能状态：神志清楚，轻微吟诗样语言，偶有吐词欠清。时间、地点、人物定向力正常。理解力、反应力、注意力、计算力、近记忆力下降，MMSE 评分 7 分。

（2）脑神经

第 I 对：未测。

第 II 对：双侧瞳孔等大同圆，对光反射灵敏。视野充分，远近视力粗测正常。眼底未查。

第 III、IV、VI 对：眼睑无下垂，眼外肌运动正常。

第 V 对：轻触觉和针刺觉正常。咀嚼肌有力。

第 VII 对：双侧鼻唇沟对称，鼓腮、吹气有力。

第 VIII 对：Weber 试验居中，Rinne 试验显示双耳气导大于骨导。

第 IX、X 对：软腭抬举对称，咽反射正常。

第 XI 对：胸锁乳突肌和三角肌力量正常。

第 XII 对：伸舌居中，无舌肌萎缩和纤颤。

（3）运动系统：四肢肌容积基本正常，四肢肌力 5 级，肌张力正常，无肌束震颤。双手可见姿势性、意向性震颤。

（4）反射：四肢腱反射亢进，双侧踝阵挛（＋）。双下肢病理征（＋）。

（5）脑膜刺激征：颈强直（－），克尼格征（－）。

（6）共济运动：双侧指鼻试验（＋），跟膝胫试验（＋），闭目难立征（±），串联步态（＋），后拉试验（＋）。

（7）感觉系统：四肢深浅感觉对称存在。

【辅助检查】

（1）血常规、肝功能、肾功能、血脂、空腹血糖、电解质、凝血功能、血氨、维生素 B_{12}、叶酸、空腹血乳酸、尿常规、便常规均未见明显异常。

（2）胸部 CT：未见异常。

（3）心脏彩超：未见明显异常。

（4）心电图：窦性心律，成人正常心电图。

（5）头颅 MRI：可见双侧大脑半球皮质下弥漫性条片状长 T_1 长 T_2 信号，双侧基底核区、小脑齿状核及小脑半球可见长 T_1 长 T_2 信号，在 FLAIR 像上呈高信号，大小脑半球脑沟增宽、加深，侧脑室扩大（图 44-1）。

（6）气相色谱-质谱法（GC-MS）尿有机酸分析（样本来自患者的患病弟弟）：2-羟基戊二酸水平明显升高，测定值 11.56（基准值 0.127）；血氨基酸、脂酰肉碱检测均未见明显异常。患者因其他因素未行该检查。

（7）基因检测：患者 14 号染色体上 *L2HGDH* 基因 c.584T＞C（p.Tyr195Cys）纯合变异（图 44-2）。家系验证显示先证者父母均为 c.584T＞C（p.Tyr195Cys）杂合变异携带者，患病弟弟的 *L2HGDH* 基因也存在 c.584T＞C（p.Tyr195Cys）纯合变异。该变异为错义突变，在 HGMD 及 ClinVar 致病变异数据库中已有报道，为很可能致病的变异，在正常人数据库（如 DYDF、千人基因组、ExAC、gnomAD 等）中均无携带，按照美国医学遗传学与基因组学学会变异分类指南应评为可能致病性变异（likely pathogenic）（PS1+PM2+PP4）。

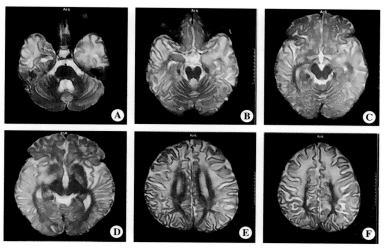

图 44-1　头颅 MRI T$_2$ 加权像

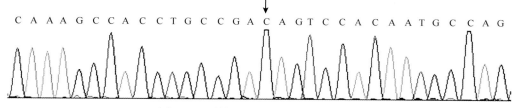

图 44-2　桑格（Sanger）测序结果

【病情分析】

本例患者为青年女性，自幼起反复癫痫发作，病初时癫痫发作与发热相伴，曾被诊断为"热性惊厥"。随着年龄的增长，癫痫独立于发热发生。患者自小即有运动及智力发育迟缓、落后，成年后智力低下，生活可基本自理，但无法从事工作，且随着病程进展逐渐出现共济失调的表现，如小脑性语言、步态欠稳、易跌倒等。入院后完善头颅 MRI 检查，结果提示颅内广泛的皮质下、基底核区、小脑齿状核弥漫性信号异常伴脑萎缩。结合患者家族史，妹妹和弟弟均有类似临床表现，以"发育迟缓、癫痫、共济失调"为核心临床特征并伴脑白质病变，考虑遗传代谢性疾病可能性大，遂安排患者进行尿有机酸检测及基因检测，结果提示 2-羟基戊二酸水平明显升高。

【诊断】

L-2-羟基戊二酸尿症。

【讨论】

L-2-羟基戊二酸尿症（L-2-hydroxyglutaric aciduria，L-2-HGA）是一种常染色体隐性遗传的罕见代谢性疾病，最早由 Duran 等于 1980 年报道。该病以血液、尿液及脑脊液中的 2-羟基戊二酸水平升高为特征。L-2-HGA 多始于儿童期，一般认为其临床表现具有一定的同质性，本例患者及其患病亲属表型也存在较高的同质性。Steenweg 等基于目前最大的队列——106 例 L-2-HGA 患者，分析其临床特征发现，几乎所有患者都表现出智力和运动发育延迟，约 2/3 的患者表现出癫痫和小脑功能障碍，在约 50%的患者中观察到大头畸形和锥体外系症状，包括震颤和肌张力障碍。但由于该病进展缓慢，轻度 L-2-HGA 患者可能直至青春期甚至成年后才被确诊，正如本例患者早期仅表现为与发热并发的痫性发作而被误诊为"热性惊厥"，忽视了潜在的病因。

L-2-HGA 的脑影像学检查也具有高度的特征性，包括脑白质、基底核（苍白球、尾状核、壳核）、齿状核散在或弥漫性的长 T_2 信号，皮质下脑白质异常可呈同心性减轻。随着疾病的进展，脑白质和基底核的异常变得更加弥漫，随后是脑白质萎缩。Barbot 等在 6 例患者的队列中发现临床表现的严重程度与头颅磁共振损害的范围之间有很强的相关性，但 Steenweg 等的研究中并未发现这种关联。本例患者具有典型的脑影像学改变，考虑到早期影像学病变主要累及脑白质，在非典型临床表现的患者中，需要与其他脑白质营养不良疾病相鉴别。同时需要注意的是，L-2-羟基戊二酸可能增加患肿瘤的风险，尤其是中枢神经系统肿瘤，如 Vilarinho 等报道了 21 例葡萄牙裔 L-2-HGA 患者中有 2 名儿童和 1 名成人患有脑星形细胞瘤，而 Steenweg 等在其纳入 56 例患者的队列研究中提到了 1 例大脑皮质肿瘤患者。因此，规律随访及头颅 MRI 等影像学的定期检查，可能对肿瘤的早期筛查有益。

在临床特征方面，部分患者在疾病早期需与热性惊厥相鉴别。本例患者病初时癫痫发作与发热相伴，在既往的报道中，不少病例也存在二者伴发而被误诊。故对临床上反复出现"热性惊厥"，特别是合并智力、运动发育迟缓和（或）共济失调表现的患儿，应高度警惕，尽早行头颅影像学及其他辅助检查，以避免漏诊 L-2-HGA 等潜在的遗传代谢性疾病。另外，在对不明原因发育迟缓患者进行临床评估时，均应考虑到遗传代谢性疾病的可能。

在头颅影像学方面，该病主要需与亚历山大病、海绵状白质脑病（Canavan 病）等其他脑白质营养不良疾病相鉴别。①亚历山大病：是一种进行性脑白质疾病，主要影响婴儿和儿童，患儿在出生后通常出现进行性精神、运动发育迟缓，额叶凸起、癫痫发作，还可伴锥体束征、共济失调等。其影像学表现具有以下特点：以额叶为主的广泛脑白质异常；脑室周围存在 T_1 加权高信号和 T_2 加权低信号；基底神经节和丘脑可能出现信号增强、组织水肿和（或）萎缩；脑干异常，特别是累及髓质和中脑。影像学的差异可作为鉴别诊断的依据，但最终确诊亚历山大病需结合分子遗传学检测，发现患者编码胶质原纤维酸性蛋白的 GFAP 基因的杂合致病变异。②海绵状白质脑病：该病由 ASPA 基因的致病性变异导致，分为新生儿/婴儿型和青少年型，前者主要表现为婴幼儿起病的巨头畸形，头部运动发育落后及严重的发育迟缓，而后者主要表现为轻微的发育迟缓。头部影像学表现为弥漫性和对称性的脑白质异常，小脑和脑干受累通常轻微。该病最终确诊依据尿液中 N-乙酰天冬氨酸升高和分子遗传学检测查见 *ASPA* 基因的致病性变异。

此外，Von Renesse 等最近报道了 1 例 24 岁男性患者，以"肌无力、肥厚型心肌病、乳酸酸中毒"为主要临床表现，但患者的 L-2-HGA 酶活性测定正常且未发现 *L2HGDH* 基因致病性变异，故推测其体液中 L-2-HGA 水平增高是继发于 α-酮戊二酸堆积，故对尿有机酸进行分析，提示 L-2-HGA 患者还需进一步完善 *L2HGDH* 基因检测，才能最终确诊是否为原发性 L-2-HGA。

目前该病尚无特异性治疗，既往有个案报道黄素腺嘌呤二核苷酸、左卡尼汀、维生素 B_2 等治疗可能有效，表现为临床症状减轻，尿 2-羟基戊二酸水平下降和影像学表现进展停滞，但同时在其他患者中未发现这类改变。治疗效果的异质性可能与基因突变后是否残留 L-2-HGDH 酶活性相关。本例患者目前正在接受维生素 B_2 和左卡尼汀治疗，治疗效果需进一步随访。

通过对本例患者进行分析，对早期表现出"热性惊厥"尤其是合并认知、运动发育迟缓、平衡障碍等临床表现的患儿，应高度警惕 L-2-HGA 的可能，仅通过临床表现很难直接确诊，应尽早完善头颅影像学、血尿代谢物等相关检查，最终通过基因检测明确诊断，以避免对这类先天性代谢性疾病的漏诊和误诊。

（徐严明）

参 考 文 献

金洪，任晓暾，王晓慧，等，2018. 儿童 L-2-羟基戊二酸尿症 4 例临床特征及基因诊断. 中华实用儿科临床杂志，33（16）：1258-1262.

Barbot C，Fineza I，Diogo L，et al，1997. L-2-Hydroxyglutaric aciduria：clinical，biochemical and magnetic resonance imaging in six Portuguese pediatric patient. Brain Dev，19（4）：268-273.

Duran M，Kamerling JP，Bakker HD，et al，1980. L-2-hydroxyglutaric aciduria：an inborn error of metabolism？ J Inherit Metab Dis，3（4）：109-112.

Gygax MJ，Roulet-Perez E，Meagher-Villemure K，et al，2009. Sudden unexpected death in an infant with L-2-hydroxyglutaric aciduria. Eur J Pediatr，168（8）：957-962.

Kranendijk M，Struys EA，Salomons GS，et al，2012. Progress in understanding 2-hydroxyglutaric acidurias. J Inherit Metab Dis，35（4）：571-587.

Samuraki M，Komai K，Hasegawa Y，et al，2008. A successfully treated adult patient with L-2-hydroxyglutaric aciduria. Neurology，70（13）：1051-1052.

Steenweg ME，Jakobs C，Errami A，et al，2010. An overview of L-2-hydroxyglutarate dehydrogenase gene（L2HGDH）variants：a genotype-phenotype study. Hum Mutat，31（4）：380-390.

Steenweg ME，Salomons GS，Yapici Z，et al，2009. L-2-Hydroxyglutaric aciduria：pattern of MR imaging abnormalities in 56 patients. Radiology，251（3）：856-865.

Vilarinho L，Cardoso ML，Gaspar P，et al，2005. Novel L2HGDH mutations in 21 patients with L-2-hydroxyglutaric aciduria of Portuguese origin. Hum Mutat，26（4）：395-396.

肢体无力 12 年

患者，男，19 岁，学生，因"肢体无力 12 年"就诊。

【现病史】

自 12 年前（7 岁）起病，主要表现为肢体无力，以近端为主，能独立行走，爬楼梯、举重物费力，跑跳、蹲下起立困难，体育运动能力较同龄人差，伴全身肌肉消瘦、脊柱侧弯、右足内翻畸形。病情缓慢进展，日常生活不受影响，无肌肉疼痛、痉挛、强直，无肢体麻木、眼睑下垂、饮水呛咳、呼吸困难，症状无晨轻暮重表现。

【既往史】

患者为足月顺产，1 岁多学会走路，无明显运动发育迟缓，无智力障碍，无长期服药史及毒物接触史。患者父母为非近亲结婚。家族中多人有肢体无力症状，详细询问家系人员情况后绘制家系图谱（图 45-1）。

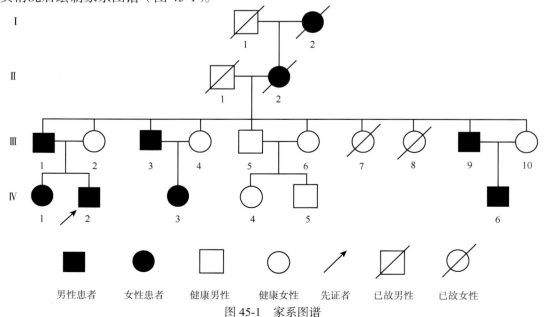

图 45-1　家系图谱

【体格检查】

一般情况：头、眼、耳、鼻、喉未见异常。双肺呼吸音清，心律齐，未闻及杂音。腹部平软，未触及包块。肠鸣音正常。双下肢无水肿。脊柱侧弯，右侧马蹄内翻足。

【神经系统专科检查】

（1）精神智能状态：神志清楚，言语清晰，高级智能活动正常。

（2）脑神经

第 Ⅰ 对：未测。

第 Ⅱ 对：双眼视力、视野粗测正常，眼底视盘边界清楚。

第 Ⅲ、Ⅳ、Ⅵ 对：上眼睑无下垂，眼球无外凸及内陷。双侧瞳孔等大同圆，直径 3mm，直接、间接对光反射灵敏，眼动充分，未引出眼震。

第 Ⅴ 对：轻触觉和针刺觉正常。咀嚼肌有力。

第 Ⅶ 对：鼻唇沟对称，皱眉、蹙额、鼓腮、示齿完成可，闭眼有力。

第 Ⅷ 对：Weber 试验居中，Rinne 试验显示双耳气导大于骨导。

第 Ⅸ、Ⅹ 对：软腭抬起对称，咽反射正常。

第 Ⅺ 对：胸锁乳突肌和三角肌力量基本正常。

第 Ⅻ 对：伸舌居中，无舌肌萎缩和纤颤。

（3）运动系统：四肢肌肉萎缩，四肢肌力 4 级，近端无力明显，肌张力减低。

（4）反射：四肢跟腱反射减弱，双下肢巴宾斯基征（−）、查多克征（−）。

（5）感觉系统：双侧感觉对称。

（6）脑膜刺激征：颈强直（−），克尼格征（−）。

【辅助检查】

（1）血常规、心电图、感觉和运动神经传导、针极肌电图均未见明显异常。

（2）肌酶检查：肌酸激酶、天冬氨酸转氨酶、乳酸脱氢酶未见异常。

（3）肌肉活检：肌纤维直径大小不一，偶见再生肌纤维，未见坏死肌纤维，肌束内纤维组织轻度或中度增生。HE 染色：大多数 Ⅰ 型肌纤维中央有圆形浅红色染色区。四氮唑蓝还原酶、琥珀酸脱氢酶及细胞色素 C 氧化酶及单磷酸腺苷脱氨酶染色：大多数 Ⅰ 型肌纤维内可见单个圆形、不着色空白区的轴空形成，轴空多位于肌纤维中央，少数位于周边。腺苷三磷酸酶（ATPase）染色：多数为 Ⅰ 型肌纤维，散在 Ⅱ 型肌纤维。

（4）基因检测：在征取患者及其家属的知情同意后，抽取患者外周血行 *RYR1* 基因测序，结果发现患者在 *RYR1* 基因第 95 号外显子第 223 位存在碱基替换 C＞T，即存在错义突变（c.13910 C＞T），引起密码子改变，导致编码氨基酸改变，苏氨酸变为异亮氨酸（p.T4637I）。经家系内验证，该家系中其他 3 例患者（Ⅲ1、Ⅲ9、Ⅳ3）亦存在同样的错义突变，而在该家系 2 例正常对照（Ⅲ2、Ⅲ4）中未发现此错义突变。因此，在该家系内，此变异位点符合家系内共分离。按照美国医学遗传学与基因组学学会基因变异分类指南，该变异位点 *RYR1* c.13910（exon95）C＞T（p.T4637I）（chr19：39062822）评为可能致病性变异（PS1+PM1+PM2+PP3）（图 45-2）。

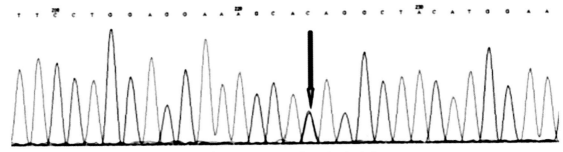

图 45-2 *RYR1* 基因第 95 号外显子已知突变 T4637I

【病情分析】

本例患者为青年男性，儿童期起病，主要表现为肢体无力，近端为主，伴有肌肉萎缩、脊柱侧弯、马蹄内翻足，病情缓慢进展，无感觉障碍及病理征，有明确的家族遗传史，考虑进行性肌营养不良可能性大。进一步完善肌酶、肌电图、肌肉活检、基因检测等相关检查，有助于明确诊断。

【诊断】

中央轴空病。

【讨论】

中央轴空病（central core disease，CCD）是较早被认识的一种罕见的先天性肌病。1956年由 Shy 和 Magee 通过肌肉活检首次报道，1958 年由 Greenfield 正式命名。CCD 发病率低，目前国内尚无相关的流行病学报道。

典型 CCD 肌肉病理特征为肌纤维大小不均，无肌纤维坏死及增生，无炎性细胞浸润，轻至中度肌内膜纤维化，可伴脂肪组织及结缔组织增生。四氮唑蓝还原酶、琥珀酸脱氢酶及细胞色素 C 氧化酶染色提示肌纤维中央出现单个边界清晰的圆形或卵圆形空染区。轴空在纵轴切面上贯穿于肌纤维的全长。ATPase 染色提示Ⅰ型肌纤维绝对优势，且轴空结构多见于Ⅰ型肌纤维。电镜下见线粒体的缺失、Z 线波浪式结构混乱、灶性肌小节断裂。中央轴空结构数量差异很大，占肌纤维总数的 3%～99%，研究显示，轴空结构的数量与病情的严重程度无明显相关性。

CCD 多为常染色体显性遗传，少数为常染色体隐性遗传或散发，主要致病基因是 *RYR1*，*RYR1* 基因是人类最大的基因之一，定位于染色体 19q13.1。RYR1 蛋白是一种四聚体钙离子通道蛋白，主要分布于骨骼肌中。该蛋白位于肌质网的终池膜上，在肌肉兴奋-收缩偶联时调节肌质网钙离子释放。至今已经发现了 100 多种 *RYR1* 基因突变，大部分为错义突变。研究显示，*RYR1* 基因突变集中在 3 个热点区域，即 N 端热点区域 1、中央端热点区域 2 和 C 端热点区域 3。C 端热点区域 3 突变可出现 CCD 的典型临床症状。N 端热点区域 1 突变除了导致 CCD，还可能与恶性高热（malignant hyperthermia，MH）相关。MH 与 CCD 为等位基因疾病，是一种药源性疾病，手术麻醉使用吸入麻醉药或去极化肌肉松弛药可诱导易感个体出现急性高代谢症候群，包括高热、肌强直、心动过速、心律失常、酸中毒和横纹肌溶解等。CCD 合并 MH 的发生率很高，28%～65% 的 CCD 患者可能为 MH 易患人群，所以 CCD 患者行矫正手术时需考虑到 MH 的风险，避免应用可能诱发 MH 的麻醉药。同样，对于手术时发生 MH 的患者，应警惕 CCD，结合临床，必要时行肌肉病理和基因检测。

CCD 临床上主要于婴儿期或儿童期发病，以四肢近端肌无力及肌张力低下为主要表现，呈良性或缓慢进行性加重，临床表现变异很大，与其他类型先天性肌病较难鉴别。根据病情的严重程度可将 CCD 分为经典型、轻微型、严重型。①经典型表现为肌张力低，四肢近端肌、面肌、颈屈肌及臀大肌无力，可伴有髋关节脱位、脊柱侧弯、足部畸形（马蹄内翻足和扁平足）等骨关节异常，肌肉轻度萎缩，跟腱反射减弱，而呼吸功能不全少见，眼外肌不常受累，在肌肉病理检查时，可见明显中央轴空现象。②轻微型无明显临床症状，仅在肌肉病理检查时见 I 型肌纤维存在轴空现象。③严重型可以出现胎儿胎动弱，出生时表现为肌张力低下（即松软婴儿），出生后吮吸能力差，呼吸功能不全，甚至在胎儿期或婴儿期死亡。骨关节异常是 CCD 最常见的体征之一，但严重程度与肌无力程度无相关性，部分患者无肌无力，仅以畸形为唯一的临床体征，后经肌肉病理证实为 CCD，这在临床工作中增加了误诊及漏诊的可能性。

CCD 患者的血清肌酸激酶（CK）浓度一般正常或轻度升高，肌电图（EMG）检查通常为正常或肌源性损害，个别表现为神经源性损害或混合性损害。近年来影像学研究发现，肌肉 MRI 显示 CCD 具有选择性肌肉受累的特点，大腿肌群缝匠肌、大收肌、股内外侧肌、股中间肌选择性受累，股直肌、长收肌和股薄肌相对不受累；小腿肌群腓肠肌外侧头、比目鱼肌和腓骨肌群明显受累，而胫骨前群肌和腓肠肌内侧头相对完好。

CCD 临床需与以下疾病进行鉴别。①杆状体肌病、中央核肌病等其他先天性肌病：是一组单基因遗传性骨骼肌疾病，具有相似的临床表现，常规实验室检查缺乏特异性，肌肉活检病理提示存在特定的组织学改变，可以直接获得有价值的诊断依据，进一步行基因检测，明确致病基因，是先天性肌病诊断及分型的金标准。②肢带型肌营养不良（limb-girdle muscular dystrophy，LGMD）：是一组临床表现主要为肢带肌无力及萎缩，具有遗传异质性的肌肉疾病，多在儿童期起病，主要表现为四肢近端肌萎缩及无力，肌酸激酶显著升高，肌电图提示肌源性损害，肌肉病理检查提示肌营养不良样改变，肌纤维大小不一、坏死和再生，脂肪结缔组织增生，各亚型的基因检测存在致病性突变。该病最终诊断依赖于肌肉组织免疫组化染色、免疫印迹及基因检测等。③脊髓性肌萎缩（spinal muscular atrophy，SMA）：是一种遗传性神经肌肉病，为常染色体隐性遗传，以进行性、对称性肢体近端和躯干肌肉无力、萎缩及肌束震颤为主要表现，腱反射消失和病理征阴性。肌酸激酶正常，肌电图提示神经源性损害，基因检测见运动神经元存活基因 1（SMN1）外显子缺失，一般不难鉴别。④炎性肌病：包括多发性肌炎、皮肌炎、包涵体肌炎，各个年龄均可发病，通常起病较急，进展较快，发病之前多数运动发育正常，伴有肌痛。肌酸激酶显著升高，肌电图提示肌源性损害，通常合并大量自发电位等活跃期表现，肌肉病理可见肌纤维坏死与再生，炎性细胞浸润，肌纤维膜 MHC-1 表达增强，激素、免疫抑制治疗有效，从而不难鉴别。

CCD 目前尚无有效的治疗方法，主要为对症治疗，实施个体化治疗。康复治疗可改善肌力，防止肌腱挛缩。外科手术可矫正脊柱侧弯、先天性髋关节脱位及足部畸形等，并可预防由脊柱侧弯所导致的呼吸系统并发症，提高患者生活质量。

总之，CCD 多于婴儿期或儿童期发病，临床表现复杂多变、轻重不一，缺乏典型特征性的症状和体征，加上临床医师可能对本病的认知有限，很难与其他神经肌肉疾病区别。CK 及 EMG 检查有助于鉴别肌营养不良及神经源性损害，肌肉 MRI 显示 CCD 具有选择性肌肉受累，对 CCD 的诊断具有一定价值。肌肉病理组织学染色可见肌纤维中央轴空现象是诊断 CCD 的主要依据，致病基因 *RYR1* 存在突变热点区域。随着分子生物学进展，致病基因检测成为本病的重要诊断方法。虽然目前 CCD 各方面均取得了新的进展，但仍有许多问题需要解决，如 CCD 的发病机制、CCD 与 MH 的关系、基因型与表型的确切关系、轴空结构的具体形成机制及有效治疗方法等，有待于进一步研究。

本例结合患者典型临床症状、体征，以及肌肉病理、基因检测结果，明确诊断为 CCD。通过 10 年随访，该患者肢体无力症状无明显加重，基本日常生活不受影响。

（徐严明）

参 考 文 献

Greenfield JG，Cornman T，Shy GM，1958. The prognostic value of the muscle biopsy in the floppy infant. Brain，81（4）：461-484.

Lamont PJ，Dubowitz V，Landon DN，et al，1998. Fifty year follow-up of a patient with central core disease shows slow but definite progression. Neuromuscul Disord，8（6）：385-391.

Magee KR，Shy GM，1956. A new congenital non-progressive myopathy. Brain，79（4）：610-621.

Middleton LT，Moser H，1998. Minicore disease and central core disease//Emery E，In Diagnostic Criteria for Neuromuscular Disorders. 2th ed. London：Royal Society of Medicine，73-74.

Quinlivan RM，Muller CR，Davis M，et al，2003. Central core disease：clinical，pathological，and genetic features. Arch Dis Child，88（12）：1051-1055.

Romero NB，Clarke NF，2013. Congenital myopathies. Handb Clin Neurol，113：1321-1336.

Shepherd S，Ellis F，Halsall J，et al，2004. RYR1 mutation in UK central core disease patient：more than just the C-terminal transmembrane region of the RYR1 gene. J Med Genet，41（3）：e33.

Wu SW，Ibarra MCA，Malicdan MCV，et al，2006. Central Core disease is due to RYR$_1$ mutations in more than 90% of patients. Brain，129（Pt 6）：1470-1480.

Zhou H，Jungbluth H，Sewry CA，et al，2007. Molecular mechanisms and phenotypic vailation in RYR1-related congenital myopathies. Brain，130（Pt 8）：2024-2036.

双下肢无力 10 余日，加重 4 日

患者，女，22 岁，因"双下肢无力 10 余日，加重 4 日"由急诊收入神经内科。

【现病史】

10 余日前吸入氧化亚氮（笑气）4～5 小时后，出现双下肢无力，行走费力，偶有头痛，双上肢活动无明显变化。4 日前，患者自觉双下肢不能活动，同时伴有尿失禁，伴有双下肢麻木、反应迟钝，无发热，无恶心、呕吐，无肢体抽搐，无视物旋转、视物双影，无幻觉，患者未进食，给同学拨打电话求救，同学送其来笔者医院急诊，行头颅 MRI 检查不配合，给予对症治疗。发病以来，患者进食差，尿失禁，未解大便。

【既往史】

患者两年前开始间断吸入氧化亚氮，平均 15 天吸 1 次（吸入量见表 46-1）。否认高血压、糖尿病、乙肝及肿瘤病史，否认手术、头部外伤史，否认输血史、药物过敏史及毒物接触史，否认家族遗传病史。

表 46-1　氧化亚氮吸入情况

时间	吸入频率	吸入量（L）
2016 年 6 月	每 3～4 天	1
2017 年 10 月	每 7 天	2～4
2018 年 10 月	每 7 天	2～4
发病前 10 天	每天	2～4

注：氧化亚氮密度 1.8g/L。

【体格检查】

生命体征：体温 36.5℃，心率 92 次/分，血压 112/74mmHg，呼吸 20 次/分。一般情况：头、眼、耳、鼻、喉未见异常。双肺呼吸音清，心律齐，未闻及杂音，腹部平软，未触及包块。肠鸣音正常。

【神经系统专科检查】

（1）精神智能状态：神志清楚，言语缓慢，反应迟钝，时间、地点、人物和环境定向力完整。语声低微嘶哑，MMSE 评分 12 分。

（2）脑神经

第Ⅰ对：未测。

第Ⅱ对：双眼视力、视野粗测正常，眼底视盘边界清楚。

第Ⅲ、Ⅳ、Ⅵ对：上眼睑无下垂，眼球无外凸及内陷。双侧瞳孔等大同圆，直径 3mm，直接、间接对光反射灵敏，眼动充分，未引出眼震。

第Ⅴ对：轻触觉和针刺觉正常，咀嚼肌有力。

第Ⅶ对：双侧额纹对称，鼻唇沟对称。

第Ⅷ对：左耳听力较右耳差。Weber 试验偏右，Rinne 试验显示双耳气导大于骨导。

第Ⅸ、Ⅹ对：软腭抬举对称，咽反射对称存在。

第Ⅺ对：转颈、耸肩对称有力。

第Ⅻ对：伸舌居中，无舌肌萎缩和纤颤。

（3）运动系统：正常肌容积，双上肢肌力 5-级，双下肢肌力 2-级，四肢肌张力略高，未见肌肉萎缩。

（4）反射：四肢腱反射亢进。双下肢巴宾斯基征（-）、查多克征（-）。

（5）共济系统：双侧指鼻试验稳准，双侧跟膝胫试验不配合，闭目难立征检查不能配合。

（6）感觉系统：双下肢位置觉减退，双侧音叉振动觉减退。

（7）脑膜刺激征：颈强直（-），克尼格征（-）。

【辅助检查】

（1）血常规示红细胞 3.44×10^{12}/L（参考值范围 3.8×10^{12}/L～5.1×10^{12}/L，血红蛋白 108g/L。抗中性粒细胞胞质抗体（ANCA）、毒物筛查、肿瘤指标、甲状腺功能、尿常规、IgG4、生化指标、凝血功能、糖化血红蛋白大致正常。

（2）脑电图：轻度异常。

（3）心电图：QT 间期延长。

（4）肌电图：双上下肢呈周围神经源性损害的表现（下肢重）。

（5）头颅 MRI：未见异常。

（6）颈椎+胸椎 MRI：C_1～T_{11} 可见长 T_1 长 T_2 信号影，横断面上主要位于脊髓侧索，增强扫描可见可疑的轻度强化，考虑亚急性联合变性可能性大（图 46-1）。

【诊断】

氧化亚氮中毒，急性认知功能下降。

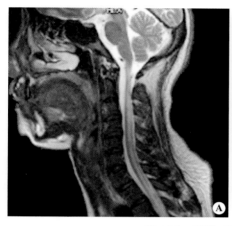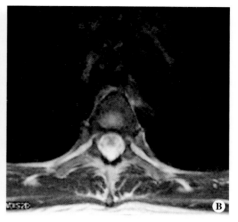

图 46-1　颈椎+胸椎 MRI T_2 加权像

【讨论】

氧化亚氮（nitrous oxide，N_2O）是一种氧化剂，无色，有甜味，在室温下稳定，有轻微麻醉作用，并能致人发笑，使人感到轻松、快乐，甚至产生幻觉，故又称为笑气。氧化亚氮的麻醉作用于 1799 年由英国化学家汉弗莱·戴维发现，最早被应用于口腔科手术，因全身麻醉效果差，常与氟烷、甲氧氟烷、乙醚或静脉麻醉药合用。氧化亚氮吸入人体内只需要 30～40 秒即可产生镇痛作用，镇痛作用强而麻醉作用弱，受术者处于清醒状态（而不是麻醉状态），避免了全身麻醉并发症，手术后恢复快。氧化亚氮也可以作为苯二氮䓬类药物的替代品，用于治疗抑郁症及降低可卡因或其他成瘾物质使用者的欲望和戒断症状。

据文献报道大量吸入氧化亚氮会引起低血压、肺损伤，甚至因缺氧而窒息。氧化亚氮不刺激呼吸道，不与血红蛋白结合，以物理形态溶解于血液中。定期吸入氧化亚氮可导致缺氧，继而引起高血压、晕厥，甚至突发心脏病，长期接触氧化亚氮还可以引起贫血和神经系统损伤。有文献曾报道多例氧化亚氮导致脊髓疾病的病例，认为吸入氧化亚氮与维生素 B_{12} 缺乏性脊髓病相关，类似于脊髓亚急性联合变性的典型临床特点。

氧化亚氮可通过抑制蛋氨酸合成酶而干扰维生素 B_{12} 代谢，通过不可逆氧化维生素 B_{12} 的钴中心，成为其他钴胺素类似物，并优先被排出体外，引起维生素 B_{12} 失活且缺乏，快速抑制蛋氨酸合成酶活性，使甲基丙二酰辅酶 A 变位酶（MCM）活性减小，最终导致巨幼红细胞增多、贫血和髓鞘脱失。氧化亚氮还可以改变 N-甲基-D-天冬氨酸受体（NMDAR）、γ 氨基丁酸 A 型受体（GABAAR）、阿片类受体和 5-羟色胺受体（5-HTR）功能，引起一些神经紊乱和精神并发症。滥用氧化亚氮还会导致认知功能障碍，包括短期记忆障碍、学习障碍和精神活动抑制。

氧化亚氮可选择性抑制脊髓传导，中枢神经抑制作用不完全，临床通常表现为脊髓亚急性联合变性，最主要累及部位为颈髓、上段胸髓，脊髓损害多呈弥漫性而非局限性，体征通常对称并主要累及后索和侧索。典型临床表现为手足感觉异常、早期振动觉和位置觉丧失、进行性痉挛性和共济失调性截瘫。

滥用氧化亚氮还可引起周围神经进行性脱髓鞘和轴突损伤，常以亚急性起病，引起轴突远端变性，表现为以远端为主的感觉缺失、无力、腱反射消失。如继续接触氧化亚氮，症状可向近端发展，有时停止接触后亦可继续发展。此外，滥用氧化亚氮还可导致精神异常，如易激惹、抑郁、幻觉、精神错乱、类偏执狂倾向。

滥用氧化亚氮所致症状多种多样，最常见的是脊髓病，认知功能障碍较少见。通过对PubMed、EMBASE 和 Web of Science 进行检索，我们发现了一例手术后出现慢性和持续性认知功能缺陷，以及一例手术中氧化亚氮麻醉后出现严重痴呆。本例患者首先表现为急性认知功能障碍，然后是脊髓病。根据病史、阳性体征、异常肌电图和脊柱 MRI 病变，及时补充维生素 B_{12} 后患者认知功能完全恢复，根据患者既往史、病史及治疗效果，我们认为该患者符合氧化亚氮中毒的诊断。据我们所知这可能是第一例以急性认知功能障碍为首发症状的氧化亚氮中毒个案，也表明滥用氧化亚氮会导致认知功能急剧下降，而这种认知功能下降经治疗后较易恢复。在临床中，如果患者最初表现为急性认知功能下降，又有氧化亚氮吸入病史，应考虑氧化亚氮中毒诊断。

氧化亚氮中毒需与其他可引起亚急性联合变性的常见病因相鉴别，如胃大部切除术、营养不良、恶性贫血、酗酒等，少见的如汞中毒、铜吸收障碍，可通过仔细询问既往病史、个人史等进行鉴别；影像学上主要需与多发性硬化等脱髓鞘疾病相鉴别，也需与非恶性贫血型联合系统变性疾病相鉴别，后者是一种内生性脊髓病变，主要累及脊髓后索及侧索，皮质脊髓束的损害出现早且明显，进展缓慢。

长期吸入氧化亚氮可引起血清维生素 B_{12} 水平降低，部分血清同型半胱氨酸和甲基丙二酸水平升高，Schilling 试验阳性可明确诊断。若表现为脊髓亚急性联合变性，脊髓 MRI 呈髓内高信号（含水量增加），血-脊髓屏障受损可能出现脊髓肿胀和 MRI 增强扫描显示病灶强化。病变集中在颈髓和胸髓后索呈不规则的白质脱髓鞘，可能向前外侧及上下扩展。

在治疗上，首先应停止吸入氧化亚氮，再补充高剂量维生素 B_{12}[先静脉注射或肌内注射（500～1000μg/d），4 周后改为口服]。应用其他补充药物包括蛋氨酸，试图加速修复变性髓鞘。大多数症状可在最初 6 个月改善。

（徐严明）

参 考 文 献

王晓青，马跃文，2019. 一氧化二氮中毒致神经疾病的诊治现状. 中华全科医师杂志，18（12）：1183-1185.

周蓉，卢宏，2018. 一氧化二氮中毒致神经系统损伤的研究进展. 中华神经科杂志，51（9）：763-767.

Garakani A，Jaffe RJ，Savla D，et al，2016. Neurologic，psychiatric，and other medical manifestations of nitrous oxide abuse：A systematic review of the case literature. Am J Addict，25（5）：358-369.

Lan SY，Kuo CY，Chou CC，et al，2019 Recreational nitrous oxide abuse related subacute combined degeneration of the spinal cord in adolescents - A case series and literature review. Brain Dev，41（5）：428-435.

进行性双下肢麻木、无力 6 个月

患者，男，35 岁，因"进行性双下肢麻木、无力 6 个月"由门诊收入神经内科。

【现病史】

入院前 6 个月无明显诱因出现右足底及足趾麻木，2 周后出现左足底及足趾麻木，逐渐从远端向近端发展。3 个月前麻木发展至双侧大腿下 1/3 处，走路有踩棉花感，同时出现右足走路下垂。2 个月前出现左足走路下垂，走路费力需持物或搀扶，同时出现双下肢肌肉松弛，略有肌肉萎缩。患者自发病以来双足末端颜色变深，偶有双足趾自发性疼痛，持续数分钟后症状可缓解。近 2 周双足出现水肿，在当地医院就诊，进行血液相关检查、肌电图、双下肢动静脉彩超、肝胆脾彩超等检查，考虑为"周围神经病、POEMS 综合征可能"，给予营养神经治疗及对症治疗，症状未见明显好转。当地医院建议患者行骨髓穿刺检查以明确诊断，患者拒绝，为求进一步诊治来笔者医院专家门诊咨询。

【既往史】

否认高血压、糖尿病及冠心病病史。否认手术史。职业为建筑工人。吸烟史 15 年，平均每日 20 支；饮酒史 15 年，每日约饮 150ml 白酒。否认家族遗传病史。

【体格检查】

一般情况：头、眼、耳、鼻、喉未见异常。双肺呼吸音略粗，右肺可闻及啰音。心脏听诊心律齐，未闻及杂音。肝脏下缘可触及，约肋下两横指。四肢末端皮肤颜色深，双下肢明显。双下肢可见凹陷性水肿。

【神经系统专科检查】

（1）精神智能状态：神志清楚，言语流利。时间、地点、人物和环境定向力完整。
（2）脑神经
第 I 对：未测。
第 II 对：双眼视力、视野粗测正常，眼底视盘边界清楚。
第 III、IV、VI 对：上眼睑无下垂，眼球无外凸及内陷。双侧瞳孔等大同圆，直径 3mm，直接、间接对光反射灵敏，眼动充分，未引出眼震。

第Ⅴ对：轻触觉和针刺觉正常。咀嚼肌有力。

第Ⅶ对：双侧额纹对称，鼻唇沟对称。

第Ⅷ对：双耳听力粗测正常。

第Ⅸ、Ⅹ对：软腭抬举对称，咽反射对称存在。

第Ⅺ对：转颈、耸肩对称有力。

第Ⅻ对：伸舌居中，无舌肌萎缩和纤颤。

（3）运动系统：双上肢肌力5级，肌张力正常，双下肢近端肌力5−级，双足背屈4级，趾屈4级，双下肢腓肠肌、胫前肌萎缩，无压痛，垂足。

（4）反射：四肢腱反射减弱，双下肢明显，双下肢巴宾斯基征（−）、查多克征（−）。

（5）感觉系统：双侧髌骨上10cm以下痛温觉减退，双下肢深感觉减退。

（6）共济运动：双下肢跟膝胫试验（＋），闭目难立征（＋）。

【辅助检查】

（1）血常规、尿常规正常，血生化正常。抗核抗体谱，ANCA，风湿、类风湿系列指标，抗磷脂抗体谱正常。垂体功能六项正常。TSH 7.11μIU/ml，血清蛋白电泳可见M蛋白（图47-1，表47-1）。

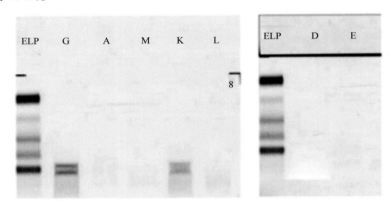

图 47-1　血清免疫固定电泳图形

ELP上有一条M蛋白带，与抗IgG和抗KAP形成特异性反应沉淀带

ELP. 电泳；G. 免疫球蛋白G；A. 免疫球蛋白A；M. 免疫球蛋白M；K. 免疫球蛋白K；L. 免疫球蛋白L；D. 免疫球蛋白D；

E. 免疫球蛋白E

表 47-1　血清蛋白电泳出现 M 蛋白

项目	检验值（%）	参考值（%）
α_1-球蛋白	3.2	1.4～2.9
α_2-球蛋白	12.2	7～11
β球蛋白	10.2	8～13
γ球蛋白	29.2	9～16
M蛋白	19.2	—

注："—"无参考值。

（2）肌电图+神经传导速度测定：四肢运动、感觉神经传导速度减慢，双下肢明显。四肢周围神经源性损伤。

（3）肝胆脾胰彩超：脂肪肝，肝大及脾大。

（4）腰椎 MRI：$L_{3,4}$、$L_{4,5}$ 椎间盘突出。

（5）下肢动静脉彩超：下肢动静脉血流通畅。

（6）骨髓检查：浆细胞轻度增生。

【病情分析】

本例患者为青年男性，既往有大量吸烟、饮酒史，此次以进行性下肢麻木起病，并伴有双下肢无力及颜色改变，就诊于当地医院，肌电图及神经传导速度测定提示双下肢周围神经损伤，肝胆脾彩超示肝大及脾大，甲状腺功能检查提示甲状腺功能减退（甲减），曾于当地医院就诊，考虑不排除 POEMS 综合征、腓骨肌萎缩症可能。笔者医院专家门诊建议患者行骨髓穿刺、血清蛋白电泳、基因检测。行相关检查后诊断为 POEMS 综合征。

【诊断】

POEMS 综合征。

【讨论】

POEMS 综合征又称为 Crow-Fukase 综合征，是以多发性周围神经病(polyneuropathy，P)、脏器肿大(organomegaly，O)、内分泌病(endocrinopathy，E)、单克隆性浆细胞疾病(monoclonal plasma cell disorder，M)、皮肤损害（ skin changes，S ）为主要特征的疾病。Bardwick 在 1980 年首次将主要症状的首字母组合，将其命名为 POEMS 综合征。该病几乎所有病例都合并浆细胞增生性疾病，最常见为骨硬化性骨髓瘤，其次为髓外浆细胞瘤，并且多合并内分泌功能紊乱、心力衰竭和恶病质，发病率约为 0.3/10 万，是一种罕见的副肿瘤疾病。

POEMS 综合征的病因及发病机制目前尚不清楚，主要致病因素：①单克隆性浆细胞异常增生，大多数 POEMS 综合征伴有浆细胞病，并且针对浆细胞的靶向治疗有一定效果，提示浆细胞病变可能是此病的致病因素之一；②血管内皮细胞生长因子（VEGF）的水平异常增高，且与疾病转归相关；③基因异常，患者常可出现免疫球蛋白 λ 轻链基因变异；④还可能与 EB 病毒、人类疱疹病毒Ⅷ型感染相关。

POEMS 综合征的发病年龄为 26～80 岁，男女比例为 2：1，隐匿起病、缓慢进展，其临床表现如下。①多发性周围神经病：患者具备多发性周围神经病是诊断 POEMS 综合征的首个条件。多发性周围神经病为隐匿起病的渐进性对称性运动感觉周围神经病，呈亚急性或慢性进展。患者多双足部起病，逐渐向上发展，出现麻木、刺痛和发凉感等感觉障碍，触觉、振动觉等深感觉也可受累，伴腱反射减弱或消失。随着病情进展出现无力症状，初期表现为行走及上楼费力，严重者出现行动困难并伴肌肉萎缩。②内脏肿大：常见肝大、脾大及周围淋巴结肿大。③内分泌异常：表现为甲状腺功能减退、性功能减退、高泌乳素血症、肾上腺皮质功能不全、糖耐量异常或糖尿病等。④单克隆 γ 球蛋白病：通常为 λ 型，超过 95% 的患者血液或尿液免疫固定电泳可见 M 蛋白，以 IgA 型最多，其次为 IgG 型。⑤皮肤改变：可见皮肤色素沉着、颜色变黑，变硬，体毛增多，伴雷诺现象等，皮肤改变是该综合征的特征性表现之一。⑥其他：部分患者可出现外周性水肿（双下肢凹陷性水肿多见）、浆膜腔积液（胸腔、腹腔及心包积液）、视盘水肿等症状。

POEMS 综合征主要需进行以下检查。①神经传导速度测定和肌电图。POEMS 综合征患者上下肢运动、感觉神经传导速度减慢，运动神经潜伏期延长，或伴有波幅下降。针电极可见周围神经损伤区域的肌肉失神经和神经源性损害。②腰椎穿刺：脑脊液压力多正常，部分可轻度增高，细胞数正常或轻度增高，绝大多数蛋白水平升高，呈蛋白-细胞分离。③血液、尿液相关检查：血清或尿液免疫固定电泳可见 M 蛋白，为 IgAλ 或 IgG 型。血浆或血清血管内皮生长因子水平升高，血浆水平大于 200pg/ml 或血清水平大于 1920pg/ml；甲状腺、肾上腺皮质功能减退，糖耐量异常或血糖升高等。④影像学检查：X 线片或 CT 可见硬化性骨病，骨盆及脊椎最易受累，可见单个或多个骨髓破坏性病灶。⑤骨髓活检：半数患者可见浆细胞轻度增多（2%～5%），合并骨髓瘤者的轻链限制性浆细胞比例明显增高（＞10%）。⑥超声提示肝大、脾大和淋巴结肿大。⑦腓肠神经活检显示不同程度的轴索损害合并脱髓鞘。

2003 年国际骨髓瘤协作组（International Myeloma Working Group）提出了 POEMS 综合征的诊断标准，并于 2017 年对该诊断标准做了更新（表 47-2）。如果患者伴有下列症状或体征需考虑 POEMS 综合征的诊断：①不明原因的肝大、脾大；②不明原因的腹腔积液、胸腔积液或水肿；③不明原因的性功能减退或伴有甲状腺功能减退；④不明原因的皮肤变黑。

表 47-2　2017 年 Dispenzieri 等提出的诊断标准

强制标准	多发性周围神经病（脱髓鞘性周围神经病为典型类型），单克隆浆细胞增殖性疾病（几乎均为λ型）
主要标准	卡斯尔曼（Castleman）病，骨硬化病或囊性骨硬化病，血清或血浆 VEFG 水平升高
次要标准	器官肿大（肝大、脾大或淋巴结肿大）；血容量增加（周围性水肿、腹腔积液、胸腔积液）；内分泌紊乱（肾上腺、甲状腺、垂体、性腺、甲状旁腺、胰腺功能紊乱，甲状腺功能减退）；皮肤改变（色素沉着、肾小球血管样瘤、手足发绀、指尖发白）；视盘水肿；血小板增多症
其他症状和体征	杵状指、消瘦、多汗症、肺动脉高压/阻塞性肺疾病、血栓体质、腹泻、维生素 B_{12} 降低

注：诊断的必要条件包括 2 条强制标准、至少 1 条主要标准和至少 1 条次要标准。

POEMS 综合征的病程较长，症状表现错综复杂，临床极易误诊，需与慢性炎性脱髓鞘性多发性神经根神经病（chronic inflammatory demyelinating polyradiculoneuropathy，CIDP）、结核性多浆膜腔积液、单克隆丙种球蛋白病合并周围神经病、甲状腺功能减退、红斑狼疮、皮肌炎、腓骨肌萎缩症进行鉴别。①CIDP 是一种主要损害脊神经根和周围神经，少数损害脑神经的自身免疫性运动感觉性周围神经病，呈慢性进展或缓解-复发病程，大部分患者对免疫治疗反应良好。②腓骨肌萎缩症：是一种遗传性周围神经病，多于儿童或青少年期起病，临床表现为足内侧肌和腓骨肌进行性无力和萎缩，若累及大腿中下 1/3 形似"鹤腿"，伴有深浅感觉减退、腱反射减弱和弓形足。基因检测可见点突变或重复突变。

POEMS 综合征目前无有效的治疗方案，主要采取对症支持治疗。对于出现单克隆浆细胞增殖性疾病的患者给予马法兰（Melphalan）、环磷酰胺联合糖皮质激素进行治疗。有报道称免疫调节剂（沙利度胺）和来那度胺加地塞米松可以有效延缓疾病进展，延长患者生存期。对于周围神经损伤，主要给予多种 B 族维生素营养神经治疗。放疗主要适合骨髓检查中没有单克隆浆细胞、局限性骨病的患者。

　　根据本例患者周围神经损伤、色素沉着、肝大、脾大、双下肢水肿、甲状腺功能减退等临床症状，考虑 POEMS 综合征可能，后续完善相关检查明确诊断。临床上由于常有患者不能接受骨髓活检，对疾病的诊断常有模糊性和不确定性，这时更需要临床医生深入了解此类疾病。

（刘　战）

参 考 文 献

中华医学会神经病学分会，中华医学会神经病学分会周围神经病协作组，中华医学会神经病学分会肌电图与临床神经电生理学组，等，2019. 中国 POEMS 综合征周围神经病变诊治专家共识. 中华神经科杂志，52（11）：893-897.

朱琳玲，2016. POEMS 综合征的研究进展. 中国医药指南，14（18）：34-35.

Bardwick PA，Zvaifler NJ，Gill GN，et al，1980. Plasma cell dyscrasia with polyneuropathy，organomegaly，endocrinopathy，M protein，and skin changes：the POEMS syndrome. Report on two cases and a review of the literature. Medicine（Baltimore），59（4）：311-322.

Dispenzieri A，2017. POEMSsyndrome：2017 Update on diagnosis，risk stratification，and management. Am J Hemotol，92（8）：814-829.

左侧小腿肌肉跳动 40 日

患者，女，42 岁，因"左侧小腿肌肉跳动 40 日"由门诊收入院。

【现病史】

入院前 40 日无明显诱因出现左侧小腿肌肉跳动，呈间断性，主要出现在行走较久后，休息 10 分钟左右小腿肌肉跳动自行缓解。病情呈进行性加重，入院前 35 日左侧小腿肌肉跳动加重，表现为频率增加、幅度增大，并且出现双足底发热，自诉似踩在辣椒上的感觉。病程中无肢体麻木、无力、酸痛，无头痛、头晕，无视物模糊，无恶心呕吐，无大小便失禁。入院前 31 日于外院住院治疗，肌电图检查示左侧多节段肌肉广泛性神经源性损害电生理表现。入院后给予口服维生素 B_1、静脉滴注血塞通等药物，上述肌肉跳动症状仍未缓解，并且加重。入院前 24 日患者左侧小腿肌肉开始呈持续性跳动，伴四肢酸痛无力，夜间肌肉跳动严重影响睡眠。肌肉跳动范围扩大至左侧大腿，右侧大腿、小腿，但均不如左侧小腿跳动明显。入院前 14 日再次就诊于当地医院，给予营养神经的药物，上述症状未缓解且加重。为进一步明确诊断，就诊于笔者医院，门诊以"肌病待诊"收入神经内科。自发病来，患者精神、睡眠不佳，饮食尚可，大小便基本正常，体重下降 5kg。

【既往史】

2 个月前开始使用不明厂家的美白祛斑化妆品，否认高血压病史。否认吸烟史，偶有饮酒史。否认药物、食物过敏史。否认手术史。否认家族遗传病史。

【体格检查】

生命体征：体温 37.3℃，心率 84 次/分，血压 122/74mmHg，呼吸 20 次/分。一般情况：头、眼、耳、鼻、喉未见异常。双肺呼吸音清，心律齐，未闻及杂音，腹部平软，未触及包块。肠鸣音正常。

【神经系统专科检查】

（1）精神智能状态：神志清楚，言语流利，高级智能活动正常。

（2）脑神经

第 I 对：未测。

第 II 对：双眼视力、视野粗测正常，眼底视盘边界清楚。

第 III、IV、VI 对：上眼睑无下垂，眼球无外凸及内陷。双侧瞳孔等大同圆，直径 3mm，直接、间接对光反射灵敏，眼动充分，未引出眼震。

第 V 对：轻触觉和针刺觉正常，咀嚼肌有力。

第 VII 对：双侧额纹对称，鼻唇沟对称。

第 VIII 对：双耳听力粗测正常。

第 IX、X 对：软腭抬举对称，咽反射对称存在。

第 XI 对：转颈、耸肩对称有力。

第 XII 对：伸舌居中，无舌肌萎缩和纤颤。

（3）运动系统：正常肌容积，四肢肌张力正常。偶可见左下肢肌肉跳动。双上肢肌力 5 级，双下肢肌力 5-级。

（4）反射：双侧肱二头肌反射、肱三头肌反射、肱桡肌反射、跟腱反射正常，双侧膝反射活跃。

（5）感觉系统：深浅感觉正常对称，复合感觉正常。

（6）脑膜刺激征：颈强直（−），克尼格征（−）。

【辅助检查】

（1）血常规、肝肾功能正常。

（2）毒物筛查：尿汞、尿铅、尿砷检查结果见表 48-1。

表 48-1　尿汞、尿铅、尿砷检查结果

时间	尿汞（μmol/L）	尿铅（μg/L）	尿砷（μmol/L）
治疗前	13.6	7.70	0.77
治疗 1 周	30.6	−	−
治疗 2 周	3.90	−	−
治疗 3 周	1.02	−	−

（3）心电图：正常。

（4）胸部 CT：未见异常。

（5）头颅 MRI：①脑白质改变，以缺血灶可能；②右侧上颌窦炎。

（6）腰椎 MRI：颈腰椎骨质增生。

（7）肌电图：上下肢呈广泛神经源性损害，左腓肠肌和胫前肌有肌纤维放电（图 48-1）。

【病情分析】

本例患者为中年女性，发病前 1 个月使用不明厂家的美白祛斑产品。入院后毒物筛查尿汞升高，肌电图呈广泛神经源性损害，并伴有典型的二、三或多个单运动单元放电。入院后给予螯合剂进行驱汞治疗后，尿汞开始增加，后来逐渐下降至正常水平。

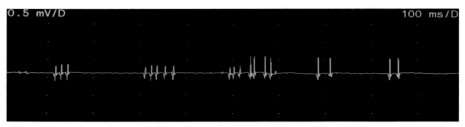

图 48-1　肌电图检查

【诊断】

汞中毒引起的神经性肌强直。

【讨论】

神经性肌强直又称艾萨克综合征（Isaacs syndrome），是一种表现为自发性、持续性肌肉活动的外周神经兴奋性亢进（peripheral nerve hyperexcitability，PNH）综合征，主要表现为抽筋、肌束震颤、肌纤维颤搐。电生理在本病诊断中起关键作用，神经传导中可显示后放电，以及束状放电、肌性放电、神经强直性放电和其他类型的异常自发活动。

神经性肌强直是一种由周围神经过度兴奋而导致的肌强直。电压门控钾通道（voltage-gated potassium channels，VGKC）是其病理生理学基础。在目前研究中其发病机制与以下因素相关：①自身免疫，可引起一种经典类型的神经性肌强直，其特征是持续的肌肉颤搐和肌强直，肌肉肥大，体重减轻和多汗症。在针极肌电图上典型的二、三或多个运动单元经常会出现自发的不规则放电。神经性肌强直与多种自身免疫性疾病相关，包括重症肌无力、胸腺瘤、艾迪生（Addison）病、桥本甲状腺炎、维生素 B_{12} 缺乏、腹腔疾病和结缔组织疾病。其中，重症肌无力尤其常见，发生于 14%～21% 的患者中。在这类患者中 50% 可出现自身抗体阳性，如抗乙酰胆碱受体、抗核抗体（ANA）、抗三叉神经和抗谷氨酸脱羧酶（GAD）抗体，可与 VGKC 抗体同时出现。抗 VGKC 的自身抗体至少在38%～50% 的神经性肌强直患者中出现，阻断 VGKC 可增加神经兴奋性，并可能导致重复性周围神经放电。VGKC 抗体的滴度在临床评估中应予以考虑，低阳性滴度（100～400μmol）应谨慎观察。它们似乎与 PNH 综合征（包括神经性肌强直）具有临床相关性，但更常见于恶性肿瘤和各种神经退行性疾病或其他无明确自身免疫基础疾病的患者。相比之下，滴度＞400μmol 的患者更常见于边缘性脑炎和其他免疫治疗可能有益的疾病。②副肿瘤，曾有恶性肿瘤患者患神经性肌强直的报道，这表明肿瘤抗原会触发自身免疫反应，并导致抗体与神经元电压门控离子通道发生交叉反应，这与神经性肌强直患者自身免疫性神经系统副肿瘤疾病的发生率升高相符。如上所述，在神经性肌强直患者中发现，VGKC 抗体滴度过低通常与恶性肿瘤有关，包括胸腺瘤、肺癌、霍奇金淋巴瘤、浆细胞瘤、淋巴母细胞淋巴瘤、血管母细胞瘤、卵巢癌及膀胱癌。目前尚缺乏有关神经性肌强直患者恶性肿瘤发病率的准确数据，但 Vernino 等指出其研究的 PNH 综合征（包括神经性肌强直、Morvan 综合征、涟漪性肌肉疾病和局灶性过度兴奋症）患者中有 16% 患有肿瘤。③基因和其他因素：染色体5q31.1 上的组氨酸三联体核苷酸结合蛋白 1（HINT1）基因的突变，已在患有常染色体隐性轴索神经病并伴有神经性肌强直（ARAN-NM）的患者中发现。ARAN-NM 的特征在于肌电图上的肌肉松弛延迟和自发性神经强直性放电。发现 76% 的 ARAN-NM 患者在 *HINT1* 基因发生了突变，而在常染色体隐性遗传性或散发性周围神经病患者中这一比例为 11%。但是 *HINT1* 基因敲除小鼠模型没有出现多发性神经病或肌强直，这表明目前对该突变如何导致人 PNH 尚缺乏了解。神经性肌强直也可与非免疫介导的疾病相关，有病例报道，神经性肌强直与铅和银等毒素、类风湿关节炎的金疗法及遗传性多发性神经病有关。

含汞的亮肤化妆品及中药中含汞化合物等的汞暴露情况很普遍，这些配方中主要是无机汞，因此很容易被皮肤吸收。汞通过抑制外毛细胞中的钾电流来抑制电压门控钾通道，并且由于 Ca^{2+} 和 Hg^{2+} 之间的相似性，它也可以抑制电压门控钙通道（voltage-gated calcium channel，VGCC）。因此，汞可能会引起离子通道（如 VGKC 和 VGCC）功能障碍，从而导致神经性肌强直。

Morvan 综合征患者除具有与神经性肌强直相似的表现外，还有头痛、嗜睡和幻觉等脑病表现。本例患者缺乏脑病表现，所以排除了此病。肌萎缩侧索硬化（ALS）患者也表现为肌肉跳动，同时伴肌无力和肌萎缩，并在神经系统检查中出现上下运动神经元混合体征。因为该患者缺乏上运动神经元损伤的典型征兆，并且由于螯合疗法缓解了 ALS 所不能缓解的症状，笔者排除了 ALS 的诊断。由编码 Caveolin-3 的基因突变引起的涟漪性肌肉病也可能涉及不自主的肌肉运动。本例患者在拉伸或敲打后缺乏典型的肌肉抽搐，并且患者的肌电图结果异常，故也排除了此诊断。

目前对于神经性肌强直患者的治疗主要是寻找发病的原因，给予对因治疗，如免疫介导及副肿瘤相关的患者可进行免疫治疗，同时针对相应的免疫疾病和副肿瘤进行治疗，如果是重金属中毒所致，可进行相应的驱金属治疗。本例患者诊断的关键是肌束震颤作为主要临床表现，并有重金属暴露史，这使笔者能够将鉴别诊断扩展到非免疫（汞中毒）介导的神经性肌强直并给予相应的对因治疗。

本例患者临床表现为肢体肌肉不自主跳动，实验室检查未发现其自身免疫性抗体阳性，并且根据患者可能的重金属暴露史，尿中汞浓度升高，后续驱汞螯合治疗有效，3 周后肌肉跳动症状基本完全消除，考虑神经性肌强直为汞中毒所致。

（徐严明）

参 考 文 献

Ahmed A，Simmons Z，2015. Isaacs syndrome：A review. Muscle Nerve，52（1）：5-12.

Chan TY，2011. Inorganic mercury poisoning associated with skin-lightening cosmetic products. Clin Toxicol(Phila)，49(10)：886-891.

Fleisher J，Richie M，Price R，et al，2013. Acquired neuromyotonia heralding recurrent thymoma in myasthenia gravis. JAMA Neurol，70（10）：1311-1314.

Liang GH，Järlebark L，Ulfendahl M，et al，2003. Mercury（Hg^{2+}）suppression of potassium currents of outer hair cells. Neurotoxicol Teratol，25（3）：349-359.

Maki T，Matsumoto R，Kohara N，et al，2011. Rippling is not always electrically silent in rippling muscle disease. Muscle Nerve，43（4）：601-605.

Qian M，Qin L，Guan HZ，2019. A case of muscle twitching with psoriasis. JAMA Neurol，76（9）：

van Es MA，Hardiman O，Chio A，et al，2017. Amyotrophic lateral sclerosis. Lancet，390（10107）：2084-2098.

Yuan X，Chapman RL，Wu Z，2011. Analytical methods for heavy metals in herbal medicines. Phytochem Anal，22（3）：189-198.

Zhou ZB，Zhang XW，Cui F，et al，2014. Subacute motor neuron hyperexcitability with mercury poisoning：a case series and literature review. Eur Neurol，72（3-4）：218-222.

发作性抽搐伴意识不清 5 小时

患者，男，67 岁，因"发作性抽搐伴意识不清 5 小时"由急诊收入院。

【现病史】

家属述该患者入院前 5 小时卧位小便后出现抽搐，共发作 2 次，第 1 次持续约 1 分钟，表现为四肢伸直、双手紧握，抽搐发作后患者意识不清，能睁眼，但不能与家属交流，并伴有大汗、睡眠增多，发作时无牙关紧闭及舌咬伤，无大便失禁。入院前 2 小时患者再次出现抽搐，发作形式与第 1 次相同，持续数秒即停止，为求明确诊治就诊。近日患者有轻微腹泻及咳嗽咳痰等感染症状，睡眠及饮食正常。

【既往史】

脑梗死病史 21 年，口服阿司匹林肠溶片治疗，遗留言语笨拙（能进行沟通）、右下肢活动笨拙，在搀扶下可行走；冠心病病史 10 余年，口服丹参滴丸治疗；癫痫病史半年（全身强直-阵挛发作），口服丙戊酸钠缓释片（德巴金）0.2g，每日 2 次。否认药物、食物过敏史。

【体格检查】

生命体征：体温 36.5℃，心率 86 次/分，血压 180/101mmHg，呼吸 20 次/分。一般情况：头、眼、耳、鼻、喉未见异常。双肺听诊略有痰鸣音，心律齐，未闻及杂音，腹部平软，未触及包块。肠鸣音正常。右下肢局部肿胀。

【神经系统专科检查】

（1）精神智能状态：意识模糊，查体不合作。
（2）脑神经
第 I 对：未测。
第 II 对：双眼视力粗测正常。
第 III、IV、VI 对：上眼睑无下垂，眼球无外凸及内陷。双侧瞳孔等大同圆，直径 3mm，直接、间接对光反射灵敏。

第Ⅴ对：不配合。

第Ⅶ对：双侧额纹对称，鼻唇沟对称。

第Ⅷ对：不配合。

第Ⅸ、Ⅹ对：软腭抬举对称，咽反射对称存在。

第Ⅺ对：不配合。

第Ⅻ对：不配合，无舌肌萎缩和纤颤。

（3）运动系统：压眶反射见四肢可动，肌张力正常，双下肢巴宾斯基征（＋）、查多克征（＋）。

（4）反射：右下肢腱反射亢进。

（5）感觉系统：不配合。

（6）共济运动：不配合。

【辅助检查】

（1）血常规示红细胞 10.03×10^{12}/L，中性粒细胞百分数 78.74%，淋巴细胞百分数 14.92%，血红蛋白 140g/L，血小板 35×10^9/L。生化检查：血糖 7.14mmol/L，血清 Na^+、K^+浓度正常。心肌酶、肌钙蛋白浓度正常。凝血功能正常。C 反应蛋白正常。TSH 9.77μIU/ml。

（2）心电图：窦性心律，ST-T 改变。

（3）胸部 CT：双肺间质性改变伴炎症，局限性肺气肿。

（4）血氨浓度 108μmol/L（参考值范围 9～30μmol/L）；血药浓度：丙戊酸 26.04μmol/L（参考值范围 50～100μmol/L）。

（5）头颅 MRI+DWI：腔隙性脑梗死，脑白质病变；左侧额叶、右侧小脑半球软化灶形成；脑萎缩（图 49-1）。

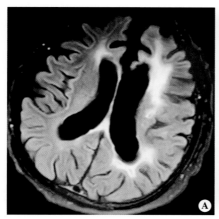
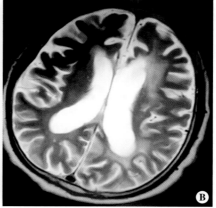

图 49-1　头颅 MRI

（6）脑电图：轻度异常（图 49-2）。

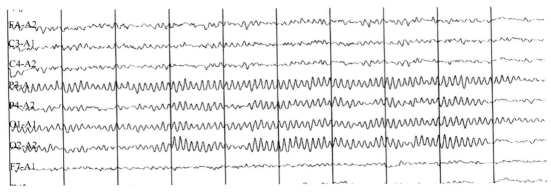

图 49-2　脑电图（可见慢波）

【病情分析】

入院后患者出现强直-阵挛发作，给予地西泮注射液 10mg 缓慢静脉注射，同时给予地西泮 50mg 加入 0.9% 500ml 生理盐水持续静脉滴注，患者未再出现抽搐。入院后头颅 MRI 未见新发梗死灶及出血，排除脑血管病导致昏迷可能。患者发病前有轻微腹泻、咳嗽、咳痰症状，但相应血液检查及肺部检查未见明显异常，排除离子紊乱及感染导致昏迷的可能。患者心肌酶、肌钙蛋白在正常范围，排除心源性昏迷可能。患者血糖 7.14mmol/L，也排除了低血糖性昏迷或高血糖导致酮症昏迷的可能。由于血小板计数为 $35×10^9$/L，较正常值明显减少，既往血常规检查提示血小板正常，考虑是否存在丙戊酸钠缓释片的副作用，从而出现意识障碍的可能。

停服丙戊酸钠缓释片，给予精氨酸促进氨的排泄，乳果糖口服减少氨的生成、吸收。2 日后患者意识逐步清醒，3 日后意识恢复正常。高级智能检查基本正常，MMSE 评分 28 分。3 日后复查血氨浓度降至 26μmol/L。之后患者改为卡马西平口服，半年内未再出现类似症状。

【诊断】

丙戊酸钠致高氨血症脑病，继发性癫痫，脑梗死后遗症，血小板减少。

【讨论】

丙戊酸钠（valproate，VPA）为一种不含氮的广谱抗癫痫药，对各种类型的癫痫如小发作、肌阵挛性癫痫、局限性发作、全面强直-阵挛发作和混合型癫痫均有明显疗效，口服吸收快而完全。VPA 口服吸收后主要分布在细胞外液，在血中大部分与血浆蛋白结合，由于良好的耐受性，其已经成为临床上治疗和预防癫痫的一线药物。VPA 也普遍应用于双相情感障碍、惊恐发作和精神分裂症等精神疾病的治疗。

VPA 的常见不良反应主要有肝毒性、血象改变、体重增加、脱发、嗜睡、反应迟钝、胃肠道不适（腹泻、消化不良、恶心、呕吐）等。1980 年 Culter 等首次报道了一例儿童癫痫患者使用 VPA 诱导高氨血症脑病的案例。之后国内外陆续有 VPA 诱发癫痫患者高氨血症（valproate-induced asymptomatic hyperammonemia，VHA）及高氨血症脑病（valproate-induced hyperammonemic encephalopathy，VHE）的报道。高氨血症在临床上比较常见，接受 VPA 治疗的患者中有 16%～52% 出现无症状性血氨浓度升高，但 VPA 所致 VHE 却罕见，是临床表现不特异的并发症，且病情危重，容易被忽视而漏诊或误诊，病情严重者可导致死亡。

　　VPA 导致 VHE 的机制目前尚不完全清楚，与肝性脑病引起的高氨血症不同，VHE 患者通常肝功能正常，导致血氨浓度升高的原因与以下几方面有关：①VPA 及其代谢产物会抑制 N-乙酰谷氨酸（NAG）合成酶的活性，造成 NAG 合成减少。活性氨基甲酰磷酸合成酶Ⅰ（CPSⅠ）是尿素循环中第一个限速酶，NAG 的合成减少导致 CPSⅠ活性被抑制，从而阻止氨进入鸟氨酸循环，引起血氨浓度升高、尿素生成减少，这是血氨浓度升高的最主要途径。②肉碱不足也是 VPA 导致高氨血症的主要原因。肉碱是转运长链脂肪酸进入线粒体生成辅酶 A（CoA）的重要辅助因子。癫痫患者长期大剂量服用 VPA 或者联用其他抗癫痫药物可能会导致肉碱过度消耗，致使游离 CoA 及乙酰 CoA 减少，从而导致 NAG 合成减少，也会抑制 CPSⅠ活性，引起血氨浓度增高。③VPA 与多种抗癫痫药物联合使用均可能增加高氨血症的风险，尤其是苯巴比妥、苯妥英钠和卡马西平等药物。抗癫痫药物联合使用会增加 VPA 代谢产物——丙基-4-戊酸，导致高氨血症。

　　高血氨是 VHE 出现意识障碍的主要原因，其引起的中枢神经系统毒性主要发生在急性高氨血症期，由 NMDA 型谷氨酸受体过度激活介导。血氨浓度升高诱发谷氨酰胺合成酶活性增加，导致细胞外谷氨酸聚积增多，兴奋性毒性引起神经元损伤。星形胶质细胞中谷氨酰胺水平的升高使其渗透压增加，组织间液进入细胞，出现细胞肿胀和脑水肿，谷氨酸水平的升高也与 NMDA 受体的激活有关，从而导致高氨血症脑病。

　　本例患者除了抽搐发作，还出现意识模糊，需要与以下疾病进行鉴别。①肺栓塞（pulmonary embolism，PE）：是以各种栓子阻塞肺动脉或其分支为发病原因的一组临床综合征的总称。急性肺栓塞的严重程度主要与两个因素有关：基础肺部疾病和梗死面积。如果患者既往存在严重的慢性肺部疾病，即使小的梗死灶，由于代偿能力差，也会出现明显的临床症状；患者肺功能良好，大面积的肺栓塞也可能只出现较轻的临床症状。大部分肺栓塞患者可出现呼吸困难、胸痛，活动后症状加重。由于脑循环障碍或低氧血症可出现烦躁不安、晕厥、抽搐发作、意识模糊。大的动脉栓塞可表现为急性右心衰竭症状，出现心动过速、心力衰竭，甚至突然死亡。辅助检查可见大部分患者 D-二聚体水平升高明显，部分下肢静脉可见血栓形成；肺动脉 CTA 能准确发现肺动脉内的栓子，是确诊肺栓塞的有效手段之一。②蛛网膜下腔出血（subarachnoid hemorrhage，SAH）：是指脑底部或脑表面的血管破裂，血液流入蛛网膜下腔引起的一种临床综合征。主要病因是颅内动脉瘤破裂，这一病因占全部病例的 85% 左右。临床主要表现为严重的头痛、烦躁不安、痫性发作、局灶性颅内损伤、意识改变甚至昏迷。体征可见颈强直、克尼格征阳性。辅助检查头颅 CT 可见蛛网膜下腔呈高密度影，头颅 CTA 可发现颅内动脉瘤。

　　VPA 诱发的高氨血症无症状者一般不需要治疗，VHE 患者大多数在 VPA 停药 1 天至数天后明显好转。而较重的患者在停药的同时应给予降血氨治疗，通过口服乳果糖减少氨的生成、吸收；使用谷氨酸或精氨酸能够刺激 NAG 合成，从而上调尿素合成作用，通过其代谢作用解毒成尿素重新引发尿素循环,成人剂量通常为 15～20g/d(静脉滴注)。呋塞米和甘露醇可能可减轻脑细胞水肿,尤其对于昏迷患者。如果出现严重的临床症状,并且血氨浓度继续增加,可采取血液透析治疗。血液透析被认为是重症 VHE 患者最有效的干预及终极治疗措施。血液透析可以迅速降低血液中 VPA 药物浓度,减少 VPA 与血浆蛋白结合,间歇性血液透析是肾脏替代治疗的首选方式。同时可以补充肉碱进行治疗,肉碱能通过 VPA 与血氨结合,减少尿素合成,从而使血氨浓度正常。多项研究表明,补充左卡尼汀也可以有效减轻临床症状,就本例患者而言,由于服用半年丙戊酸钠缓释片后出现意识障碍,血液及辅助检查排除脑血管性、感染性、内分泌性及心源性疾病等,要充分考虑是否存在药物导致意识障碍的可能。本病在临床易被医生忽视,需要提高认识。

(刘庆安)

参 考 文 献

李云歌,张岚,2016. 丙戊酸钠致高血氨性脑病 1 例报告. 实用医院临床杂志,13(1):156.

易欣,2018. 丙戊酸钠致高氨血症脑病 1 例报道并文献复习. 南昌:南昌大学.

张晓玲,官俏兵,钱淑霞,2013. 老年人丙戊酸钠脑病 10 例并文献复习. 中华老年医学杂志,32(1):33-36.

朱丹化,苏志鹏,叶盛,等,2014. 丙戊酸钠脑病的临床误诊分析. 中华医学杂志,94(33):2610-2612.

卓实,单丽,2016. 丙戊酸钠所致不良反应 60 例临床分析. 临床合理用药杂志,9(4):99-100.

Chopra A,Kolla BP,Mansukhani MP,et al,2012. Valproate-induced hyperammonemic encephalopathy:an update on risk factors,clinical correlates and management. Gen Hosp Psychiatry,34(3):290-298. .

Lewis C,Deshpande A,Tesar GE,et al,2012. Valproate-induced hyperammonemic encephalopa- thy:a brief review. Curr Med Res Opin,28(6):1039-1042.

病例诊断索引

彩　　插

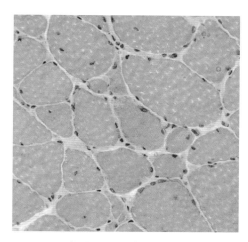

彩图 1　HE 染色 ×400

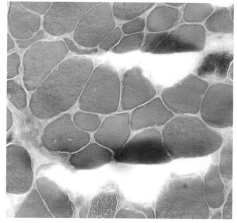

彩图 2　Gomori 染色 ×400

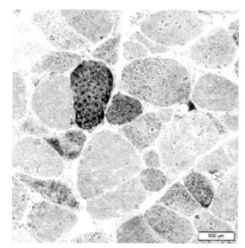

彩图 3　SDH 染色 ×400

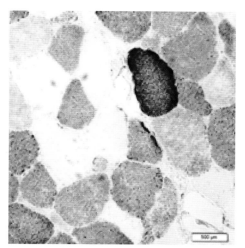

彩图 4　COX 染色 ×400

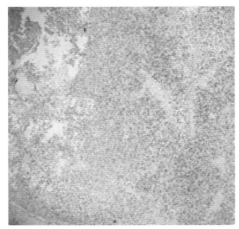
彩图 5　HE 染色，×200

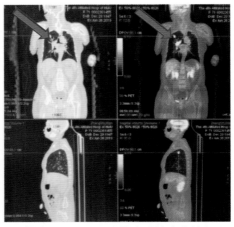
彩图 6　PET/CT（箭头示肺癌病灶）

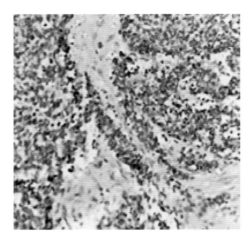
彩图 7　HE 染色，×200